Gestörte Bindungen in digitalen Zeiten

Ursachen, Prävention, Beratung und Therapie

Herausgegeben von Karl Heinz Brisch

Klett-Cotta

Die Beiträge von Cassandra Alexopoulos, Nathan Jones, Natasha Parent sowie von Stefania Muzi und Cecilia Serena Pace wurden von Ulrike Stopfel aus dem Englischen übersetzt.

MIX
Papier | Fördert gute Waldnutzung
FSC® C083411

Klett-Cotta
www.klett-cotta.de

Cover: Bettina Herrmann, Stuttgart,
unter Verwendung einer Abbildung von mooremedia / Shutterstock
Gesetzt von Eberl & Koesel Studio, Kempten
Gedruckt und gebunden von CPI – Clausen & Bosse, Leck
Lektorat: Thomas Reichert, Grevenbroich
ISBN 978-3-608-98739-3
E-Book 978-3-608-12217-6
PDF-E-Book ISBN 978-3-608-20635-7

Zweite Auflage, 2024

Bibliografische Information der Deutschen Nationalbibliothek
Die Deutsche Nationalbibliothek verzeichnet diese Publikation in der Deutschen Nationalbibliografie; detaillierte bibliografische Daten sind im Internet über http://dnb.d-nb.de abrufbar.

Inhalt

Vorwort

Vom 16. bis zum 18. September 2022 wurde von der INTERPLAN AG in München unter meiner wissenschaftlichen Leitung eine internationale Konferenz mit dem Titel »Gestörte Bindungen in digitalen Zeiten. Ursachen, Prävention, Beratung und Therapie« (»Disordered Attachments in the Digital Age. Causes, Prevention, Counseling and Therapy«) durchgeführt. Aufgrund des großen Interesse an dieser Konferenz und der positiven Rückmeldungen macht der Veranstalter die Beiträge dieser Konferenz mit der Herausgabe dieses Buches einer größeren Leserschaft zugänglich.

Kaum eine technische Revolution hat unsere Beziehungen so verändert wie die Digitalisierung fast aller unserer Lebensbereiche. Die Art der Beziehungen zwischen Eltern und Babys, Eltern und Kleinkindern, Schülerinnen und Schülern sowie Lehrerinnen und Lehrern, die Art des Austauschs von Jugendlichen in der Peergroup, das Homeschooling, Homeoffice, das Dating, der Austausch in der Paarbeziehung, der Video-Kontakt mit den Großeltern – alle diese Bereiche werden durchdrungen vom Gebrauch von Smartphones und digitalen Social-Media-Kanälen. Durch die Covid-Pandemie wurde der digitale Austausch immens intensiviert. Wird die Entwicklung von sicheren Bindungen zwischen Eltern und Kindern, Schülerinnen bzw. Schülern, Paaren in beruflichen Beziehungen durch die Nutzung von digitalen Möglichkeiten eher gefördert oder eventuell sogar gestört? Wann führt die Intensität der Online-Beziehungen zu Bindungsproblemen oder sogar zu Störungen, so dass Menschen eine Beratung oder Therapie benötigen? Trotz unendlicher Möglichkeiten der Online-»Ver-Bindungen« kann die Einsamkeit groß sein.

Es gibt viele Studien, welche die Risiken der digitalen Welt beschreiben. Aber gibt es auch Möglichkeiten, die Digitalisierung für eine Prävention zu nutzen? Wie könnten solche digitalen Ansätze aussehen, die einerseits eine Hilfestellung sein könnten und andererseits nicht zu negativen »Nebenwirkungen« führen? Wie kann ein altersadäquater Umgang mit »erwachsenen Themen« im Internet unterstützt werden? Welche Interventionen könnten Kindern helfen, einen Zugang zu ihren inneren Welten, wie Träumen, zu finden und auf diese Weise einer suchtartigen Nutzung von Social Media und Internet vorzubeugen? Kann eine »App« psychisch gefährdeten Jugendlichen und Erwachsenen helfen, gesund zu bleiben? Diese Fragen werden in Vorträgen und Diskussionen thematisiert.

Die Konferenz – wegen der Corona-Pandemie als hybride Webkonferenz abgehalten – hat sich umfassend mit den Behandlungs- und Präventionsmöglichkeiten im Kontext von Bindung und der Nutzung von Internet, Social Media, Computerspielen, Smartphone und mit den Ursachen suchtartiger Störungen, die bei der Nutzung auftreten können, auseinandergesetzt. Hierzu haben international renommierte Fachleute, Beraterinnen und Berater, Therapeutinnen und Therapeuten sowie Forscherinnen und Forscher von ihren Erfahrungen und aus ihren Studien berichtet sowie Wege zur Prävention aufgezeigt. Sie gaben Antworten auf Fragen im Rahmen der skizzierten Thematiken und berichteten über die neuesten Erkenntnisse und Forschungsergebnisse, die uns für die Problematik sensibilisieren sowie aktuelle Entwicklungen, auch in Therapie und Prävention, aufzeigen sollen.

Die Autorinnen und Autoren dieses Bandes haben ihre Vorträge aus der Konferenz niedergeschrieben und ausgearbeitet und für die Publikation zur Verfügung gestellt – dafür gilt ihnen ein großer Dank. Herzlich danke ich Frau Ulrike Stopfel, die, wie in den vergangenen Jahren, die englischsprachigen Beiträge in exzellenter Qualität übersetzt hat. Ein besonderer Dank gilt auch der hervorragenden Arbeit von Herrn Thomas Reichert, der die einzelnen Manuskripte rasch und sorgfältig editiert hat. Ich danke sehr Herrn Dr. Heinz Beyer sowie Frau Katharina Colagrossi und Frau Ulrike Wollenberg vom Verlag Klett-Cotta, die mit großem Engagement die Herausgabe dieses Buches beim Verlag ermöglicht und die rasche Herstellung gewährleistet haben.

Das Buch richtet sich an Ärztinnen und Ärzte aller Fachrichtungen sowie an Psychologinnen und Psychologen, Psychotherapeutinnen und Psychotherapeuten, Sozialarbeiterinnen und Sozialarbeiter, (Sozial- und Sonder-) Pädagoginnen und Pädagogen, an Mitarbeiterinnen und Mitarbeiter der Jugendhilfe sowie der Frühen Hilfen, zudem an alle, die mit suchtartigen, internetbasierten psychischen Störungen in Begleitung, Beratung, Diagnostik und Therapie befasst sind. Ihr Engagement ist insbesondere dann gefragt, wenn auf dem Hintergrund von frühen traumatischen Erfahrungen entsprechende Dynamiken entstehen, die eine Gefahr der Suchtentwicklung beinhalten, wie die Behandlungsbeispiele aufzeigen.

Ich hoffe, dass dieses Buch allen Leserinnen und Lesern hilft, die im Kontext suchtartiger Internet-Nutzung und entsprechender Verhaltensstörungen durch Begleitung, Beratung und Therapie sowie soziale Arbeit für Familien, Paare, Kinder, Jugendliche und Erwachsene tätig sind. Sie alle müssen sich den Herausforderungen der Internet-Nutzung und der damit verbundenen Störungen stellen. Der Band soll auch denjenigen wichtige Anregungen geben, die mit der Prävention in Bezug auf Störungen in diesem Zusammenhang befasst sind, die Präventionsprogramme entwickeln bzw. entwickelt haben. Es ist entscheidend, dass Störungen, die aus Problemen in der Bindungsentwicklung und suchtartiger Internet-Nutzung entstanden sind, zeitig erkannt werden und eine primäre Prävention möglich wird. Solche frühen Hilfestellungen sind besonders dann notwendig und wichtig, wenn es schon bei den Eltern zu suchtartiger Nutzung des Smartphones und von Social Media kommt und die Eltern-Kind-Interaktionen hierdurch gestört werden.

Der Band gibt durch die Vielfalt seiner Beiträge aus Klinik, Praxis und Forschung einen guten Überblick über die Thematik und sorgt für zahlreiche Anregungen.

Karl Heinz Brisch

Einleitung

Das vorliegende Buch enthält eine Reihe von Beiträgen aus den Bereichen »Beratung«, »Klinik«, »Forschung« und »Prävention«, die sich aus den verschiedensten Perspektiven mit dem Thema der Konferenz, »Gestörte Bindungen in digitalen Zeiten. Ursachen, Prävention, Beratung und Therapie«, auseinandersetzen.

In einem Übersichtsbeitrag (»Digitale Mediensüchte«) berichten Christiane Eichenberg und Raphaela Schneider grundlegend über digitale Medien und Suchtentwicklung. Dabei beschäftigt sie besonders der Zusammenhang zwischen Internet, Social Media, Smartphones und Bindungsstil der Nutzer. Bert te Wildt und Jan Dieris-Hirche beschreiben in ihrem Beitrag (»Bindungsstörungen bei Erwachsenen mit Internet- und Computerspielsucht«) ihre klinischen Erfahrungen. Sie führen aus, wie bei Erwachsenen aus suchtartiger Mediennutzung – etwa einer Internet- oder Computerspielsucht – sogar Bindungsstörungen entstehen können.

Manchmal entwickelt sich aus der suchtartigen Internetnutzung eine Internet-Pornografiesucht mit Hypersexualität und Bindungsproblemen, wie Nathan Jones (»Das digitale Dilemma. Internet-Pornografie, Hypersexualität und Bindung«) aufgrund seiner Erfahrungen in der Behandlung von Internet-Sexsüchtigen berichtet.

Stefania Muzi und Cecilia Serena Pace (»Zum Bindungsverhalten der digitalen Jugend in Zeiten von Covid-19«) haben sich ganz besonders mit Jugendlichen und ihrem digitalen Nutzungsverhalten während der Covid-19-Pandemie beschäftigt und stellen ihre spannenden Forschungsergebnisse vor. Dabei gehen sie besonders auf Probleme und Chancen der digitalen Nutzung ein und erläutern, welche Bedeutung das Bindungsverhalten der Jugendlichen in diesen »digitalen Zeiten« hat, wenn es um die Entwicklung von Internetabhängigkeit geht.

Immer häufiger werden Heranwachsende von der Angst getrieben, etwas in Social Media zu verpassen, so dass sie glauben, ständig ihr Smartphone im Blick haben zu müssen. Natasha Parent (»Was treibt Heranwachsende um? Die Angst, etwas zu verpassen, aus bindungstheoretischer Sicht«) hat zu dieser Suchtproblematik geforscht. Anhand ihrer Forschungsergebnisse kann sie verdeutlichen, wie die Bindungserfahrungen von Heranwachsenden mit der Entwicklung dieser spezifischen Suchtproblematik zusammenhängen können.

Eine ähnliche Problematik zeigt sich bei den Social-Media-Plattformen und Dating-Apps. Cassandra Alexopoulos (»›Bisher noch keine Likes!‹ Bindung, Dating-Apps und subjektiv wahrgenommene Attraktivität«) geht der Frage nach, wie Bindungsstile und der subjektiv wahrgenommene Druck, sich auf Social-Media-Plattformen ständig attraktiv zu präsentieren und möglichst viele positive Rückmeldungen zu erreichen, miteinander im Zusammenhang stehen.

Die Internet-Abhängigkeit führt aber auch zu Schwierigkeiten, über sich und andere nachzudenken und sich in andere einzufühlen (Mentalisierungsprobleme), und stellt die ambulante Psychotherapie vor besondere Herausforderungen, wie Jan von Loh (»Der Einfluss von Medien auf die Mentalisierungsfähigkeit«) aufzeigt. Anhand von Behandlungsbeispielen schildert er die Bedeutung der Erkundung von Mediennutzungsgewohnheiten und wie diese Informationen im therapeutischen Prozess genutzt werden können.

Beate Priewasser und Antonia Dinzinger (»Smartphones – wie sehr stressen die ständigen Unterbrechungen unsere Babys?«) haben untersucht, wie sehr der ständige Blick von Müttern auf das Smartphone schon im ersten Lebensjahr die Mutter-Kind-Beziehung stören kann und wie sehr Babys hierauf mit besonderen Stresssymptomen reagieren können.

Elisabeth Denzl und Paula Bleckmann (»Bildschirmmedien im Fokus der Elternzusammenarbeit«) widmen sich seit vielen Jahren der Frage, wie Erzieherinnen und Erzieher für die Zusammenarbeit mit den Eltern geschult werden können, Bildschirmmedien in der Erziehung ressourcenorientiert zu gebrauchen. Sie schildern die Grundlagen hierfür, die Herausforderungen sowie einen ressourcenorientierten Handlungsweg für die frühpädagogische Praxis.

Seit Covid-19 ist die digitale Nutzung von Online-Psychotherapien verstärkt in den Fokus der Diskussion gerückt. Maria Steinhoff und Harald Baumeister (»Die therapeutische Beziehung in digitaler Psychotherapie«) schildern sehr differenziert ihre Forschungsergebnisse, wie sich die therapeutische Beziehung in der Nutzung der digitalen Psychotherapien entwickelt und welche Ressource aus der Online-Psychotherapie heute erwachsen kann.

Seit vielen Jahren engagiert sich Julia von Weiler (»›Innocence in Danger‹ oder warum die Vermittlung digitaler Beziehungskompetenz so wichtig ist«) bei »Innocence in Danger«. Es ist ihr ein großes Anliegen, die Möglichkeiten aufzuzeigen, wie die digitale Beziehungskompetenz von Kindern und Jugendlichen gefördert werden kann. Nur so kann frühzeitig sichergestellt werden, dass sich Jugendliche vor Übergriffen durch Pädokriminelle im Netz kompetent und sicher schützen können.

Wolfgang Foltin und Lea Dreissen (»Young Carers: ›Ich bin verborgen, nehmt mich wahr!‹«) haben eine besondere App entwickelt, die es Kindern und Jugendlichen, die in ihren Familien die Rolle von Pflegerinnen und Pflegern übernehmen (müssen) (sogenannten »Young Carers«), ermöglicht, sich mit Hilfe der App »Pausentaste« auch einmal aus der schwierigen und oft überfordernden Aufgabe der Pflege der Angehörigen zurückzuziehen. Sie verweisen auf den Nutzen von Social Media und Apps, die dazu beitragen können, der Entwicklung von psychischen Störungen vorzubeugen oder diese auch zu korrigieren.

Eva Pattis Zoja (»Träume im Klassenzimmer erzählen«) hat ein neues Projekt entwickelt, in dem sich Kinder im Klassenzimmer ihre Träume in der Gruppe erzählen. Es ist erstaunlich, wie Kinder dieses Angebot nutzen, das eine echte Alternative zur virtuellen Reizüberflutung im Kindesalter darstellen kann.

Karl Heinz Brisch hat sich intensiv mit der Frage der Ursachen und der Auswirkungen von Internet-Nutzung und einer diesbezüglichen Suchtentwicklung bei traumatisierten Jugendlichen beschäftigt. Er schildert hierzu Forschungsergebnisse und Behandlungsbeispiele aus der stationären Intensiv-Psychotherapie. Diese Beispiele vermitteln, wie sich die Internet-Computerspiel- sowie die Smartphone-Abhängigkeit von Jugendlichen entwickeln und welche therapeutischen Wege aus der Sucht durch intensive, bindungs- und traumaorientierte Behandlungen möglich sind.

Alle Beiträge dieses Bandes, mögen sie aus der Klinik, der Forschung oder auch der Prävention kommen, geben einen eindrücklichen Überblick, welch große Bedeutung die frühen Bindungsentwicklungen für das Entstehen von internetbasierten Abhängigkeiten verschiedener Art haben. Die Beiträge zeigen, wie sehr unsere Beziehungen durch eine intensive bis suchtartige Mediennutzung geprägt werden und in welcher Weise durch verschiedene Formen der Psychotherapie und unterschiedliche Methoden der Prävention Auswege möglich sind.

CHRISTIANE EICHENBERG UND RAPHAELA SCHNEIDER

Digitale Mediensüchte

Zusammenhang zwischen Bindungsstil und Internet-, Social-Media- und Smartphonesucht

Mediensüchte stellen ein immer häufigeres Problem in der psychotherapeutischen Praxis dar. Dabei spielen Süchte nach digitalen Medien eine besondere Rolle, denn zum einen gibt es bei einem nicht geringen Teil der v. a. jüngeren Bevölkerung abhängige (z. B. 19,1 % aller Studierenden; Kapus et al. 2021) oder zumindest problematische Nutzungsweisen (13,6 % aller 14–24-Jährigen; Rumpf et al. 2011). Zum anderen folgt erst langsam die Berücksichtigung dieser Verhaltenssüchte in den diagnostischen Klassifikationssystemen.

Dieser Beitrag fokussiert auf die Internet-, Social-Media- und Smartphonesucht. Wir geben einen Überblick zum aktuellen Störungswissen, d. h. tragen den bisherigen Wissensstand zu Nosologie, Epidemiologie, Ätiopathogenese und Behandlung zusammen. Da die Forschung hinreichend den Zusammenhang zwischen unsicherer Bindung und substanzgebundenen Süchten (z. B. Unterrainer et al. 2018; Borhani 2013) belegt hat, ist denkbar, dass dieser Zusammenhang auch für Verhaltenssüchte gilt. Somit haben wir in eigenen Studien den Zusammenhang zwischen a) pathologischer Internet- und Smartphonenutzung allgemein und Social Media als spezifische Anwendung und b) Bindungsstilen untersucht. Unsere Befunde ordnen wir in die bestehende Forschung zum Zusammenhang zwischen Bindung und der Nutzung digitaler Medien ein. Um auch in der Psychotherapie frühzeitig medienbezogene Probleme und Störungen erkennen zu können, werden Empfehlungen für eine standardisierte Medienanamnese in Psychotherapien gegeben.

Internet-, Social-Media- und Smartphonesucht: Ein Überblick zum aktuellen Störungswissen

Digitale Medien sind ubiquitär. Weltweit nutzen im Jahr 2022 5,1 Milliarden Menschen das Internet (Ahlgren 2022); 66,6 Mio. sind es in Deutschland (ARD/ZDF-Online-Studie 2021). Dabei verbringt der durchschnittliche globale Internetnutzer täglich 6 Stunden und 43 Minuten online (Ahlgren 2022). An Social-Media-Diensten partizipieren im Jahr 2021 aktiv 4,55 Milliarden Nutzer weltweit (im Vergleich zu 2,46 Milliarden im Jahr 2017; Ahlgren 2022), wobei im Durchschnitt täglich 2 Stunden und 25 Minuten in sozialen Netzwerken verbracht werden und ihre Nutzer durchschnittlich 8,9 Social-Media-Accounts angelegt haben (ebd.). Vor diesem Hintergrund verwundert nicht, dass digitale Mediensüchte ein immer häufigeres Problem in der psychotherapeutischen Praxis darstellen, betroffen sind v. a. Jugendliche und Adoleszente (vgl. z. B. Kapus et al. 2021).

Während die Internetsucht inzwischen seit über 20 Jahren als psychopathologisches Problem wissenschaftlich untersucht wird und neuere Dienste wie Social Media hierbei schnell ebenso zum Untersuchungsgegenstand wurden, ist die süchtige Smartphone-Nutzung ein vergleichsweise neues Forschungsgebiet, d. h. das klinische Wissen zur Smartphonesucht ist deutlich begrenzter. Dabei ist das Smartphone mittlerweile zum unersetzlichen Begleiter vieler Menschen geworden. Vor allem junge Menschen finden großen Gefallen daran, Teenager im Alter zwischen 14 und 24 Jahren verwenden es im Durchschnitt 214 Mal am Tag (Scholz 2017).

Bezüglich der Internetsucht wissen wir, dass sich die exzessive Internetnutzung auf unterschiedlichste Anwendungsbereiche beziehen kann, die sich in ihrem jeweiligen »Suchtpotential« unterscheiden. Kritisch sind v. a. Online-Rollenspiele, Social-Media-Anwendungen, Glücksspiele und Sexportale (Batthyány & Pritz 2009), wobei männliche Jugendliche und Adoleszente meist von Online-Spielen abhängig sind (Paulus et al. 2018), weibliche von Social-Media-Netzwerken (Bischof et al. 2013). Gleichzeitig weisen Singles ein höheres Risiko auf, digitale Süchte zu entwickeln (Andreassen et al. 2016).

Nosologie

Lange Zeit wurde eine intensive Fachdiskussion um die diagnostische Einordnung der Internetsucht geführt. Inzwischen wird sie als *Verhaltenssucht* aufgefasst. Dabei wird vor allem auf neurobiologische Entsprechungen von stoffgebundenen und stoffungebundenen Süchten rekurriert. Insgesamt existieren inzwischen umfassende Werke, die verschiedene Verhaltenssüchte in den Blick nehmen (z.B. Batthyány & Pritz 2009; Müller & Wölfling 2020; Rosenberg & Feder 2014).

Verhaltenssucht ist ein relativ neuer Begriff für exzessive, belohnende Verhaltensweisen, die Merkmale einer psychischen Abhängigkeit aufweisen (Grüsser & Thalemann 2006). Die Bezeichnung »Verhaltenssucht« macht die Handlungen des Nutzers – d.h. die Nutzung und nicht das Mittel (oder Medium) – zum Objekt der Pathologie. Obwohl *pathologischer Internetgebrauch* in den bekannten Diagnosesystemen (ICD, DSM) bislang keine eigenständige klinische Entität ist, ist es ein Fortschritt, dass in der neuesten Auflage des DSM-5 Verhaltenssüchte explizit mit aufgenommen wurden. So erhielt das bisherige Kapitel »Substance-related Disorders« eine neue Bezeichnung, und zwar »Addiction and Related Disorders«. Hier wurde auch die Glücksspielsucht als erste Verhaltenssucht integriert. Die Aufnahme von Internetsucht wird avisiert, falls sich die Datenlage hierzu erhärten sollte (American Psychiatric Association 2013). Somit wird die »Internet Gaming Disorder« bereits im Anhang des DSM-5 als sog. Forschungsdiagnose geführt.

In der ICD-10 wurden Verhaltenssüchte bisher als Impulskontrollstörung klassifiziert, die wiederum den Zwangsstörungen nahestehen (Freyberger & Dilling 2015). In der ICD-11 werden Verhaltenssüchte (»Disorders due to addictive behaviours«) in die Kategorien »gambling disorder« und »gaming disorder« unterteilt und generell den »Disorders due to substance use or addictive behaviours« untergeordnet. Für andere Verhaltenssüchte bestehen zusätzlich die Kodierungsmöglichkeiten »Other specified disorders due to addictive behaviours (6C5Y)« und »Disorders due to addictive behaviours, unspecified (6C5Z)« (Rumpf & Mann 2018).

Die *Smartphone-Sucht* wird in den Diagnosemanualen bisher noch gar nicht erwähnt, eben aufgrund der bisher kaum vorliegenden Befunde zu diesem Problembereich. Auch die spezifische Ausprägung der süchtigen Internetnutzung – die *Social-Media-Addiction* – findet noch keine Berücksichtigung.

Diagnostik der Symptomatik

Es liegen einige diagnostische Instrumente zur Erfassung der *Internetsucht* auch im deutschsprachigen Raum vor, so z.B. als Fremdbeurteilungsverfahren der sog. AICA-SKI:IBS, ein strukturiertes klinischen Interview zu internetbezogenen

Störungen (frei erhältlich unter www.fv-medienabhaengigkeit.de), das sowohl zur Erstdiagnostik als auch zur Verlaufskontrolle geeignet ist. Die Skala zum Online-Suchtverhalten (OSV-S) ist ein Selbstbeurteilungsverfahren, mittels dessen Probanden in unauffällige, problematische und süchtige Internetnutzer klassifiziert werden (Wölfling et al. 2010). Die Skala umfasst 14 diagnoserelevante Items und ist inhaltlich an der Klassifikation substanzbezogener Abhängigkeitserkrankungen orientiert. Somit sind die Merkmale der Internetsucht z. B. Entzugssymptome, Toleranzentwicklung, gedankliche Einengung (d. h. überstarke Beschäftigung mit der Internetnutzung bei gleichzeitigem Verlust des Interesses an früheren Hobbys, Beziehungen, Arbeit usw.), Kontrollverlust, d. h. erfolglose Versuche, die Internetnutzung zu kontrollieren, und zwar trotz des Wissens über daraus resultierende psychosoziale Probleme. Zentral ist auch die Funktionalisierung der Internetnutzung zur Emotionsregulation, ebenso wie die häufige Täuschung von Familienmitgliedern, Therapeuten oder anderen Personen über die Intensität der Internetnutzung.

Die Diagnostik der *Social-Media-Addiction* orientiert sich an diesen Punkten, somit werden in den Messinstrumenten meist folgende sechs diagnostische Kriterien verwendet (Monacis et al. 2016): Stimmungsänderung durch Social-Media-Konsum, Salienz, Entzugssymptome, wenn der Zugang zu sozialen Netzwerken nicht möglich ist, Rückfall (Abhängige kehren nach einer Zeitspanne der Abstinenz rasch wieder zu ihrem problematischen Nutzungsverhalten zurück), Toleranzentwicklung sowie interpersonelle und intrapsychische Konflikte, die durch den pathologischen Gebrauch entstehen. Auf dieser Basis ermöglicht z. B. die »Bergen Social Media Addiction Scale«, BSMAS (Andreassen et al. 2016), die Zuordnung zu abhängigem und nicht abhängigem Nutzungsverhalten, wobei sich alle Items auf die individuelle Erfahrung mit der Social-Media-Nutzung innerhalb eines Zeitraums von 12 Monaten beziehen.

Diagnostische Kriterien für die *Smartphonesucht* liefert z. B. die »Smartphone Addiction Scale« (SPAS) (Bian & Leung 2014). Dieses Instrument bewertet fünf primäre Symptome: Ignorieren schädlicher Folgen, übermäßiges Nachdenken über die Nutzung des Smartphones, Unfähigkeit, das Verlangen zu kontrollieren, Produktivitätsverlust und Angst. Der Fragebogen besteht aus 19 Items und drei Inventaren: der Mobile Phone Problematic Use Scale (MPPUS), dem Internet Addiction Test und der Television Addiction Scale, wobei je nach Fokus die Inventare auch getrennt verwendet werden können.

Prävalenz und Komorbiditäten

Eine Reihe von Studien widmete sich der Frage, wie häufig *süchtige Internetnutzung* isoliert bzw. im Rahmen anderer psychischer Störungen auftritt. So existieren allgemeine epidemiologische Studien, die für Deutschland die Prävalenz der Internetsucht auf 2,1 % beziffern (Müller et al. 2013). Reviews, die die epidemiologische Datenlage zur Internetsucht weltweit zusammenfassten, berichteten von Prävalenzraten von 0,7 % bis hin zu 27,5 % (Mihara & Higuchi 2017) mit großen länderspezifischen Unterschieden (z. B. mit den niedrigsten Raten in Norwegen und massiver Verbreitung in asiatischen Ländern; Paulus et al. 2018).

Eine Reihe von Studien konnte zeigen, dass die Internetsucht eine hohe Komorbidität mit anderen psychischen Störungen aufweist (Carli et al. 2013), wobei Depression und Angststörungen, Aufmerksamkeitsdefizits-Hyperaktivitäts-Störungen (ADHS), aber auch Autismusspektrumsstörungen (Bickham 2021) sowie stoffgebundene Süchte (Jorgenson et al. 2016) am häufigsten vorzukommen scheinen.

Aus psychodynamischer Perspektive konnten an einer Stichprobe von *N* = 27 schwer online-spielsüchtigen Jugendlichen v. a. Autonomie-Abhängigkeits- sowie Identitätskonflikte bei mittlerem Strukturniveau diagnostiziert werden (Bilke-Hentsch et al. 2011).

Die verfügbaren Angaben zu Prävalenz der *Social-Media-Addiction* schwanken zwischen 1 und 18,7 % (Bányai et al. 2017), wobei wir in einer eigenen Studie (s. u., Studien zum Zusammenhang von pathologischer Internet-, Social-Media- und Smartphone-Nutzung und Bindungsstilen) unter deutschsprachigen Studierenden eine Rate von 22,7 % auffälligen Nutzenden fanden, gemessen mit der BSMAS. Prävalenzraten problematischer Social-Media-Nutzung werden nach Cheng et al. (2021) wegen unterschiedlicher theoretischer Rahmenbedingungen und diversen Messinstrumenten oft unter- oder überschätzt. Solche ungenauen Prävalenzangaben sind wissenschaftlich wenig brauchbar, zeigen aber für die klinischen Praxis auf, dass bei einem nicht unbeträchtlichen Teil der Social-Media-Nutzer problematische Nutzungsweisen vorhanden sind, wobei häufig auch andere psychische Störungen vorliegen, v. a. Depression (Pantic 2014; Bányai et al., 2017) und soziale Angst (Baltacı 2019), aber auch Selbstwertprobleme (ebd.). Vor allem junge Frauen entwickeln durch den Social-Media-Konsum große Unzufriedenheit mit ihrem Körper, indem sie (häufig manipulierte und idealisierende) Fotos von Models oder Influencerinnen mit dem eigenen Äußeren vergleichen, woraufhin der Wunsch nach Veränderung ihres Aussehens eine häufige Folge darstellt (Young Health Movement & RSPH 2017). Sie nehmen die Anzahl der Likes, die sie erhalten, als direkte Bewertung ihrer Schönheit, wodurch ihr Selbstwertgefühl massiv beeinflusst wird (Tiggemann et al. 2018).

Weitere Studien zeigen, dass die regelmäßige Nutzung sozialer Medien (täglich mehr als zwei Stunden) bei jungen Erwachsenen mit einer erhöhten Rate an Angstzuständen, Depression und Schlafstörungen einhergeht. Als Prädiktoren für die Social-Media-Addiction zeigten sich z. B. bestimmte Persönlichkeitseigenschaften (Neurotizismus, nicht aber Extraversion) (Marengo et al., 2020) sowie die sog. Fear of Missing Out (FoMO, Angst, etwas zu verpassen; ausführlich siehe Milyavskaya et al. 2018) (Blackwell et al. 2017).

Jeong und Lee (2015) berichten, dass die Prävalenz der *Smartphonesucht* insbesondere unter Adoleszenten Jahr für Jahr zunimmt. Die Studien zur Prävalenz schwanken je nach zugrunde gelegtem Messinstrument, spezifischer Stichprobe und Kultur. So ermittelten Karki et al. (2020) ganz aktuell unter Medizin Studierenden in Nepal eine Prävalenzrate von 36,8 %. In einer eigenen Studie ermittelten wir für Psychologie Studierende in Österreich eine Rate von 15,1 % (Eichenberg et al. 2019). Niedrigeres Alter, Depression und Extraversion (Smetaniuk 2014) sowie niedrigeres Bildungsniveau (Kwon et al. 2013) korrelieren mit höheren Werten der problematischen Smartphone-Nutzung (Smetaniuk 2014).

Es wurde belegt, dass die Smartphonesucht mit negativen Auswirkungen auf die körperliche (z. B. Nackenschmerzen [Lee et al. 2015]; Augenprobleme und Muskelschmerzen [De-Sola et al. 2017]) wie auch auf die psychische Gesundheit einhergeht. So zeigten neuere Studien einen Zusammenhang zwischen Smartphonesucht und höheren Ausprägungen von Angst sowie Depression und niedrigerer Lebenszufriedenheit (Guo et al. 2020). Ebenso scheint eine zunehmende Nutzung von Smartphones mit Schlafstörungen (Lemola et al. 2015) und Problemen mit zwischenmenschlichen Beziehungen (Thomée et al. 2011) verbunden zu sein. Eines dieser Probleme stellt das sog. Phubbing dar, das den Akt beschreibt, jemanden in einer sozialen Situation zu brüskieren, indem man auf sein Telefon schaut, anstatt der anderen Person Aufmerksamkeit zu schenken (Garrido et al. 2021).

Insgesamt scheint ein komplexes Bedingungsgefüge zwischen digitalen Mediensüchten und anderen psychopathologischen Symptomen zu bestehen. Da es sich bei den meisten Untersuchungen in diesem Bereich um Querschnittsuntersuchungen handelt, ist die genaue Erklärung für diesen Zusammenhang untererforscht. Generell könnte eine einseitige Beziehung (in beide Richtungen), eine bidirektionale Beziehung oder ein gemeinsamer Faktor, der beide Probleme verursacht, angenommen werden. Angesichts der komplexen Ätiologie der schwerwiegenden psychischen Störungen, die mit digitalen Medienproblemen komorbid sind, können süchtige Nutzungsweisen sehr wohl aus bereits bestehenden psychischen Problemen entstehen (Bickham 2021). Längsschnittstudien könnten hier Aufschluss geben und sind in größerer Anzahl vonnöten. Eine entsprechende Längsschnittstudie zeigte in Bezug auf die Internetsucht eine wechselseitige Beeinflussung der jeweiligen Symptomschwere. Interessanterweise wurde jedoch ebenso deutlich, dass mit Abnahme der süchtigen, digitalen Mediennutzung sich auch die depressiven Symptome abmilderten, die parallel mit der Zunahme des süchtigen Verhaltens angestiegen waren (Gentile 2011). Insgesamt kann nach diesen Ergebnissen davon ausgegangen werden, dass digitale Mediensüchte nicht einfach als Symptom bekannter psychischer Erkrankungen aufgefasst werden können.

Ätiopathogenese

In Anlehnung an integrative Erklärungsansätze für Abhängigkeit von psychotropen Substanzen werden auch für die digitalen Mediensüchte komplexe ätiopathogenetische Modelle angenommen. So entwickelten Wölfling et al. (2013) z. B. ein integratives Modell mit dem Schwerpunkt auf lerntheoretischen und neurobiologischen Mechanismen, basierend auf Persönlichkeitsmerkmalen. Psychodynamische Überlegungen (vgl. Essig 2012; van Loh 2018) und kultur- und sozialwissenschaftliche Betrachtungen (vgl. te Wildt 2012) sind weitere ätiopathogenetische Zugänge. Diese werden durch aktuelle bindungstheoretische Forschungsarbeiten ergänzt (siehe den Abschnitt »Studien zum Zusammenhang von pathologischer Internet-, Social-Media- und Smartphone-Nutzung und Bindungsstilen«).

Behandlung

Müller et al. (2018) resümieren in ihrer aktuellen Übersichtsarbeit zu internetbezogenen Störungen, dass Therapeuten ein besonderes Augenmerk auf die Etablierung einer ausreichenden Veränderungsmotivation ihrer Patienten legen sollten, um bestehende motivationale Defizite und Ambivalenzen aufzufangen. Erkenntnisse aus der Forschung zu substanzgebundener Sucht, insbesondere Reizreaktivität und Craving, rücken auch in den Fokus behandlungstechnischer Überlegungen der Verhaltenssüchte (Wegmann & Brand 2018), wobei aktuell auch mit mittels Virtual Reality (VR) unterstützter Cue-Exposure-Therapie (Konfrontation mit suchtauslösenden Schlüsselreizen) experimentiert wird (zum Überblick siehe Eichenberg & Malischnig, im Druck).

Neben psychodynamischen Analysen der Genese und Behandlung digitaler Störungen (van Loh 2018) liegt ein empirisch fundiertes deutsches Manual zur kognitiv-behavioral orientierten Behandlung der Internet- und Computerspielsucht vor, entwickelt von Wölfling et al. (2013). Das Programm umfasst 15 Gruppen- und acht Einzeltherapiesitzungen. Die einzeltherapeutischen Sitzungen dienen der Vertiefung der Gruppensitzungen, sind aber grundsätzlich offen gestaltet. Die verhaltenstherapeutisch orientierten Therapiebausteine des Gruppenprogramms umfassen Motivationsaufbau, Psychoedukation, Erarbeitung eines funktionalen Bedingungsmodells, Strategien im Umgang mit Verlangen, Aufbau alternativer Aktivitäten, Verbesserung von Selbstwert und sozialer Kompetenz, Bezug zum biografischen Hintergrund, Problemlösestrategien, Expositionsübungen sowie Rückfallprophylaxe. Diese therapeutischen Bausteine können universell bei Internetsüchten zur Anwendung kommen, bei den spezifischen Ausprägungen (z. B. Cybersexsucht) empfiehlt es sich, einerseits die besonderen Charakteristika und andererseits die verschiedenen möglichen Ursachen in der Behandlung mit zu berücksichtigen. So wird bei der Cybersexsucht z. B. bei einer dominierenden neurotischen Dynamik das Durcharbeiten des zugrunde liegenden Konflikts im übertragungsfokussierten Vorgehen indiziert sein, bei einer Traumadynamik hingegen eine Bearbeitung der traumatischen Erlebnisse. Cybersexsüchtigem Verhalten an der Schwelle zur Delinquenz muss vor allem mit verhaltenstherapeutischen Methoden begegnet werden.

Insofern wird angeregt, bei der Behandlung der Internetsucht zum einen ätiologieabhängig (siehe auch Fischer 2007) vorzugehen und zum andern die vorherrschenden kognitiv-behavioralen Konzepte um beziehungs- und bindungsrelevante Aspekte zu erweitern. Systemische Ansätze ergeben sich aus der Erkenntnis, dass von digitalen Mediensüchten Betroffene einerseits aufgrund ihrer Erkrankung Konflikte mit Angehörigen haben, so dass hier schon sehr spezifische Interventionsangebote entwickelt wurden, die u. a. selbst digitale Medien nutzen. So zielte eine Studie (Shin et al. 2021) darauf ab, den potentiellen Einsatz einer VR-basierten App zur Bewältigung von spielbezogenen Konflikten mit Eltern junger Erwachsener, bei denen eine Internet Gaming Disorder (IGD) vorliegt, mit entsprechenden Kontrollpersonen ohne IGD zu untersuchen. Es wurde ein virtueller Raum entwickelt, in dem spielbezogene Familienkonflikte auftreten. In diesem Raum absolvierten die Teilnehmer beider Gruppen zwei VR-Aufgaben, bei denen sie ihre Wut ausdrücken und anschließend Bewältigungskompetenzen anwenden mussten (z. B. Risiko-Nutzen-Abwägung des Spielabbruchs und Einnehmen der Perspektive der Eltern), um mit negativen Emotionen in zwischenmenschlichen

Konfliktsituationen umzugehen und ihr Spielverhalten zu verringern. Andererseits sind ein schlechtes Familienklima sowie Eltern, die den Internetkonsum nicht regulieren, Risikofaktoren für die Entstehung einer digitalen Suchterkrankung (Chen et al. 2020), so dass in die Therapie die Linderung familiärer Probleme (Xu et al. 2021), aber auch Angehörige selbst in die Behandlung miteinbezogen werden sollten, zumal sie häufig auch unter der Sucht des Betroffenen leiden (z. B. Schneider 2003).

Der behandlungstechnische Hinweis auf die Berücksichtigung bindungsrelevanter Faktoren ergibt sich u. a. aus eigenen aktuellen Studien zum Zusammenhang zwischen Bindungsstilen und Internet-, Social-Media- und Smartphonesucht, die im Folgenden vorgestellt und im Kontext der vorhandenen Forschungsliteratur zur Bindungstheorie und zu digitalen Süchten diskutiert werden.

Studien zum Zusammenhang von pathologischer Internet-, Social-Media- und Smartphone-Nutzung und Bindungsstilen

Bekannt ist, dass die Bindungstheorie Erklärungswert bezüglich der Gestaltung sozialer Beziehungen besitzt, wobei sich im Kontext unsicherer Bindung eine Vulnerabilität für psychische Erkrankungen entwickeln kann. Auf Basis fundierter klinischer Erfahrungen berichten aus psychodynamischer Perspektive z. B. Lampen-Imkamp und te Wildt (2009) entsprechend, dass es sich bei den Betroffenen vor allem um Menschen mit frühen Bindungsstörungen handelt. Inwiefern Bindungsstile eine zentrale Rolle bei der Ätiopathogenese süchtiger Internet-, Social-Media- und Smartphone-Nutzung spielen, haben wir in einer eigenen Studienserie untersucht.

Methode. In drei Online-Befragungen wurden u. a. validierte Skalen zur Erhebung des Bindungsstils (BFPE, Höger & Buschkämper 2002) sowie der Internetsucht (OSV-S, Wölfling et al. 2010), Social-Media- (Bergen Social Media Addiction Scale, BSMAS; Andreassen et al. 2016) bzw. Smartphonesucht eingesetzt (SPAS, Bian & Leung 2014). Die erste Studie fokussierte auf die Internetsucht ($N = 245$ (Alter: $M = 29.6$ [SD = 9.2]), hier wurde zusätzlich mittels der Relationship Motive Scale (Wang & Chang 2010) erhoben, welche bewussten Beziehungsmotive Internetnutzer bei der Online-Kommunikation verfolgen. Befragungspersonen wurden über soziale Netzwerke und verschiedene thematische Foren rekrutiert. Die zweite und dritte Studie untersuchte die Social-Media- sowie Smartphonesucht explizit an Adoleszenten als Hauptrisikogruppe für die Entwicklung süchtiger Mediennutzung und erhob zusätzliche Maße, z.B. zur psychischen Belastung (BSI-18 [Brief Symptom Inventory], Spitzer et al. 2011) und Persönlichkeit (BFI-10 [Kurzversion des etablierten Big Five Inventory], Rammstedt & John 2005) (jeweils Vollerhebung aller Psychologie Studierenden bzw. aller eingeschriebenen Studierenden der Sigmund Freud PrivatUniversität, Wien; Social Media-Sucht: Rücklauf: $N = 559 = 20{,}06\,\%$, Alter: $M = 23{,}6$ [$SD = 5{,}0$]; Smartphonesucht: Rücklauf: $N = 497 = 27{,}07\,\%$, Alter: $M = 19.38$ [$SD = 16.50$]).

Ergebnisse Internetsucht. Die Hauptbefunde zeigen, dass sich unsicher gebundene von sicher gebundenen Personen in ihrer Tendenz zu suchtartigem Internetnutzungsverhalten unterscheiden, wobei insbesondere ambivalente Bindungsstrategien (ambivalent-verschlossener Typus) mit auffälliger Internetnutzung verbunden waren (Eichenberg et al. 2017). Auch bei Betrachtung der Online-Beziehungsmotive ergeben sich Zusammenhänge mit den Bindungsstilen. So unterscheiden sich ambivalent-verschlossen gebundene Personen dabei signifikant von den sicher und bedingt sicher gebundenen Nutzern bezüglich der Motive *Anonymität* und *soziale Unterstützung finden.* Diese Nutzungsmotive spielten eine deutlich wichtigere Rolle bei der Internetnutzung von ambivalent-verschlossen gebundenen Probanden. Diese Ergebnisse verdeutlichen die eskapistische und sozial-kompensatorische Rolle pathologischer Internetnutzung. Da ambivalent-verschlossene Nutzer sehr große Akzeptanzprobleme und eine eingeschränkte Öffnungsbereitschaft bei einem gleichzeitig vorhandenen Zuwendungsbedürfnis zeigen, spielt gerade der Faktor *Anonymität* eine besondere Rolle. Die Anonymität des Internets ermöglicht zum einen eine neue Darstellung des Selbst im Online-Kontext, was mögliche Akzeptanzprobleme kompensieren könnte. Gleichzeitig stellt sich eine Enthemmung ein (vgl. Suler, 2004), das heißt auch: die Öffnungsbereitschaft kann sich erweitern. Offenbar scheinen vor allem die ambivalent-verschlossenen Nutzer das Internet zu nutzen, um ihre »realen« Defizite zu kompensieren.

Ergebnisse Smartphonesucht. Insgesamt konnten 75 Personen (15,1% des Gesamtsamples) als smartphoneabhängig klassifiziert werden (Eichenberg et al. 2019).

Unterschiede zwischen smartphonesüchtigen und nicht-süchtigen Studierenden: In Bezug auf die Persönlichkeit zeigte sich, dass die als smartphonesüchtig identifizierten Teilnehmer in den Dimensionen »Extraversion« und »Neurotizimus« signifikant höhere Werte erreichten als die nicht-süchtigen Nutzer. Somit können smartphoneabhängige Nutzer im Vergleich als emotional labiler eingestuft werden. Die Untersuchung des Zusammenhangs zwischen Smartphonesucht und psychischer Belastung ergab, dass abhängige Nutzer auf allen drei Ebenen – Depressivität, Ängstlichkeit und Somatisierung – signifikant höhere Werte erreichten als die Gruppe der nicht-abhängigen Teilnehmer, d. h. smartphoneabhängige Nutzer sind vergleichsweise psychisch stärker belastet. Bezüglich des Aspekts des Bindungsverhaltens konnte die Annahme, dass süchtige Nutzer im Vergleich zu nicht-süchtigen Nutzern signifikant häufiger ein unsicheres Bindungsverhalten haben, bestätigt werden. Auch hier dominierte der ambivalent-verschlossene Bindungsstil signifikant.

Social-Media-Addiction. Insgesamt konnten 131 Personen (22,7 % des Gesamtsamples) als social-media-süchtig klassifiziert werden.

Unterschiede zwischen social-media-süchtigen und nicht-süchtigen Studierenden: In Bezug auf die Persönlichkeit zeigte sich, dass die als social-media-süchtig identifizierten Teilnehmer auf der Dimension »Neurotizismus« signifikant höhere Werte erreichten als die nicht-süchtigen Nutzer, sich aber nicht in der Dimension »Extraversion« unterscheiden. Somit können social-media-süchtige Nutzer im Vergleich als emotional labiler eingestuft werden. Die Untersuchung des Zusammenhangs zwischen Social-Media-Sucht und psychischer Belastung ergab ebenso, dass abhängige Nutzer auf allen drei Ebenen – Depressivität, Ängstlichkeit und Somatisierung – signifikant höhere Werte erreichten als die Gruppe der nicht-abhängigen Teilnehmer, d. h. social-media-süchtige Nutzer sind vergleichsweise psychisch stärker belastet. Bezüglich des Aspekts des Bindungsverhaltens konnte auch hier die Annahme, dass süchtige Nutzer im Vergleich zu nicht-süchtigen Nutzern signifikant häufiger ein unsicheres Bindungsverhalten haben, bestätigt werden. Die meisten Social-Media-Süchtigen weisen einen ambivalent-verschlossenen Bindungsstil auf.

Zusammenfassung der Ergebnisse aller drei Studien, Diskussion und standardisierte Medienanamnese als psychotherapeutische Implikation

Zusammenfassung und Diskussion der Ergebnisse – Persönlichkeit

Die Studien zur Social-Media- und Smartphonesucht zeigen, dass süchtige Nutzer auf der Dimension »Neurotizismus« signifikant höhere Werte erreichten als nicht-süchtige Nutzer. Daraus lässt sich schließen, dass Social-Media- und Smartphoneabhängige zu einer emotionalen Instabilität und leichteren Reizbarkeit tendieren. Auf der Dimension »Extraversion« unterschieden sich nur die Smartphonesüchtigen von den nicht-süchtigen Nutzern, nicht aber Studierende mit einer Social-Media-Sucht. Dass internetbezogene Süchte mit höheren Ausprägungen auf der Dimension »Neurotizismus« zusammenhängen, kann durch frühere Untersuchungen bestätigt werden. Blackwell et al. (2017) zeigen, dass Neurotizismus die Nutzung sozialer Medien vorhersagbar macht. Zudem legt eine Studie von Müller (Müller et al. 2013) dar, dass Internetsucht mit einem erhöhten Neurotizismus-Wert einhergeht. Interessant ist in dem Zusammenhang auch, dass Probanden mit erhöhtem Neurotizismuswert, verglichen mit einer gesunden Kontrollgruppe, Internet-Thematiken mit einem signifikant stärkeren positiven Arousal verbinden (Wölfling et al. 2015). Auch im Hinblick auf die Social-Media-Sucht zeigte sich, dass diese positiv mit Neurotizismus assoziiert ist (Blackwell et al. 2017; Marengo et al. 2020) und sich Personen mit hohen Werten in diesem Merkmal zu sozialen Netzwerken hingezogen fühlen, weil sie dadurch Anerkennung und Bestätigung erhalten (Blackwell et al. 2017). Marengo et al. (2020) bestätigen die hier vorgestellten Daten auch dahingehend, dass sie keinen Zusammenhang zwischen Social-Media-Sucht und Extraversion fanden. Es gibt aber auch widersprechende Hinweise, die zeigen, dass Extraversion mit der Social-Media-Nutzung und auch mit süchtigen Verhaltensweisen positiv assoziiert ist. Demnach nutzen Menschen, die aus sich herausgehen, soziale Netzwerke, um ihre sozialen Kontakte zu verbessern (Kuss & Griffiths 2011).

Zusammenfassung und Diskussion der Ergebnisse – psychische Belastung

Nutzer mit Social-Media- und Smartphonesucht weisen auf allen drei erfassten Ebenen (Depressivität, Ängstlichkeit und Somatisierung) signifikant höhere Werte auf als die Gruppe der nicht-abhängigen Teilnehmer. Es kann also davon ausgegangen werden, dass smartphone- und social-media-abhängige Studierende psychisch stärker als nicht abhängige Studierende belastet sind. Folglich wurden in der vorliegenden Studie weitere Belege für den Zusammenhang zwischen psychischen Störungen und internetbezogenen Süchten im Sinne von Komorbidität gefunden, welche die schon vorhandene Studienlage ergänzen. Der signifikant positive Zusammenhang zwischen depressiven Symptomen, Internetnutzung und Social-Media-Abhängigkeit wurde in früheren Studien bestätigt (Kırcaburun 2016; Wu et al. 2016). Außerdem wurde auch bereits der positive Zusammenhang zwischen Ängstlichkeit und problematischem Social-Media-Konsum (Baltacı 2019) und ebenso der Internetsucht berichtet (Azher et al. 2014; Wölfling et al. 2010; Younes et al. 2016). In Bezug auf die Somatisierung wurde bisher nur ein positiver Zusammenhang mit der Internetsucht gefunden (Cerutti et al. 2021).

Zusammenfassung der Studienergebnisse – Bindungsstil

Zusammenfassend gilt für alle drei Studien, dass Nutzer mit einem unsicheren Bindungsstil signifikant häufiger ein suchtartiges internetbezogenes (Internet, Social Media, Smartphone) Verhalten zeigen als Nutzer mit einem sicheren Bindungsstil. Die Frage danach, ob es einen Zusammenhang zwischen einem bestimmten Bindungsstil und internetbezogenen Süchten gibt, lässt sich mit diesen Daten dahingehend beantworten, dass in allen drei Studien ein ambivalenter Bindungsstil signifikant häufiger mit den internetbezogenen Süchten zusammenhängt. Ein genauer Blick zeigt, dass in allen drei Studien der ambivalent-verschlossene Bindungsstil mit suchtartigem internetbezogenem Verhalten verbunden war, der ambivalent-anklammernde Stil fand sich nur bei der Internetsucht in Bezug auf problematisches Nutzungsverhalten (Vorstufe zur Sucht). Ein ambivalenter Bindungsstil umfasst nach Höger und Buschkämper (2002) ein erhöhtes Zuwendungsbedürfnis, verbunden mit gesteigerten Akzeptanzproblemen. Diese Konfiguration weist auf eine vermehrte Ängstlichkeit und eine sekundär hyperaktivierende Strategie (ambivalent) hin (ebd.). Es ist davon auszugehen, dass insbesondere die sozial-kompensatorische Komponente in diesem Kontext bezüglich der exzessiven Nutzung des Internets, des Smartphones oder von Social Media eine bedeutende Rolle spielt (Eichenberg et al. 2019). Personen mit ambivalent-verschlossenem Bindungsstil verwenden netzbezogene Medien, um ihre Defizite in zwischenmenschlichen Beziehungen zu kompensieren (ebd.). Die Anonymität des Internets erlaubt es, eine neue Repräsentation des Selbst zu kreieren, was es dieser Gruppe ermöglichen könnte, gefürchtete Akzeptanzprobleme zu kompensieren (ebd.). Der ambivalent-anklammernde und der ambivalent-verschlossene Bindungsstil unterscheiden sich nur in der wahrgenommenen Öffnungsbereitschaft, wobei Ersterer eine mittlere Öffnungsbereitschaft zeigt, bei dem die mit dem hyperaktivierten Bindungssystem verbundenen heftigen Bindungsbedürfnisse geäußert werden können, und Letzterer eine betont geringe Öffnungsbereitschaft aufweist (Höger & Buschkämper 2002). Die hier vorgestellten Daten legen nahe, dass der Faktor »Öffnungsbereitschaft« über die Stärke des problematischen Nutzungsverhaltens entscheidet, und zwar wird ein suchtartiges Verhalten umso weniger entstehen, je öffnungsbereiter ein Nutzer ist. Ob dieser Zusammenhang, der hier in der Zusammenschau dreier Einzelstudien beobachtet wurde, sich erhärten lässt, muss in zukünftiger Forschung bestätigt werden.

Diskussion der Ergebnisse – Bindungsstil

Die hier berichteten Ergebnisse stimmen mit einem weiten Feld an Forschungsergebnissen überein, die einen Zusammenhang zwischen unsicherem Bindungsstil und internetbezogenen Süchten zeigen. Ein systematisches Review belegt die Auswirkungen von unsicheren Bindungsstilen und deren Einfluss auf die Internetabhängigkeit im Allgemeinen und die Abhängigkeit von sozialen Medien im Besonderen (D'Arienzo et al. 2019).

Außerdem weisen erste Studien – in Übereinstimmung mit unseren oben dargestellten Befunden – darauf hin, dass Probleme im Beziehungsverhalten bzw. unsichere Bindungsstile Risikofaktoren für eine Smartphonesucht sein können. Baek et al. (2014) fanden einen Zusammenhang zwischen Bindungsverhalten (Internalisierungsproblemen) und Smartphone-Nutzung. Außerdem zeigen Studien (Kwan & Leung 2016; Yelpaze 2020), dass es einen Mediatoreffekt des Bindungsstils auf die Smartphonesucht gibt. Ängstliche Bindungsstile waren Prädiktoren für die Art der Selbstregulation, die wiederum einen direkten Einfluss auf die Smartphonesucht hatten. Dabei erwies sich eine sichere Bindung als protektiv, ein ängstlicher Bindungsstil aber als vulnerabel für die Entwicklung dieser Sucht; ablehnende Bindung hatte keinen Einfluss auf die Suchtentwicklung.

Auch in Bezug auf die suchtartige Nutzung sozialer Medien besteht ein Zusammenhang zwischen dysfunktionalen Bindungsqualitäten und der problematischen Nutzung sozialer Medien, wie Hart et al. (2015) belegen. Eine Studie an türkischen Studierenden zeigt, dass unsichere Bindungsstile Risikofaktoren für Social-Media-Sucht sein können. Andererseits können eine sichere Bindung und ein hohes Selbstwertgefühl im Hinblick darauf schützende Faktoren sein

(Demircioğlu & Kose 2020). Mehrere Studien belegen den Zusammenhang zwischen ängstlicher Bindung und starker Nutzung von sozialen Medien (Jenkins-Guarnieri et al. 2012; Liu et al. 2013; Oldmeadow et al. 2013) bzw. Abhängigkeit davon (Eroglu 2016). Yaakobi und Goldenberg (2014) berichten im Speziellen über einen positiven Zusammenhang zwischen ängstlichem Bindungsstil und der Zeit, die für die Bindung in Social Media aufgewendet wird. Zudem lässt ein ängstlicher Bindungsstil die Anzahl der Online-Freunde negativ vorhersagen. Oldmeadow et al. (2013) fanden einen Zusammenhang zwischen ängstlicher Bindung und der Suche nach Trost auf Facebook, welche die Facebook-Nutzung insbesondere bei negativen Gefühlen verstärkt. Auch ein höherer Zeitaufwand für Internetnutzung kann in Verbindung mit ängstlichem Bindungsstil zu pathologischem Verhalten führen (Şenormancı et al. 2014): Patienten mit Internetsucht berichteten über eine tägliche Internetnutzung von 7,5 Stunden, die mit einer ängstlichen Bindung verbunden war.

Diese Befunde unterstützen die hier vorgestellten Daten. Ein ängstlicher Bindungsstil (ambivalent) wurde auch hier in allen drei Studien im Zusammenhang mit internetbezogenen Süchten gefunden.

Es gibt Hinweise, dass ein vermeidender Bindungsstil keinen signifikanten Zusammenhang mit einer Facebook-Sucht aufweist (Eroglu 2016; Lin et al 2016). Im Gegensatz zu diesen Ergebnissen fanden Monacis et al. (2016), dass eine vermeidende Bindung eine Social-Media-Sucht vorhersagen ließ, und Savcı und Aysan (2016) zeigten, dass sie auch eine Internetsucht vorhersagbar machte.

Einige Studien belegen jedoch, dass sowohl der ängstliche als auch der vermeidende Bindungsstil bei der Suchtgenese eine Rolle spielt. Beispielsweise wurde problematische Internetnutzung sowohl mit ängstlichem Bindungsstil (Assunção et al. 2017; Mazaheri Nejadfard & Hosseinsabet 2017; Reiner et al. 2017) als auch mit vermeidendem Bindungsstil in Verbindung gebracht (Odacı & Çıkrıkçı 2014; Shin et al. 2011). Außerdem berichten Blackwell et al. (2017), dass sowohl ängstliche als auch vermeidende Bindungen mit der Social-Media-Addiction korrelierten.

D'Arienzo et al. (2019) gehen daher davon aus, dass eine vermeidende Bindung nur dann mit Social-Media-Addiction in Verbindung gebracht werden kann, wenn Personen auch stark unter Bindungsangst leiden. Betroffene können soziale Medien nutzen, um sich mit anderen verbunden zu fühlen, beteiligen sich dabei aber nicht wirklich an sozialen Interaktionen (Blackwell et al. 2017). Studien, die die ECR (Experience in Close Relationship) zur Bindungsstilmessung nutzten, fanden nach D'Arienzo et al. (2019) für beide Dimensionen (Angst, Vermeidung) einen Zusammenhang mit der Social-Media-Sucht. Bei den hier vorgestellten

Daten wurde ein Messinstrument zur Bindungsstilmessung verwendet, das intraindividuell nur einen dominanten Bindungsstil erfasst und damit die Frage nach der Gleichzeitigkeit von Vermeidung und Bindungsangst nicht beantworten kann. Wenn das von D'Arienzo et al. (2019) aufgestellte Postulat zutrifft, dass Bindungsangst vorliegen muss, um eine vermeidende Bindung mit suchtartiger digitaler Mediennutzung in Verbindung zu bringen, würde man bei einem Messinstrument, das nur einen dominanten Stil wie bei den vorliegenden Daten ausgibt, erwarten, dass es in Verbindung mit der Verhaltenssucht einen ängstlichen Stil findet. Weitere Forschung mit einem einheitlichen Messinstrument ist nötig, um die Frage nach dem Zusammenhang von ängstlichem und vermeidendem Bindungsstil mit den internetbezogenen Süchten zu klären.

Standardisierte Medienanamnese als psychotherapeutische Implikation

Zu Beginn jeder Psychotherapie sollte heutzutage eine Medienanamnese in die allgemeine biografische und psychosomatische Anamnese integriert werden (ausführlich Eichenberg et al. 2022). Die umfassende Medienanamnese sollte als einen Aspekt auch erheben, ob süchtige Nutzungsweisen vorliegen. Nach Plassmann (2013, ergänzt durch die Autorinnen) sollte während der Medienanamnese besonderes Augenmerk auf mögliche Veränderungen der Persönlichkeit des Patienten gelegt werden, die mit der süchtigen Mediennutzung zusammenhängen können. Ebenso sollten der diagnostizierte Bindungsstil und die damit einhergehenden Motive für die exzessive digitale Mediennutzung eruiert werden. In der Anamnese werden zunächst Fakten erhoben, ätiopathogenetische Hypothesen gebildet, die im weiteren Behandlungsverlauf geprüft werden müssen. Dabei sollten insbesondere folgende Aspekte Beachtung finden:

- Ist eine Störung der Emotionsverarbeitung zu beobachten, die tendenziell zu einem hohen Erregungsniveau führt, welches mit medialer Stimulation modelliert wird?
- Liegen wenig ausgeprägte Mentalisierungsvorgänge von Emotionen vor, die mit einer Neigung zu impulsiven Handlungen einhergehen? (Vgl. den Beitrag von Jan van Loh in diesem Band.)
- Ist eine wenig differenzierte Sprache in Bezug auf soziale oder emotionale Vorgänge zu beobachten?
- Welche frühen Bindungserfahrungen werden im Zusammenhang mit Medien erinnert (z. B. deprivierende Erfahrungen wie ein »Abschieben« vor den Fernse-

her oder das Tablet), oder gab es eine häufig mangelnde Responsivität der zentralen Bindungspersonen, da diese durch die eigene (digitale) Mediennutzung abgelenkt waren?

- In welchen Situationen oder emotionalen Zuständen wird das internetbezogene Medium genutzt? Welche Emotionen werden durch die Nutzung vermieden und *welche* internalisierten Bindungserfahrungen werden *wie* durch die Nutzung kompensiert?

Somit lässt sich zusammenfassen, dass auf der einen Seite der Forschungsstand zu digitalen Mediensüchten auf einer inzwischen soliden empirischen Basis steht. Gleichzeitig scheinen Psychotherapeuten in ihrer Praxis ebenso intensiv mit der entsprechenden Patientengruppe konfrontiert zu sein (Eichenberg et al. 2022). Auf der anderen Seite fehlt aber die regelhafte Einbeziehung dieser Problematik (auch als Komorbidität anderer psychischer Störungen bzw. als problematische Begleiterscheinung auf [noch] subklinischer Ebene) in frühe Stadien der Psychotherapie (ebd.). Diese frühe Einbeziehung könnte beispielsweise verhindern, dass digitale Medienstörungen chronifizieren. Außerdem bietet die psychotherapeutische Beziehung eine Möglichkeit, dysfunktionale frühe Bindungserfahrungen zu korrigieren, und stellt damit auch eine Alternative zu den internetbezogenen Medien dar, wenn sie zur Kompensation solcher Bindungsmuster genutzt werden (vgl. auch den Beitrag von Karl Heinz Brisch in diesem Band). Die Forschung zeigt, dass Psychotherapeuten sich hier qualifizierte Fort- und Weiterbildungsmöglichkeiten wünschen (Eichenberg et al. 2022). Diese sollten schon in die Psychotherapieausbildung integriert werden.

Literatur

Ahlgren, M. (2022): 100 + Internet-Statistiken und Fakten zu 2022. In: Website Rating. Im Internet: https://www.websiterating.com/de/research/internet-statistics-facts/#references (Zugriff: 31. 8. 2022).

American Psychiatric Association (1995): *Diagnostic and statistical manual of mental disorders*. 4. Aufl.: Primary care version. Washington DC: American Psychiatric Association.

American Psychiatric Association (2013): *Diagnostic and statistical manual of mental disorders – DSM-5*. Washington DC u. a: American Psychiatric Association.

Andreassen, C. S., Griffiths, M. D., Gjertsen, S. R., Krossbakken, E., Kvam, S. & Pallesen, S. (2013): The relationships between behavioral addictions and the five-factor model of personality. *Journal of Behavioral Addictions*, 2 (2), S. 90–99.

Andreassen, C. S., Billieux, J., Griffiths, M. D., Kuss, D. J., Demetrovics, Z., Mazzoni, E. & Pallesen, S. (2016): The relationship between addictive use of social media and video games and symptoms of psychiatric disorders: A large-scale cross-sectional study. *Psychology of Addictive Behaviors*, 30 (2), S. 252–262.

ARD/ZDF-Online-Studie (2021): Internetnutzer in Deutschland 2017 bis 2021 – Soziodemografie. https://www.ard-zdf-onlinestudie.de/internetnutzung/in-mio/ (Zugriff: 21. 11. 2022).

Assunção, R. S., Costa, P., Tagliabue, S. & Mena Matos, P. (2017): Problematic Facebook use in adolescents: Associations with parental attachment and alienation to peers. *Journal of Child and Family Studies*, 26 (11), S. 2990–2998.

Azher, M., Khan, R. B., Salim, M., Bilal, M., Hussain, A. & Haseeb, M. (2014): The relationship between internet addiction and anxiety among students of University of Sargodha. *International Journal of Humanities and Social Science*, 4 (1), S. 288–293.

Baek, H. W., Shin, Y. M. & Shin, K. M. (2014): Emotional and behavioral problems related to smartphone overuse in elementary school children. *Journal of Korean Neuropsychiatric Association*, 53 (5), S. 320–326.

Baltacı, Ö. (2019): The predictive relationships between the social media addiction and social anxiety, loneliness, and happiness. *International Journal of Progressive Education*, 15 (4), S. 73–82.

Bányai, F., Zsila, Á., Király, O., Maraz, A., Elekes, Z., Griffiths, M. D. et al. (2017): Problematic social media use: Results from a large-scale nationally representative adolescent sample. *PloS One*, 12 (1), e0169839.

Batthyány, D. & Pritz, A. (2009): *Rausch ohne Drogen. Substanzungebundene Süchte.* Wien u. a.: Springer.

Bian, M. & Leung, L. (2014): Smartphone addiction: Linking loneliness, shyness, symptoms and patterns of use to social capital. *Media Asia*, 41 (2), S. 159–176.

Bian, M. & Leung, L. (2015): Linking loneliness, shyness, smartphone addiction symptoms, and patterns of smartphone use to social capital. *Social Science Computer Review*, 33 (1), S. 61–79.

Bickham, D. S. (2021): Current research and viewpoints on internet addiction in adolescents. *Current Pediatrics Reports*, 9 (1), S. 1–10.

Bilke-Hentsch, O., Sorychta, H. & Hellenschmidt, T. (2011): Psychodynamik und Konfliktstruktur bei pathologischem Internetgebrauch – erste Befunde bei Jungen in der klinischen Versorgung. *Sucht*, 57 (1), S. 9–15.

Bischof, G., Bischof, A., Meyer, C., John, U. & Rumpf, H. J. (2013): *Prävalenz der Internetabhängigkeit – Diagnostik und Risikoprofile (PINTA-DIARI). Kompaktbericht an das Bundesministerium für Gesundheit.* Lübeck. Im Internet: https://www.bundesgesundheitsministerium.de/fileadmin/Dateien/5_Publikationen/Drogen_und_Sucht/Berichte/Abschlussbericht/PINTA-DIARI-2013-Kompaktbericht.pdf (Zugriff: 21. 11. 2022).

Blackwell, D., Leaman, C., Tramposch, R., Osborne, C. & Liss, M. (2017): Extraversion, neuroticism, attachment style and fear of missing out as predictors of social media use and addiction. *Personality and Individual Differences*, 116, S. 69–72.

Borhani, Y. (2013): Substance abuse and insecure attachment styles: A relational study. *LUX: A Journal of Transdisciplinary Writing and Research from Claremont Graduate University*, 2 (1), 4.

Carli, V., Durkee, T., Wasserman, D., Hadlaczky, G., Despalins, R., Kramarz, E. et al. (2013): The association between pathological internet use and comorbid psychopathology: A systematic review. *Psychopathology*, 46 (1), S. 1–13.

Cerutti, R., Spensieri, V., Amendola, S., Presaghi, F., Fontana, A., Faedda, N. & Guidetti, V. (2021): Sleep disturbances partially mediate the association between problematic internet use and somatic symptomatology in adolescence. *Current Psychology*, 40 (9), S. 4581–4589.

Chen, H.-C., Wang, J.-Y., Lin, Y.-L. & Yang, S.-Y. (2020): Association of internet addiction with family functionality, depression, self-efficacy and self-esteem among early adolescents. *International Journal of Environmental Research and Public Health*, 17 (23), 8820.

Cheng, C., Lau, Y.-C., Chan, L. & Luk, J. W. (2021): Prevalence of social media addiction across 32 nations: Meta-analysis with subgroup analysis of classification schemes and cultural values. *Addictive Behaviors*, 117, 106845.

D'Arienzo, M. C., Boursier, V. & Griffiths, M. D. (2019): Addiction to social media and attachment styles: A systematic literature review. *International Journal of Mental Health and Addiction*, 17 (4), S. 1094–1118.

Demircioğlu, Z. I. & Kose, A. G. (2020): Mediating effects of self-esteem in the relationship between attachment styles and social media addiction among university students. *Dusunen Adam: The Journal of Psychiatry and Neurological Sciences*, 33, S. 8–18.

De-Sola, J., Talledo, H., Rubio, G. & de Fonseca, F. R. (2017): Development of a mobile phone addiction craving scale and its validation in a Spanish adult population. *Frontiers in Psychiatry*, 8, 90.

Eichenberg, C. & Malischnig, D. (im Druck): E-mental health-Anwendungen im Bereich der Suchttherapie. *SUCHT*.

Eichenberg, C., Schott, M., Decker, O. & Sindelar, B. (2017): Attachment style and internet addiction: An online survey. *Journal of Medical Internet Research*, 19 (5), e6694.

Eichenberg, C., Schott, M. & Schroiff, A. (2019): Comparison of students with and without problematic smartphone use in light of attachment style. *Frontiers in Psychiatry*, 10, 681.

Eichenberg, C., Piening, K. & van Loh, J. (2022): Exploration und Berücksichtigung von Medienproblemen in der Psychotherapie von Erwachsenen: Eine Online-Befragung von Psychotherapeut*innen. *Zeitschrift für Psychosomatische Medizin und Psychotherapie*, 68 (1), S. 24–38.

Eroglu, Y. (2016): Interrelationship between attachment styles and Facebook addiction. *Journal of Education and Training Studies*, 4 (1), S. 150–160.

Essig, T. (2012): The addiction concept and technology: Diagnosis, metaphor, or something else? A psychodynamic point of view. *Journal of Clinical Psychology*, 68 (11), S. 1175–1184.

Fischer, G. (2007): *Kausale Psychotherapie*. Kröning: Asanger.

Freyberger, H. J. & Dilling, H. (2015): *Taschenführer zur ICD-10-Klassifikation psychischer Störungen*. Bern: Huber.

Garrido, E. C., Issa, T., Esteban, P. G. & Delgado, S. C. (2021): A descriptive literature review of phubbing behaviors. *Heliyon*, 7 (5), e07037.

Gentile, D. A. (2011): The multiple dimensions of video game effects. *Child Development Perspectives*, 5 (2), S. 75–81.

Gentile, D. A., Choo, H., Liau, A., Sim, T., Li, D., Fung, D. & Khoo, A. (2011): Pathological video game use among youths: A two-year longitudinal study. *Pediatrics*, 127 (2), e319-e329.

Grüsser, S. M. & Thalemann, C. N. (2006): *Verhaltenssucht: Diagnostik, Therapie, Forschung*. Bern: Huber.

Guo, N., Luk, T. T., Ho, S. Y., Lee, J. J., Shen, C., Oliffe, J. et al. (2020): Problematic smartphone use and mental health in Chinese adults: A population-based study. *International Journal of Environmental Research and Public Health*, 17 (3), 844.

Hart, J., Nailling, E., Bizer, G. Y. & Collins, C. K. (2015): Attachment theory as a framework for explaining engagement with Facebook. *Personality and Individual Differences*, 77, S. 33–40.

Höger, D. & Buschkämper, S. (2002): Der Bielefelder Fragebogen zu Partnerschaftserwartungen (BFPE). Ein alternativer Vorschlag zur Operationalisierung von Bindungsmustern mittels Fragebögen. *Zeitschrift für Differentielle und Diagnostische Psychologie*, 23, S. 83–98.

Jenkins-Guarnieri, M. A., Wright, S. L. & Hudiburgh, L. M. (2012): The relationships among attachment style, personality traits, interpersonal competency, and Facebook use. *Journal of Applied Developmental Psychology*, 33 (6), S. 294–301.

Jeong, H. & Lee, Y.-S. (2015): Smartphone addiction and empathy among nursing students. *Advanced Science and Technology Letters*, 88, S. 224–8.

Jorgenson, A. G., Hsiao, R. C. J. & Yen, C. F. (2016): Internet addiction and other behavioral addictions. *Child and Adolescent Psychiatric Clinics*, 25 (3), S. 509–520.

Kapus, K., Nyulas, R., Nemeskeri, Z., Zadori, I., Muity, G., Kiss, J. et al. (2021): Prevalence and risk factors of internet addiction among Hungarian high school students. *International Journal of Environmental Research and Public Health*, 18 (13), 6989.

Karki, S., Singh, J. P., Paudel, G., Khatiwada, S. & Timilsina, S. (2020): How addicted are newly admitted undergraduate medical students to smartphones? A cross-sectional study from Chitwan medical college, Nepal. *BMC Psychiatry*, 20 (1), S. 1–7.

Kırcaburun, K. (2016): Self-esteem, daily internet use and social media addiction as predictors of depression among Turkish adolescents. *Journal of Education and Practice*, 7 (24), S. 64–72.

Kuss, D. J. & Griffiths, M. D. (2011): Online social networking and addiction – a review of the psychological literature. *International Journal of Evironmental Research and Public Health*, 8 (9), S. 3528–3552.

Kwan, H. C. & Leung, M. T. (2016): The path model of parenting style, attachment style, self-regulation and smartphone addiction. In: J. M. Montague & L. M. Tan (Hrsg.), *Applied Psychology: Proceedings of the 2015 Asian Congress of Applied Psychology (ACAP 2015)*. Singapur: World Scientific Publishing, S. 196–214.

Kwon, M., Lee, J. Y., Won, W. Y., Park, J. W., Min, J. A., Hahn, C. et al. (2013): Development and validation of a smartphone addiction scale (SAS). *PloS One*, 8 (2), e56936.

Lampen-Imkamp, S. & te Wildt, B. T. (2009): Phänomenologie, Diagnostik und Therapie der Internet- und Computerspielabhängigkeit. In: J. Hardt, U. Cramer-Düncher & M. Ochs (Hrsg.), *Verloren in virtuellen Welten. Computerspielsucht im Spannungsfeld von Psychotherapie und Pädagogik*. Göttingen: Vandenhoeck & Ruprecht, S. 120–131.

Lee, S., Kang, H., & Shin, G. (2015): Head flexion angle while using a smartphone. *Ergonomics*, 58 (2), S. 220–226.

Lemola, S., Perkinson-Gloor, N., Brand, S., Dewald-Kaufmann, J. F. & Grob, A. (2015): Adolescents' electronic media use at night, sleep disturbance, and depressive symptoms in the smartphone age. *Journal of Youth and Adolescence*, 44 (2), S. 405–418.

Lin, Y.-H., Chiang, C.-L., Lin, P.-H., Chang, L.-R., Ko, C.-H., Lee, Y.-H. & Lin, S.-H. (2016): Proposed diagnostic criteria for smartphone addiction. *PloS One*, 11 (11), e0163010.

Liu, H., Shi, J., Liu, Y. & Sheng, Z. (2013): The moderating role of attachment anxiety on social network site use intensity and social capital. *Psychological Reports*, 112 (1), S. 252–265.

Marengo, D., Poletti, I. & Settanni, M. (2020): The interplay between neuroticism, extraversion, and social media addiction in young adult Facebook users: Testing the mediating role of online activity using objective data. *Addictive Behaviors*, 102, 106150.

Mazaheri Nejadfard, G. & Hosseinsabet, F. (2017): Predicting internet addiction based on sensation seeking: Mediation effect of attachment styles. *Practice in Clinical Psychology*, 5 (3), S. 195–202.

Mihara, S. & Higuchi, S. (2017): Cross-sectional and longitudinal epidemiological studies of internet gaming disorder: A systematic review of the literature. *Psychiatry and Clinical Neurosciences*, 71 (7), S. 425–444.

Milyavskaya, M., Saffran, M., Hope, N. & Koestner, R. (2018): Fear of missing out: Prevalence, dynamics, and consequences of experiencing FOMO. *Motivation and Emotion*, 42 (5), S. 725–737.

Monacis, L., Palo, V. D., Griffiths, M. D. & Sinatra, M. (2016): Validation of the internet gaming disorder scale – short-form (IGDS9-SF) in an Italian-speaking sample. *Journal of Behavioral Addictions*, 5 (4), S. 683–690.

Müller, A., Wölfling, K. & Müller, K. W. (2018): *Verhaltenssüchte – Pathologisches Kaufen, Spielsucht und Internetsucht*. Göttingen: Hogrefe.

Müller, K. W. & Wölfling, K. (2020): *Glücksspielstörung*. Stuttgart: Kohlhammer.

Müller, K. W., Koch, A., Dickenhorst, U., Beutel, M. E., Duven, E. & Wölfling, K. (2013): Addressing the question of disorder-specific risk factors of internet addiction: A comparison of personality traits in patients with addictive behaviors and comorbid internet addiction. *BioMed Research International*, 2013: 546342.

Odacı, H. & Çıkrıkçı, Ö. (2014): Problematic internet use in terms of gender, attachment styles and subjective well-being in university students. *Computers in Human Behavior*, 32, S. 61–66.

Oldmeadow, J. A., Quinn, S. & Kowert, R. (2013): Attachment style, social skills, and Facebook use amongst adults. *Computers in Human Behavior*, 29 (3), S. 1142–1149.

Pantic, I. (2014): Online social networking and mental health. *Cyberpsychology, Behavior, and Social Networking*, 17 (10), S. 652–657.

Paulus, F. W., Ohmann, S., Von Gontard, A. & Popow, C. (2018): Internet gaming disorder in children and adolescents: A systematic review. *Developmental Medicine & Child Neurology*, 60 (7), S. 645–659.

Plassmann, R. (2013): Seelische Entwicklung in virtuellen Welten. *Forum der Psychoanalyse*, 19 (1), S. 27–41. Im Internet: https://www.praxisplassmann.de/fileadmin/docs/Seelische_Entwicklung_in_virtuelen_Welten-08.03.2013.pdf (Zugriff: 18.11.2022).

Rammstedt, B. & John, O. P. (2005): Entwicklung und Validierung eines ökonomischen Inventars zur Erfassung der fünf Faktoren der Persönlichkeit. *Diagnostica*, 51 (4), S. 195–206.

Reiner, I., Tibubos, A. N., Hardt, J., Müller, K., Wölfling, K. & Beutel, M. E. (2017): Peer attachment, specific patterns of internet use and problematic internet use in male and female adolescents. *European Child & Adolescent Psychiatry*, 26 (10), S. 1257–1268.

Rosenberg, K. P. & Feder, L. C. (Hrsg.) (2014): *Behavioral addictions: Criteria, evidence, and treatment*. Amsterdam u. a. Elsevier/Academic Press.

Rumpf, H. J. & Mann, K. (2018): Computerspiel-Störung in ICD-11: Pathologisierung oder klinische Notwendigkeit? Gaming Disorder in ICD-11: Pathologisation or clinical need?. *SUCHT,* 64 (4), S. 181–183.

Rumpf, H. J., Meyer, C., Kreuzer, A., John, U., unter Mitarbeit von Vermulst, A. & Merkeerk, G.-J. (2011): *Prävalenz der Internetabhängigkeit (PINTA). Bericht an das Bundesministerium für Gesundheit.* Im Internet: https://www.bundesgesundheitsministerium.de/fileadmin/Dateien/5_Publikationen/Drogen_und_Sucht/Berichte/Forschungsbericht/Studie_Praevalenz_der_Internetabhaengigkeit__PINTA_.pdf (Zugriff: 19. 11. 2022).

Savcı, M. & Aysan, F. (2016): The role of attachment styles, peer relations, and affections in predicting Internet addiction. *Addicta: The Turkish Journal on Addictions,* 3 (3), S. 401–432.

Schneider, J. (2003): The impact of compulsive cybersex behaviours on the family. *Sexual and Relationship Therapy,* 18 (3), S. 329–354.

Scholz, H. (2017): Studie: Wir nutzen unsere Smartphones 1.500 Mal pro Woche. *mobile zeitgeist,* 1. 8. 2017. Im Internet: https://www.mobile-zeitgeist.com/studie-wir-nutzen-unsere-smartphones-1-500-mal-pro-woche/ (Zugriff 18. 11. 2022).

Şenormancı, Ö., Şenormancı, G., Güçlü, O. & Konkan, R. (2014): Attachment and family functioning in patients with internet addiction. *General Hospital Psychiatry,* 36 (2), S. 203–207.

Shin, S. E., Kim, N. S. & Jang, E. Y. (2011): Comparison of problematic internet and alcohol use and attachment styles among industrial workers in Korea. *Cyberpsychology, Behavior, and Social Networking,* 14 (11), S. 665–672.

Shin, Y. B., Kim, J. J., Kim, H., Kim, S. J., Eom, H., Jung, Y. H. & Kim, E. (2021): Managing game-related conflict with parents of young adults with internet gaming disorder: Development and feasibility study of a virtual reality app. *JMIR Serious Games,* 9 (1), e22494.

Smetaniuk, P. (2014): A preliminary investigation into the prevalence and prediction of problematic cell phone use. *Journal of Behavioral Addictions,* 3 (1), S. 41–53.

Spitzer, C., Hammer, S., Löwe, B., Grabe, H. J., Barnow, S., Rose, M., Wingenfeld, K, Freyberger, H. J. & Franke, G. H. (2011): Die Kurzform des Brief Symptom Inventory (BSI-18): Erste Befunde zu den psychometrischen Kennwerten der deutschen Version. *Fortschritte der Neurologie, Psychiatrie,* 79 (9), S. 517–523.

Suler, J. (2004): The online disinhibition effect. *Cyberpsychology & Behavior,* 7 (3), S. 321–326.

te Wildt, B. (2012): *Medialisation: von der Medienabhängigkeit des Menschen.* Göttingen: Vandenhoeck & Ruprecht.

Thomée, S., Härenstam, A. & Hagberg, M. (2011): Mobile phone use and stress, sleep disturbances, and symptoms of depression among young adults – a prospective cohort study. *BMC Public Health,* 11 (1), S. 1–11.

Tiggemann, M., Hayden, S., Brown, Z. & Veldhuis, J. (2018): The effect of Instagram »likes« on women's social comparison and body dissatisfaction. *Body Image,* 26, S. 90–97.

Unterrainer, H. F., Hiebler-Ragger, M., Rogen, L. & Kapfhammer, H. P. (2018): Sucht als Bindungsstörung. *Der Nervenarzt,* 89 (9), S. 1043–1048.

van Loh, J. (2018): *Digitale Störungen bei Kindern und Jugendlichen.* Stuttgart: Klett-Cotta.

Wang, C. C. & Chang, Y. T. (2010): Cyber relationship motives: Scale development and validation. *Social Behavior and Personality,* 38 (3), S. 289–300.

Wegmann, E. & Brand, M. (2018): Reizreaktivität und Craving bei Verhaltenssüchten mit Fokus auf Internetnutzungsstörungen. *Verhaltenstherapie*, 28 (4), S. 238–246.

Weltgesundheitsorganisation (WHO) (2008): *Internationale Klassifikation psychischer Störungen. ICD-10, Kapitel V (F); klinisch-diagnostische Leitlinien.* Hrsg. u. übers. von H. Dilling. 6. Aufl. Bern u. a.: Huber.

Wölfling, K., Müller, K. W. & Beutel, M. E. (2010): Diagnostische Testverfahren: Skala zum Onlinesuchtverhalten bei Erwachsenen (OSVe-S). In: D. Mücken, A. Teske, F. Rehbein & B. te Wildt (Hrsg.), *Prävention, Diagnostik und Therapie von Computerspielabhängigkeit.* Lengerich u. a: Pabst Science Publishers, S. 212–215.

Wölfling, K., Jo, C., Bengesser, I., Beutel, M. E. & Müller, K. W. (2013): *Computerspiel- und Internetsucht. Ein kognitiv-behaviorales Behandlungsmanual.* Stuttgart: Kohlhammer.

Wölfling, K., Beutel, M. E., Dreier, M. & Müller, K. W. (2015): Risikofaktoren von Verhaltenssucht: Explizite Persönlichkeitsfaktoren und implizite Assoziationsstärken bei Pathologischem Glücksspiel und Internetsucht. *Suchttherapie*, 16 (S 01), S_34_03.

World Health Organization (WHO) (2022): *ICD-11. International Classification of Diseases*, 11th Revision. https://icd.who.int/en (Zugriff: 21. 11. 2022).

Wu, A. M., Li, J., Lau, J. T., Mo, P. K. & Lau, M. M. (2016): Potential impact of internet addiction and protective psychosocial factors onto depression among Hong Kong Chinese adolescents – direct, mediation and moderation effects. *Comprehensive Psychiatry*, 70, S. 41–52.

Xu, L. X., Wu, L. L., Geng, X. M., Wang, Z. L., Guo, X. Y., Song, K. R. et al. (2021): A review of psychological interventions for internet addiction. *Psychiatry Research*, 302, 114016.

Yaakobi, E. & Goldenberg, J. (2014): Social relationships and information dissemination in virtual social network systems: An attachment theory perspective. *Computers in Human Behavior*, 38, S. 127–135.

Yelpaze, İ. (2020): The mediator role of self-control in the relationship between insecure attachment styles and problematic smartphone use in adolescents. *Turkish Psychological Counseling and Guidance Journal*, 10 (58), S. 457–473.

Younes, F., Halawi, G., Jabbour, H., El Osta, N., Karam, L., Hajj, A. & Rabbaa Khabbaz, L. (2016): Internet addiction and relationships with insomnia, anxiety, depression, stress and self-esteem in university students: A cross-sectional designed study. *PloS One*, 11 (9), e0161126.

Young Health Movement & RSPH (Royal Society for Public Health) (Hrsg.) (2017): *Status of mind: Social media and young people's mental health and wellbeing.* Im Internet: https://www.rsph.org.uk/static/uploaded/d125b27c-0b62-41c5-a2c0155a8887cd01.pdf (Zugriff: 31. 8. 2022).

BERT TE WILDT UND JAN DIERIS-HIRCHE

Bindungsstörungen bei Erwachsenen mit Internet- und Computerspielsucht

Bei der Entstehung und Aufrechterhaltung von Internet- und Computerspielsucht sowie der mit ihnen assoziierten psychischen Erkrankungen spielen problematische und pathologische Bindungsphänomene eine erhebliche Rolle. In der vorliegenden Arbeit werden Bindungsaspekte im Hinblick auf Diagnostik und Ätiologie der sogenannten »internetbezogenen Störungen« erläutert, im Rahmen eines systematischen Reviews untersucht und in ihrer Bedeutung für therapeutische und präventive Interventionen analysiert.

Kindliche Entwicklung, Bindung und die Nutzung digitaler Medien

Die Bindungstheorie nach John Bowlby und Mary Ainsworth (Bowlby 2006; Ainsworth et al. 1978; Main et al. 1985) befasst sich mit Entwicklungsbedingungen, die zu angemessenem Fühlen, Denken und Handeln im Zusammenleben von Menschen führen. Sie bietet ein Modell zum Verständnis der psychobiologischen Entwicklung im Kontext der primären, prägenden Beziehungen des Kindes sowie der lebenslangen sozialen und intimen Beziehungen des Erwachsenseins (Main & Hesse 1990; Main & Solomon 1990). Im Zentrum steht das Verhalten in engen Beziehungen, wenn das Bindungssystem aktiviert ist, z. B. bei Belastungen, Kummer, Angst, Wut und Trauer. Die Organisation der Bindung bezieht sich auf hauptsächlich vier beschriebene Bindungsmuster: 1.) sicher (autonom), 2.) unsicher-vermeidend (distanziert), 3.) unsicher-ambivalent (verstrickt) sowie 4.) desorganisiert/desorientiert (unverarbeitet) (Ainsworth et al. 1978; Main & Solomon 1986; Gloger-Tippelt & Hofmann 1997). In der westlichen Allgemeinbevölkerung weisen ca. 65% der Kinder sichere Bindungsstile auf, während sich bei jeweils etwa 10–15% unsicher-vermeidende oder unsicher-ambivalente Bindungsmuster eruieren lassen. Die Häufigkeit für desorganisierte bzw. desorientierte Bindungsmuster wird auf etwa 10–25% der Kinder geschätzt (Köhler 1996). Eine Metaanalyse untersuchte die Verteilung der Bindungsstile in klinischen Zusammenhängen. Die Autoren berichten, dass in klinischen Populationen 21% sicher gebunden, 23% unsicher-vermeidend, 13% unsicher-ambivalent und 43% desorganisiert/unverarbeitet gebunden sein dürften (Bakermans-Kranenburg & van IJzendoorn 2009).

Im Zuge der digitalen Revolution steigt die Nutzung von stationären und mobilen Bildschirmmedien exponentiell an (Kupferschmitt & Müller 2020). Indem Darstellungsmedien mit aktiven Sendern und passiven Empfängern und reine Kommunikationsmedien miteinander verschmelzen, wird dem Medialen eine neuartige Beziehungsdimension verliehen, die das Bindungspotential bestimmter medialer Formate erhöht, bis hin zu süchtigen Verhaltensweisen (te Wildt & Schlimme 2006). Für stoffgebundene Suchterkrankungen ist der Zusammenhang mit Bindungsstörungen gut belegt (Schindler 2013), und auch für Verhaltenssüchte wie der Glücksspielsucht (Di Trani et al. 2017) und der Sexsucht (Faisandier et al. 2012) existieren entsprechende Studienergebnisse. Internetbezogene Störungen, vor allem die Abhängigkeit von Sozialen Medien, Online-Sex-Angeboten und Computerspielen, haben insbesondere bei jungen Menschen deutlich zugenommen (Orth & Merkel 2020; WHO 2023).

Mit der digitalen Durchdringung des Alltags kommt es allerdings nicht notwendigerweise zu mehr Kommunikation der Menschen untereinander. Vieles spricht dafür, dass die mediengestützte dyadische Kommunikation, z.B. über Telefon, zurückgeht (BITKOM 2014). Stattdessen stehen junge Menschen heute mit deutlich mehr Menschen simultan im Kontakt. In diesem Zusammenhang ist auch von der Menge vieler schwacher Bindungen die Rede, was vermutlich zu Lasten weniger, starker Bindungen geht (Windzio & Zentarra 2014).

Unmittelbare sinnliche und körperliche Kommunikation ist allerdings für eine gute Bindungsformation ganz besonders am Anfang des Lebens von großer Bedeutung. Dies betrifft zum einen diejenigen stabilen Liebesbeziehungen, aus denen Kinder hervorgehen. Zum anderen sind gerade in der Phase des Heranwachsens physische Sinnlichkeit und analoge, am eigenen Körper »spürbare« Kommunikationserfahrungen mit Anderen von großer Bedeutung. Unmittelbare physische Begegnungen mit Mensch und Welt werden aber immer mehr durch die Omnipräsenz digitaler Medien verstellt. Immer häufiger stehen Bildschirme zwischen Individuen, was zu Entfremdungseffekten und vermutlich auch zu Einschränkungen in den Bindungserfahrungen führen könnte.

Menschen mit einer missbräuchlichen oder suchtartigen Nutzung digitaler Medien können in diesem Zusammenhang als Prototypen dieser Entwicklung gesehen werden. Dabei drohen im Rahmen einer Internetsucht alle realweltlichen Kontakte wegzubrechen. Zu bedenken ist hier ebenfalls, dass die Generation der Digital Natives selbst zu Eltern wird. Entsprechend gibt es bereits Hinweise, dass Kinder unter der übermäßigen Bildschirmmediennutzung ihrer Eltern leiden (Windzio & Zentarra 2014).

Diagnostik der internetbezogenen Störungen

Gemäß der ICD-10 werden die Störungsbilder, die heute als Verhaltenssüchte verstanden und eingestuft werden, in Kapitel F63 für Störungen der Impulskontrolle geführt. Die einzige dort explizit genannte substanzungebundene Abhängigkeitserkrankung ist das »pathologische Glücksspiel« (F63.0). Die mittlerweile sehr gut erforschte »Glücksspielsucht« dient heute als Referenzerkrankung für Verhaltenssüchte. Internetbezogene Störungen wie die »Computerspielsucht« werden bis dato als »sonstige abnorme Gewohnheiten und Störungen der Impulskontrolle« (F63.8) verschlüsselt. Es ist sicherlich kein Zufall, dass nach dem pathologischen Glücksspiel (»gambling«) das pathologische Computerspielen (»gaming«) als häufigste und besterforschte Variante der internetbezogenen Störungen inzwischen eine diagnostische Anerkennung gefunden hat.

Im Anhang des DSM-5 (Dt.: Falkai & Wittchen 2018) stellte die American Psychiatric Association (APA) die »Internet Gaming Disorder« als Forschungsdiagnose und damit als Kandidatin für eine offizielle Aufnahme vor (Potenza 2014). Auf der Grundlage einer mittlerweile breiten und validen wissenschaftlichen Basis wurden neun diagnostische Kriterien entwickelt. Mindestens fünf dieser Kriterien müssen für einen Zeitraum von 12 Monaten an den meisten Tagen erfüllt sein, um eine Diagnosestellung zu rechtfertigen (siehe Übersicht 1).

Übersicht 1: Diagnostische Kriterien für Internet Gaming Disorder im Appendix des DSM-5

Anhaltende und wiederkehrende Internetnutzung zum Onlinespiel – oft mit anderen Spielern –, welche zu klinisch bedeutsamer Beeinträchtigung oder Stress führt, feststellbar, wenn fünf oder mehr der folgenden Symptome innerhalb einer Zeitspanne von zwölf Monaten vorliegen:

1. In Onlinespiele vertieft sein (die Person denkt über frühere Spielaktivitäten nach oder kann das nächste Spiel kaum erwarten; das Onlinespiel wird die dominante Aktivität des täglichen Lebens).
2. Entzugssymptome, wenn kein Onlinespiel möglich ist.
3. Toleranz – der Bedarf nach zunehmenden Zeitmengen für Onlinespiele.
4. Erfolglose Versuche, die Mitwirkung in Onlinespielen zu kontrollieren.
5. Verlust an Interesse für frühere Hobbys und Zerstreuungen, bedingt durch das Onlinespiel.
6. Fortgesetztes exzessives Onlinespiel, trotz Wissens über daraus resultierende psychosoziale Probleme.
7. Hat Familienmitglieder, Therapeuten oder andere über die Intensität seines Onlinespiels getäuscht.
8. Gebrauch von Onlinespielen, um negativen Stimmungen (z. B. Gefühle von Hilflosigkeit, Schuld, Angst) zu entkommen oder sie zu lindern.
9. Hat wegen der Teilnahme an Onlinespielen eine bedeutsame Beziehung, einen Job oder eine Bildungs- bzw. Karrierechance gefährdet oder verloren.

Die abhängige Bindung an das Suchtmittel »Computerspiel« zeigt sich einerseits in Symptomen, in denen sich das eigentliche Suchtverhalten, -empfinden und -denken manifestieren, und andererseits in negativen Folgeerscheinungen. Die übermäßige Bindung an das Spiel zeigt sich beispielsweise in einer gedanklichen Einengung und einem Kontrollverlust hinsichtlich des Spielens. Andere Bindungen in Form privater und professioneller Beziehungen lösen sich dagegen immer weiter auf. Dass diese Bindungsverschiebung zugunsten des Suchtmittels auch existenziell bedrohliche Formen annehmen kann, zeigt sich etwa darin, dass es im Zuge eines Entzugs zu depressiven und aggressiven Entgleisungen in Form von suizidalen oder homozidalen Handlungen kommen kann. Zudem sind tatsächlich auch letale Exzesse im Sinne von *Überdosierungen* zu beobachten. So ist es in Südkorea im Rahmen von sogenanntem »Binge-Gaming« mit Spielzeiten von über 48 Stunden ohne ausreichenden Schlaf, Flüssigkeits- und Nahrungszufuhr schon mehrfach zu plötzlichen Todesfällen gekommen. Wenn vitale Bedürfnisse und Notwendigkeiten derartig verdrängt werden, kommt hier offensichtlich ein Abhängigkeitspotential zum Ausdruck, das dem Ausmaß an Abhängigkeit bei substanzgebundenen Störungen gleichkommt. Diese psychiatrischen und somatischen Dimensionen unterstreichen damit den tatsächlichen neurobiologischen Suchtcharakter des Störungsbildes, was eine Klassifizierung als Verhaltenssucht im engeren Sinne nahelegt. In der ICD-11 (Grant et al. 2014) der WHO ist die Gaming disorder (6C50) neben der Gambling disorder (6C51) als einzige Verhaltenssucht im Kapitel »Disorder due to substance use or addictive behaviours« aufgeführt und damit als solche anerkannt (siehe Übersicht 2), wobei man jeweils angeben kann, ob hauptsächlich offline oder online gespielt wird.

Übersicht 2: ICD-11: Gaming disorder (6C50) (WHO 2023)

Gaming disorder is characterized by a pattern of persistent or recurrent gaming behaviour (›digital gaming‹ or ›video-gaming‹), which may be online (i. e., over the internet) or offline, manifested by:

1. impaired control over gaming (e.g., onset, frequency, intensity, duration, termination, context);
2. increasing priority given to gaming to the extent that gaming takes precedence over other life interests and daily activities; and
3. continuation or escalation of gaming despite the occurrence of negative consequences.

The pattern of gaming behaviour may be continuous or episodic and recurrent. The pattern of gaming behaviour results in marked distress or significant impairment in personal, family, social, educational, occupational, or other important areas of functioning. The gaming behaviour and other features are normally evident over a period of at least 12 months in order for a diagnosis to be assigned, although the required duration may be shortened if all diagnostic requirements are met and symptoms are severe.

Exclusions

- Hazardous gaming (QE22),
- Bipolar type I/II disorder (6A60)
- Bipolar type II disorder (6A61)

Dies stellt einen Durchbruch dar, wenngleich andere Verhaltenssüchte wie beispielsweise die Kaufsucht noch keine explizite Anerkennung gefunden haben, aber in den Restkategorien aufgeführt werden können (»Other specified disorders due to addictive behaviours«/»Disorders due to addictive behaviours, unspecified«: 6C5Y/Z).

Auch hier, in der ICD-11, gelten wie beim DSM-5 für die Gaming disorder 12 Monate Symptomatik als relativ konservative Bedingung. Es müssen drei Kriterien erfüllt sein, wobei diese quasi eine Zusammenführung der DSM-5-Kriterien darstellen. Es bedarf eines Kontrollverlustes im Hinblick auf das Computerspielen. Dieser muss zu einer zunehmenden Priorisierung des Computerspielens zu Lasten von anderen Aktivitäten des täglichen Lebens führen. Und die Betroffenen müssen weiter und/oder intensiviert spielen, obwohl längst negative Konsequenzen aufgetreten sind. Mit diesem letzten Kriterium ist quasi der Teufelskreis der Sucht beschrieben, in der der fortgesetzte und intensivierte Konsum darüber hinweghelfen soll, die negativen Folgen der Sucht zu erkennen – sie werden regelrecht überspielt. In der Forschung haben sich derweil die DSM-5-Kriterien durchgesetzt, weil diese eine hohe Reliabilität und Validität aufweisen und das Phänomen gut operationalisierbar gemacht haben. Sie haben sich inzwischen in psychometrischen Fragebögen und Screening-Instrumenten sowie in strukturierten Interviews etabliert. Und es hat sich auch gezeigt, dass sich diese Mittel der Operationalisierung für andere Varianten der internetbezogenen Störungen eignen.

In repräsentativen Studien zeigt sich in der Allgemeinbevölkerung eine breite Evidenz dafür, dass auch soziale Online-Medien ein signifikantes Suchtpotential aufweisen, wobei die zumeist weiblichen Social-Media-Abhängigen bislang eher selten den Weg in eine Behandlung finden. In klinischen Zusammenhängen tauchen am zweithäufigsten online-sexsüchtige Patienten auf, wobei es hier Übergänge zur »analogen« Sexsucht gibt, die als solche allerdings auch noch keine diagnostische Anerkennung gefunden hat, für das Thema »Bindung« aber natürlich noch ganz andere Aspekte mit sich bringt. Während Online-Shoppingsucht und Online-Glücksspielsucht deutlich als digitale Varianten bekannter substanzungebundener Abhängigkeitserkrankungen mit neuer Dynamik zu verstehen sind, scheint die neuerlich zunehmende Sucht nach Video-, Serien- und Filmstreaming zuzunehmen und könnte eine eigenständige Kategorie bilden. Andere spezifische Varianten der internetbezogenen Störungen mögen im Zuge der sich weiterentwickelnden Digitalisierung noch folgen. Eine allgemeine Internetsucht wird klinisch wie wissenschaftlich vergleichsweise selten beschrieben, untersucht und diagnostiziert. Angesichts der nach wie vor weiter zunehmenden Internetnutzung und des zu erwartenden weiter steigenden Bindungspotentials auch durch das Metaverse können alle Klassifizierungen bislang jedoch nur einen vorläufigen Charakter haben.

Ätiologie der internetbezogenen Störungen

Gemäß dem sogenannten »Suchtdreieck« lassen sich ätiologische Faktoren in drei Bereiche unterteilen: das Abhängigkeitspotential des Suchtmittels, individuelle und soziale Faktoren.

Durch die Verschmelzung von Darstellungs- und Kommunikationsmedien im Internet ergeben sich deutlich intensivere Identifikationsmomente und Interaktionserfahrungen, als dies bei Medien bislang der Fall war. Die Einführung einer neuartigen Beziehungsdimension ins Mediale, die Interaktivierung quasi aller Medienformate und -inhalte und aller Mediennutzer, dürfte die Bindungspotentiale medialer Erscheinungen enorm verstärkt haben. Dazu trägt auch eine Unendlichkeitsdimension bei, da uns der virtuelle Raum suggeriert, uns mit allem und jedem verbinden zu können. Immer mehr Bedürfnisse werden mittlerweile virtuell erfüllt bzw. substituiert. Wie virtuelle Reize immer mehr der Affektregulation dienen, wie digitale Bewertungssysteme das humane Belohnungssystem in Beschlag nehmen, dies hat die neurowissenschaftliche Suchtforschung mittlerweile anschaulich dokumentieren können (Montag et al. 2017). Das gilt nicht nur für die Punktesysteme von Computerspielen, die oft auch mit geldwerten Entsprechungen und damit nahe am Glücksspiel operieren, sondern auch für die Aufmerksamkeitswährungen von Sozialen Netzwerken oder die erotischen Trigger von Online-Sex-Angeboten. Die neurobiologischen Ähnlichkeiten der Internetsucht mit substanzgebundenen Abhängigkeitsphänomenen sind nicht mehr zu übersehen.

Auch die individuellen Risikofaktoren sind mittlerweile recht gut erforscht. Danach lassen sich drei Gruppen von Personen unterscheiden. Besonders betroffen bzw. gefährdet sind:

1. Menschen, die die Außenwelt als wenig wertschätzend, als abwertend und kränkend erleben, die zu Selbstwertproblemen bis hin zu depressiven Verstimmungen neigen;

2. diejenigen, die die Außenwelt als eher beängstigend erleben, die zu Schüchternheit und Rückzug neigen, bis hin zu einer sozialen Phobie;
3. besonders impulsive, unruhige und unaufmerksame Menschen, die eine geringe Frustrationstoleranz haben, wenig Bedürfnisaufschub dulden und zum Prokrastinieren neigen, und zwar insbesondere dann, wenn sie unter der Aufmerksamkeits-Hyperaktivitätsstörung (ADHS) im engeren Sinne leiden.

Depressive Störungen, ADHS und Angststörungen sind daher die häufigsten psychischen Begleiterkrankungen der internetbezogenen Störung (Ko et al. 2012; Bilke-Hentsch et al. 2013). Hinzu kommen andere komorbide substanz- oder nicht-substanzbezogene Suchterkrankungen (insbesondere im Zusammenhang mit ADHS) sowie Autismus-Spektrum- und Persönlichkeitsstörungen.

Weniger gut erforscht sind die sozialen Bedingungen, die zu einer digitalen Suchtentwicklung beitragen können. Familiäre Konflikte, Schwierigkeiten in Partnerschaft und Freundschaft sowie Probleme in Schule, Ausbildung und Beruf können Auslöser für Krisensituationen sein, die in eine Internetsucht münden. Häufig gibt es aber schon längerwährende negative Einflüsse wie z. B. wiederholte Ausgrenzungserfahrungen und Versagensängste bei überhöhtem Leistungsdruck. Außerdem scheinen Personen in Ländern besonders betroffen zu sein, in denen ein besonders unkritischer gesellschaftlicher Umgang mit Medien vorherrscht. Es gibt allerdings auch Anhaltspunkte dafür, dass das Risiko, an einer Internetsucht zu erkranken, auch dann erhöht ist, wenn der Umgang in Familien zu restriktiv ist.

Die individuellen und kollektiven ätiologischen Faktoren stehen selbstverständlich in einem engen Zusammenhang miteinander. Im i-PACE-Modell (Interaction of Person Affect Cognition Execution) werden die komplexen Interaktionen verschiedener auslösender und aufrechterhaltender Faktoren für allgemeine und spezifische Varianten der Internetnutzungsstörungen dargestellt (Brand 2021). Hieran kann man auch erkennen, wie sich eine primäre oder sekundäre Schwäche der Bindungen zu Bezugspersonen und zur Welt zugunsten des Eingehens übermäßiger digitaler Verbindungen negativ auswirkt. Abhängigkeit lässt sich in diesem Sinne nicht nur als das Gegenteil von Freiheit verstehen, sondern auch als ein Ausdruck von Unverbundenheit, vielleicht auch von Bindungsstörungen, um nicht zu sagen: von Bindungslosigkeit.

Die Zusammenhänge zwischen exzessiver und süchtiger Internetnutzung einerseits und problematischen und pathologischen Bindungsmustern andererseits gestalten sich vermutlich außerordentlich komplex und bedürfen longitudinaler Forschungsansätze. Im Zuge der im Folgenden zusammengefassten systematischen Übersichtsarbeit[1] soll überprüft werden, inwieweit eine exzessive, missbräuchliche oder suchtartige Nutzung digitaler Medien mit distinkten Bindungsstilen und -störungen in einem Zusammenhang steht. Dabei finden vor allem die mittlerweile zahlreichen Ergebnisse zu auffälligen Bindungsphänomenen von Menschen mit internetbezogenen Störungen eine Berücksichtigung.

Methodik der systematischen Recherche

Da die Bezeichnungen für Störungen bis auf weiteres noch immer wieder einem Wandel unterliegen, wurde eine breite Anzahl von Suchbegriffen gewählt, die aus den unterschiedlichen Forschungsfeldern der Psychologie, Suchtmedizin, Psychiatrie und Psychosomatischen Medizin stammen und eine im quantitativen Sinne pathologische Nutzung des Internets beschreiben. Es wurden sowohl Studien einbezogen, die mit Patientinnen und Patienten, wie auch solche, die mit gesunden Teilnehmerinnen und Teilnehmern durchgeführt wurden. Aufgrund der Datenmenge wurden zwei Suchstrategien durchgeführt, um sowohl Studien aus dem subklinischen als auch klinischen Kontext zu finden. Suchstrategie 1[2] war sehr breit angelegt, Suchstrategie 2[3] fokussierte auf den klinischen Kontext. Zudem wurde die Suche auf einen Zeitraum von 10 Jahren beschränkt (2010–2020).

Die Ergebnisse beider Suchverläufe wurden gemeinsam ausgewertet. Zu den Einschlusskriterien gehörten: 1.) quantitatives Studiendesign, 2.) inhaltliche Auseinandersetzung mit Störungen sowie Bindungsstilen und -faktoren, 3.) Verwendung adäquater, standardisierter Messmethoden zur Bestimmung von Symptomen einer Störung sowie von Bindung, 4.) englische oder deutsche Sprache. Ausgeschlossen wurden 1.) Studien über primär schwere psychiatrische Erkrankungen (z.B. psychotische Störungen, Intelligenzminderungen) oder neurologische Erkrankungen (z.B. Demenzen, Morbus Parkinson, traumatische Hirnverletzungen), 2.) reine qualitative Studien, 3.) reine Einzelfalldarstellungen. Es

1 Eine ausführliche Version der systematischen Übersichtsarbeit findet sich in: Dieris-Hirche et al. 2021.
2 Suche 1: [›Internet‹ AND ›attachment‹] OR [›Smartphone‹ AND ›attachment‹].
3 Suche 2: [›Internet‹ OR ›gaming‹ OR ›video game‹ OR ›online‹ OR ›Facebook‹ OR ›social media‹ OR ›Smartphone‹] AND [›addiction‹ OR ›pathological‹ OR ›excessive‹ OR ›problem‹ OR ›disorder‹] AND [›attachment‹ OR ›interpersonal style‹ OR ›relation* style‹].

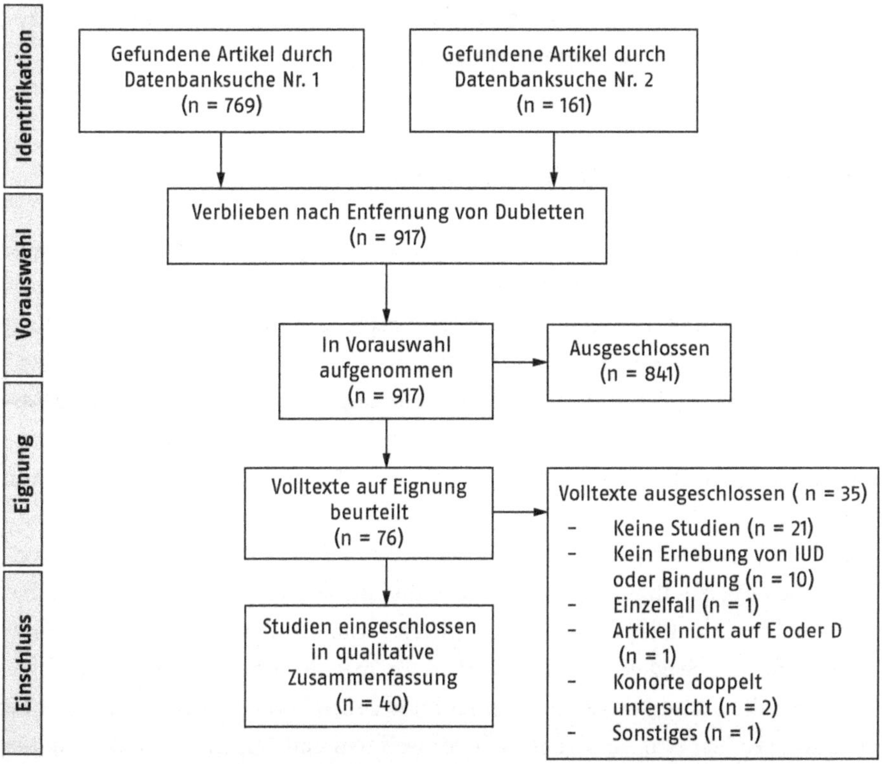

Abb. 1: PRISMA-Flussdiagramm zur Identifizierung der eingeschlossenen Studien
IUD = Internet Use Disorders (Deutsch: internetbezogene Störungen); E = Englisch; D = Deutsch

wurde eine systematische Literaturrecherche gemäß dem PRISMA-Statement (Preferred Reporting Items for Systematic Reviews and Meta-Analyses; Moher et al. 2009) in den beiden großen Datenbanken PubMed und PsychINFO durchgeführt (18.2.2021).

Die Autoren führten das Screening der Artikel auf der Ebene von Titeln und Abstracts durch. Die Volltextauswertung wurde in einem zweiten Arbeitsgang ebenfalls von beiden Autoren durchgeführt. Strittige Studien wurden diskutiert, bis ein Konsens gefunden wurde. 35 Studien wurden auf Volltextebene schließlich aufgrund von Ausschlusskriterien ausgeschlossen. Insgesamt wurden somit 40 Studien in das Review einbezogen (siehe Abb. 1).

Aus den eingeschlossenen Studien wurden folgende Parameter extrahiert: Art der internetbezogenen Störung, Stichprobengröße, Beschreibung der Stichprobe, Studiendesign, Alter (Mittelwerte und Spanne), Geschlecht (Prozent), Methoden der Messung der Schwere der internetbezogenen Störung und von Bindungsparametern, Ergebnisse zum Zusammenhang zwischen Bindung und internetbezogener Störung sowie die Herkunft der Studie.

Ergebnisse der systematischen Recherche

Insgesamt wurden die Daten von 33 389 Studienteilnehmerinnen und -teilnehmern im Alter von 8 bis 80 Jahren eingeschlossen. 16 Studien untersuchten problematischen oder pathologischen Internetkonsum allgemein,[4] 12 Studien die Nutzung sozialer Netzwerkseiten und Smartphones,[5] 5 Studien das Computerspielen[6] und 4 Studien den Konsum von Pornografie und anderen Online-Sex-Angeboten.[7] Insgesamt 3 weitere Studien untersuchten gleichzeitig mehrere Arten internetbezogener Störungen (Estévez et al. 2017; Monacis et al. 2017a; Reiner et al. 2017).

Die Stichprobengröße variierte zwischen 20 und 3616 Teilnehmenden (durchschnittlich 834.7 Teilnehmerinnen bzw. Teilnehmer). Der Hauptanteil der Studien untersuchte nicht-klinische Kohorten (meist Schülerinnen und Schüler oder Studentinnen und Studenten) oder fand in Form einer offenen Online-Umfrage statt. 3 Studien untersuchten eine repräsentative Stichprobe (Lin et al. 2011; Beutel et al. 2017; Reiner et al. 2017). Die Teilnehmerinnen und Teilnehmer von 3 Studien wurden im klinischen Kontext rekrutiert, davon fand eine in einer Kinder- und Jugendpsychiatrie (Greschner et al. 2017), eine in einer psychiatrischen Ambulanz (Şenormanci et al. 2014) und eine mit schwangeren Patientinnen (Smith et al. 2020) statt. 2 Studien befragten separat Kinder und deren Eltern (Hefner et al. 2019; Jeong et al. 2020).

---

4 Eichenberg et al. 2017; Lan & Wang 2020; Remondi et al. 2020; Schimmenti et al. 2014; Şenormanci et al. 2014; Shin et al. 2011; Smith et al. 2020; Stavropoulos et al. 2018; Greschner et al. 2017; Ballarotto et al. 2018; Guo et al. 2020; Jia & Jia 2016; Bolat et al. 2018; Chang et al. 2015; Lin et al. 2011; Nakhoul et al. 2020.

5 Hefner et al. 2019; Badenes-Ribera et al. 2019; Yaghoobi et al. 2016; Young et al. 2020; Chen et al. 2020; Eichenberg et al. 2019; Flynn et al. 2018; Marino et al. 2019; Tobin & Graham 2020; Tobin et al. 2020; Worsley et al. 2018a; Worsley et al. 2018b.

6 Grajewski & Dragan 2020; Jeong et al. 2020; Liese et al. 2020; Teng et al. 2020; Throuvala et al. 2019.

7 Beutel et al. 2017; Efrati & Gola 2018; Kor et al. 2014; Varfi et al. 2019.

Insgesamt wurden 21 Studien in Europa,[8] 14 Studien in Asien,[9] 3 Studien in Australien (Smith et al. 2020; Tobin & Graham 2020; Tobin et al. 2020) und 2 Studien in den USA (Jia & Jia 2016; Liese et al. 2020) durchgeführt. Bei den Studien handelte es sich in der Mehrzahl (37 von 40) um Querschnittuntersuchungen, zumeist mit recht großen Kohorten. Lediglich 3 Studien wurden im Längsschnittdesign durchgeführt, mit Follow-up-Messungen nach 6, 12 und 24 Monaten (Stavropoulos et al. 2018; Jeong et al. 2020; Teng et al. 2020). In 23 der 40 Studien wurden vor allem jüngere Teilnehmerinnen und Teilnehmer im Alter von 8 bis 25 Jahren untersucht, zumeist Schülerinnen und Schüler sowie Studenten und Studentinnen. In 12 Studien wurden Kohorten mit deutlich breiterer Altersspanne untersucht.[10] Keine genaueren Angaben zum Alter machten fünf Studien.[11] Der Anteil an weiblichen Studienteilnehmerinnen lag im Durchschnitt bei 54,8 %.

Insgesamt wurden in den Studien 45 unterschiedliche Instrumente zur Erfassung von Bindungsmustern sowie Symptomen von internetbezogenen Störungen (IBS) eingesetzt. Während zur Messung der IBS-Symptomatik viele verschiedene fragebogenbasierte Instrumente eingesetzt wurden, nutzen immerhin 14 Studien Versionen des »Experience in Close Relationship«- (ECR-) Fragebogens (v. a. zur Messung bei Jugendlichen und Erwachsenen) sowie neun Studien Versionen des »Inventory of Parent and Peer Attachment«- (IPPA-) Fragebogens (v. a. zur Messung von Bindung bei Kindern und Jugendlichen). Lediglich eine Studie, die Patientinnen und Patienten aus der Kinder- und Jugendpsychiatrie untersuchte (Greschner et al. 2017), wendete das interviewbasierte Verfahren zur Messung von Bindungsstilen an, nämlich das Adult Attachment Interview (AAI).

Insgesamt konstatieren 32 Studien einen direkten signifikanten Zusammenhang zwischen unterschiedlichen Facetten von Bindungsmustern und internet-

8 Eichenberg et al. 2017; Remondi et al. 2020; Schimmenti et al. 2014; Stavropoulos et al. 2018; Greschner et al. 2017; Ballarotto et al. 2018; Hefner et al. 2019; Badenes-Ribera et al. 2019; Young et al. 2020; Eichenberg et al. 2019; Flynn et al. 2018; Marino et al. 2019; Worsley et al. 2018a; Worsley et al. 2018b; Grajewski & Dragan 2020; Throuvala et al. 2019; Beutel et al. 2017; Varfi et al. 2019; Estévez et al. 2017; Monacis et al. 2017a; Reiner et al. 2017.

9 Lan & Wang 2020; Şenormanci et al. 2014; Shin et al. 2011; Guo et al. 2020; Bolat et al. 2018; Chang et al. 2015; Lin et al. 2011; Nakhoul et al. 2020; Yaghoobi et al. 2016; Chen et al. 2020; Jeong et al. 2020; Teng et al. 2020; Efrati & Gola 2018; Kor et al. 2014.

10 Eichenberg et al. 2017; Smith et al. 2020; Greschner et al. 2017; Eichenberg et al. 2019; Flynn et al. 2018; Tobin & Graham 2020; Tobin et al. 2020; Grajewski & Dragan 2020; Liese et al. 2020; Beutel et al. 2017; Kor et al. 2014; Varfi et al. 2019.

11 Shin et al. 2011; Chang et al. 2015; Lin et al. 2011; Yaghoobi et al. 2016; Young et al. 2020.

bezogenen Störungen.[12] Demgegenüber fanden 4 Studien keinen direkten signifikanten Zusammenhang zwischen Bindung und pathologischer Mediennutzung.[13] In 3 Studien waren die Ergebnisse nicht aussagekräftig (Yaghoobi et al. 2016; Tobin & Graham 2020; Jeong et al. 2020). Im Folgenden werden die Ergebnisse sortiert nach Art der internetbezogenen Störung dargestellt.

Die *Assoziation zwischen allgemeiner Internetnutzung und Bindungsmustern* wurde in insgesamt 18 inkludierten Studien untersucht, wovon 17 Studien im Querschnittdesign[14] und eine Studie in einem Längsschnittdesign über 2 Jahre (Stavropoulos et al. 2018) durchgeführt wurden. Es wurden 2 Querschnittsstudien im klinischen Setting bei Patientinnen und Patienten mit Internetsucht durchgeführt, die beide einen engen Zusammenhang zwischen vor allem ängstlicher Bindung und einem pathologischen Internetkonsum auswiesen (Şenormanci et al. 2014; Greschner et al. 2017). Ähnliche Befunde fanden sich in den nicht-klinischen Kohorten, wobei erneut häufiger ängstliche Bindungsmuster, weniger häufig vermeidende Bindungsstile signifikant mit Internetsucht verbunden waren. Negative Bindungen zu Mutter und Vater stellten Prädiktoren für eine Internetsucht dar, wobei eine Psychopathologie vor allem mit der Bindung zur Mutter korreliert (Ballarotto et al. 2018). Unsichere Bindungsmuster sind zudem als Mediatoren in der Beziehung zwischen Bullying (»Mobbing«) und Internetsucht beschrieben (Guo et al. 2020). In einer Studie wurde die Entschlossenheit der Eltern zur Umsetzung von Medienregeln, Begrenzungen und elterlicher Präsenz identifiziert (Lan & Wang 2020). In einer Längsschnittstudie aus Griechenland wurde die Assoziation zwischen Internetsucht und vor allem romantischer Bindung zum Partner über zwei Jahre bei Schülerinnen und Schülern (mit 16 Jahren und 18 Jahren) untersucht (Stavropoulos et al. 2018). Es zeigte sich, dass vermeidende romantische Bindungsmuster generell über die beiden Jahre signifikant abnahmen. Eine unsichere Bindung war ein Prädiktor für das Eingehen einer spä-

---

12 Eichenberg et al. 2017; Lan & Wang 2020; Remondi et al. 2020; Schimmenti et al. 2014; Şenormanci et al. 2014; Shin et al. 2011; Greschner et al. 2017; Ballarotto et al. 2018; Guo et al. 2020; Jia & Jia 2016; Bolat et al. 2018; Chang et al. 2015; Lin et al. 2011; Nakhoul et al. 2020; Hefner et al. 2019; Badenes-Ribera et al. 2019; Young et al. 2020; Chen et al. 2020; Eichenberg et al. 2019; Flynn et al. 2018; Marino et al. 2019; Worsley et al. 2018a; Worsley et al. 2018b; Grajewski & Dragan 2020; Teng et al. 2020; Beutel et al. 2017; Efrati & Gola 2018; Kor et al. 2014; Varfi et al. 2019; Estévez et al. 2017; Reiner et al. 2017; Monacis et al. 2017b.

13 Smith et al. 2020; Tobin et al. 2020; Liese et al. 2020; Throuvala et al. 2019.

14 Eichenberg et al. 2017; Lan & Wang 2020; Remondi et al. 2020; Schimmenti et al. 2014; Şenormanci et al. 2014; Shin et al. 2011; Smith et al. 2020; Greschner et al. 2017; Ballarotto et al. 2018; Guo et al. 2020; Jia & Jia 2016; Bolat et al. 2018; Chang et al. 2015; Nakhoul et al. 2020; Estévez et al. 2017; Monacis et al. 2017a; Reiner et al. 2017.

teren romantischen Beziehung. Internetsucht war zudem ein Risikofaktor im Hinblick auf die weitere Entwicklung unsicherer Bindungsmuster, während eine unsichere Bindung per se kein signifikanter direkter Risikofaktor bezüglich einer spätere Entwicklung einer Internetsucht war (Stavropoulos et al. 2018). Eine Querschnittstudie aus Australien mit schwangeren Müttern verglich das Ausmaß der Smartphone-Nutzung mit der mütterlich-fötalen Bindung. Es wurde insgesamt keine signifikante Beziehung zwischen hohem Smartphonekonsum und unsicherer Mutter-Kind-Bindung gefunden, jedoch war der Smartphonekonsum mit einem hohen Maß an Selbstkritik, negativen Affekten und eher negativer Lebensqualität signifikant assoziiert (Smith et al. 2020).

Lediglich 4 der inkludierten Querschnittstudien untersuchten den *Zusammenhang zwischen Bindung und suchthaftem Konsum von Pornografie und anderen Online-Sex-Angeboten.*[15] Die untersuchten Kohorten waren beiderlei Geschlechts, im Jugend- und Erwachsenenalter (durchschnittlich 34,4 Jahre). Alle 4 Studien nutzen vergleichbare Versionen des ECR-Fragebogens, was eine gute Vergleichbarkeit der Ergebnisse ermöglicht. Insgesamt 2 Studien deuten darauf hin, dass beide gemessenen Bindungsfaktoren (ängstliche und vermeidende Bindung) mit problematischem Pornografiekonsum assoziiert sind (Efrati & Gola 2018; Kor et al. 2014). Bei den anderen beiden Studien waren entweder nur der ängstliche Typus (Beutel et al. 2017) oder der vermeidende Typus (Varfi et al. 2019) signifikant assoziiert. Zu weiteren assoziierten Faktoren gehörten emotionale Unsicherheit, depressive Verstimmungen und männliches Geschlecht (Kor et al. 2014; Varfi et al. 2019).

Insgesamt 8 der inkludierten Studien untersuchten die *Assoziation zwischen Bindungsmustern und pathologischem Computerspielen* bei einer zumeist jüngeren Kohorte von Schülerinnen und Schülern sowie Studenten und Studentinnen, wovon 5 Studien ausschließlich Gaming untersuchten,[16] 3 Studien (Estévez et al. 2017; Monacis et al. 2017a; Reiner et al. 2017) gemischte Gruppen von Mediennutzern (Computerspielen, Smartphone und Social Media und Internet allgemein). Immerhin 2 der 8 Studien waren Längsschnittstudien, die einen Untersuchungszeitraum von 12 Monaten umfassten (Jeong et al. 2020; Teng et al. 2020). Beide Längsschnittstudien widmeten sich eher jüngeren Kindern und Jugendlichen, weshalb mittels des IPPA-Fragebogens die Bindungsfacetten bezüglich der müt-

15 Beutel et al. 2017; Efrati & Gola 2018; Kor et al. 2014; Varfi et al. 2019.

16 Grajewski & Dragan 2020; Jeong et al. 2020; Liese et al. 2020; Teng et al. 2020; Throuvala et al. 2019.

terlichen Bindung, der väterlichen Bindung sowie der Bindung an Peer-Groups untersucht wurden. Eine Studie aus Südkorea mit 9- bis 10-jährigen Kindern und deren Eltern lieferte signifikante Hinweise, dass elterliche Paarkonflikte ein Risikofaktor für die Entwicklung einer Internet Gaming Disorder (IGD) nach 12 Monaten sind. Gleichzeitig gab es einen signifikanten indirekten Effekt der negativen Bindung zum Vater (über den Faktor »Selbstwert«) auf das Risiko für die Entwicklung einer IGD. Direkte Effekte von Bindungsunsicherheit auf die Entwicklung einer IGD nach 12 Monaten konnten nicht gezeigt werden (Jeong et al. 2020). Auch in der zweiten Längsschnittstudie war die Bindungssicherheit zu Mutter und Vater kein signifikanter Risikofaktor für die Entstehung einer IGD nach 12 Monaten. In der Querschnittsanalyse nach 6 Monaten und 12 Monaten waren jedoch unsichere Bindungen zu Mutter, Vater und Altersgenossen signifikant mit dem Ausmaß einer IGD-Symptomatik assoziiert (Teng et al. 2020). In den 6 Querschnittuntersuchungen zeigte sich ein unklareres Bild bezüglich des Einflusses von Bindungsmustern auf die Entwicklung einer IGD. Während 2 Studien keinen signifikanten Zusammenhang zwischen ängstlicher/vermeidender Bindungsstile bzw. elternbezogener Bindung mit IGD zeigten (Liese et al. 2020; Throuvala et al. 2019), berichten 4 Studien von signifikanten prädiktiven Effekten von ängstlichen/vermeidenden Bindungsaspekten (Grajewski & Dragan 2020; Estévez et al. 2017; Monacis et al. 2017a; Reiner et al. 2017).

Insgesamt 13 inkludierte Querschnittstudien untersuchten die *Assoziation zwischen der Nutzung von Social Networking Sites (SNS) und Bindungsmustern.*[17] Dabei wurden sowohl recht junge Kohorten ab 8 Jahren als auch breit verteilte Altersgruppen untersucht. In 12 Studien wurden signifikante Zusammenhänge mit zumindest einzelnen Bindungsfaktoren gefunden, wobei vom unsicher-ängstlichen Bindungsstil am häufigsten, vom unsicher-vermeidenden Bindungsstil etwas seltener berichtet wurde.[18] Bindungssicherheit war ein Prädiktor für eine eher gesunde Smartphone-Nutzung (Hefner et al. 2019), zudem moderierte das psychische Wohlbefinden die Beziehung zwischen ängstlicher Bindung und pathologischer Smartphone-Nutzung (Worsley et al. 2018a). Dem widersprechend deutete eine Studie darauf hin, dass dysfunktionale Bindungsmuster (ängstlich

---

17 Badenes-Ribera et al. 2019; Yaghoobi et al. 2016; Young et al. 2020; Chen et al. 2020; Eichenberg et al. 2019; Flynn et al. 2018; Marino et al. 2019; Tobin & Graham 2020; Tobin et al. 2020; Worsley et al. 2018a; Worsley et al. 2018b; Monacis et al. 2017a; Reiner et al. 2017.

18 Hefner et al. 2019; Badenes-Ribera et al. 2019; Yaghoobi et al. 2016; Young et al. 2020; Chen et al. 2020; Eichenberg et al. 2019; Flynn et al. 2018; Marino et al. 2019; Worsley et al. 2018a; Worsley et al. 2018b; Monacis et al. 2017a; Reiner et al. 2017.

und vermeidend) keine direkten signifikanten Prädiktoren für eine pathologische SNS-Nutzung darstellen, sondern lediglich über den Mediator Feedback-Sensitivität miteinander verbunden sind (Tobin et al. 2020). 2 Studien führten keine expliziten Zusammenhangsanalysen zwischen Bindung und SNS-Nutzung durch, sondern kontrollierten nur dafür (Yaghoobi et al. 2016; Tobin & Graham 2020). Und schließlich untersuchte eine Studie aus Deutschland sehr junge Kinder im Alter von 8 bis 14 Jahren sowie jeweils einen dazugehörigen Elternteil. Dabei wurde von einem signifikanten Zusammenhang zwischen einer restriktiven elterlichen Medienpädagogik und dem Risiko für eine auffällige SNS-Nutzung bei den Kindern berichtet (Hefner et al. 2019).

Diskussion und Fazit für die Praxis

Der überwiegende Teil der zusammengetragenen Originalarbeiten geht auf Studien zurück, die sich mit Bindungsverhalten und -störungen im Zusammenhang mit internetbezogenen Störungen beschäftigen, einer quantitativ exzessiven Nutzung digitaler Medien im Sinne von Missbrauch und Sucht. Die Hoffnung, eine Recherche erbrächte auch Ergebnisse, die zeigen, wie sich eine exzessive Mediennutzung von Erwachsenen auf deren Bindungsverhalten als Beziehungspartner und Eltern auswirkt, hat sich bedauerlicherweise nicht erfüllt.

Im Rahmen der angeführten epidemiologischen und klinischen Studien wurden vor allem von internetbezogenen Störungen Betroffene untersucht, in wenigen Einzelfällen auch ihre Eltern. Qualitative Aspekte spielen dabei insofern eine Rolle, als zumeist spezifische Varianten der internetbezogenen Störungen separat betrachtet wurden: Computerspiele sowie die Nutzung von Sozialen Medien und Online-Sex-Angeboten. Für alle drei Varianten ergab sich in den meisten, vornehmlich als Querschnittuntersuchung angelegten Studien, dass sie mit ängstlichen bzw. unsicheren Bindungsstilen oder Bindungsstörungen assoziiert sind. Vermeidende Bindungsstile werden ebenfalls beobachtet, aber in einem etwas geringeren Ausmaß. Damit ergibt sich ein ähnliches Bild wie bei substanzbezogenen Störungen (Brisch 2022).

Einige wenige Längsschnittstudien geben erste Hinweise dafür, dass Bindungsstörungen einer missbräuchlichen oder suchtartigen Internetnutzung vorausgehen und sie bedingen können. Bindungsstörungen entwickeln sich in der Regel in den ersten Lebensjahren, und zwar aufgrund von entwicklungsbeeinträchtigenden negativen Erfahrungen bzw. dem Fehlen ausreichender positiver Bindungserfahrungen (Brisch 2022; Hédervári-Heller 2012; Ziegenhain & Fegert 2013). Auch wenn auf der Grundlage der bisherigen Ergebnisse nur ein Zusammenhang, nicht aber eine Kausalität nachgewiesen ist, kann die Erwartung formuliert werden, dass die beschriebenen dysfunktionalen Bindungsstile zu einer abhängigen Mediennutzung disponieren könnten. Gerade die interaktiven digitalen Medien, die rasch intensive Beziehungen zu Personen mit komplementären oder gleichen Interessen herstellen können, erzeugen eine hohe Bindungsaffinität. Dieses Bindungspotential könnte gerade bei Menschen mit unsicheren Bindungen erst als Kompensation und dann mit einer Eigendynamik zu einer Abhängigkeitsentwicklung führen. Hierbei können selbstverständlich auch akute psychische Begleiterkrankungen (Carli et al. 2013) und Persönlichkeitsstörungen (Zadra et al. 2016) eine erhebliche Rolle spielen. Die Möglichkeit, im Netz immer wieder neue Bindungen eingehen zu können, während die offline erlebten Kontakte eher als kränkend, beängstigend oder einfach unbefriedigend erlebt werden, hat einen hohen Erklärungswert für das Suchtpotential. Die sich daraus ergebende Austauschbarkeit dürfte einem starken Kontrollbedürfnis bei vorgängiger Unsicherheit entgegenkommen.

Bedauerlicherweise fehlen in den untersuchten Datenbanken bislang Hinweise, inwieweit medienbedingte Fehlentwicklungen auf Elternseite bei Kindern und Jugendlichen zu Bindungsstörungen führen. Es kann nur vermutet werden, dass eine exzessive Nutzung digitaler Medien durch die Eltern, insbesondere von mobilen Endgeräten wie Smartphones, unmittelbare Beziehungs- und Bindungsmomente stören. Eine jüngst erschienene systematische Übersichtsarbeit deutet zumindest darauf hin, dass eine Nutzung des Smartphones durch die Eltern zu einer veränderten Sensibilität und Responsivität gegenüber den eigenen Kindern führt (Braune-Krickau et al. 2021).

Die ungeteilte Aufmerksamkeit der Eltern, nicht zuletzt auch der unverstellte und unmittelbare Blickkontakt, bildet eine gewichtige Grundlage für die Entwicklung gesunder Bindungsmuster. Im Hinblick auf das Bindungsverhalten macht es vermutlich auch einen Unterschied, ob Eltern mit ihren Kindern Computerspiele spielen, dies eventuell sogar von zwei Rechnern aus in unterschiedlichen Räumen, oder ob sie analog mit ihnen spielen, in der freien Natur mit körperlichem Einsatz, oder auch Brettspiele im Haus. Es stellt sich jedenfalls die Frage, ob eine unkritische digitale Mediennutzung vonseiten der Eltern und eine zu frühe und exzessive digitale Mediennutzung vonseiten des Kindes zu Bindungsstörungen führen könnten, die wiederum für internetbezogene Störungen prädisponieren. So gesehen könnte ein unkritischer Umgang mit digitalen Medien seitens der Eltern auf dreierlei Weise im Hinblick auf die Entstehung von Bindungsstörungen und internetbezogenen Störungen problematisch sein: durch den Entzug von zugewandter Aufmerksamkeit, die negative Vorbildfunktion und die übermäßig permissive Haltung gegenüber dem Medienkonsum der Kinder.

Ob sich Bindungsstörungen und internetbezogene Störungen hier parallel und in gegenseitiger Verstärkung entwickeln oder ob die Zusammenhänge als »circulus vitiosus« zu verstehen sind, wäre näher zu erforschen. Es brauchte in jedem Fall Longitudinalstudien mit größeren Populationen, die sowohl Eltern als auch Heranwachsende untersuchen, um diese Zusammenhänge auch in ihren Kausalbedingungen zu analysieren. Neben diesen eher präventiven Überlegungen sind bindungstheoretische Ansätze selbstverständlich auch für die individuelle Diagnostik und Therapie von praktischer Bedeutung. Für die Therapieplanung von Menschen mit internetbezogenen Störungen ist – neben der Erfassung von Vor- und Begleiterkrankungen – möglichst auch die Analyse von Bindungsstilen und -störungen zu berücksichtigen. Diese können einen Aufschluss darüber geben, wie tiefgehend das Leiden hinter der Suchtsymptomatik ist und wie eingehend und lang die Behandlung anzulegen ist.

In der Therapie geht es zunächst darum, das Suchtverhalten unter Kontrolle zu bringen. Ganz konkret ist es sinnvoll, eine Abstinenz in Bezug auf diejenigen Internetformate und -inhalte zu erzielen, die das Suchtverhalten ausgemacht haben. Dies kann allerdings bedeuten, dass die Betroffenen in kürzester Zeit viele Stunden zur Verfügung haben, in denen sie auf die Welt und auf sich selbst zurückgeworfen sind. Für die Psychotherapie bedeutet dies, dass sie intensiv mit den Patientinnen und Patienten daran arbeiten muss, neue analoge Spielräume zu erschließen und Handlungsweisen einzuüben, die dabei helfen, dass die Betroffenen nicht in eine depressive Haltlosigkeit geraten. Hier sind Beziehungserfahrungen im Hier und Jetzt, mit allen Sinnen, in körperlicher Präsenz, unmittelbar bezogen, von größter Bedeutung.

Letztlich geht es in der therapeutischen Beziehungsarbeit gerade bei den Internetsüchtigen mehr denn je um haltgebende Bindungserfahrungen, um sich wirklich aus der digitalen Abhängigkeit lösen und befreien zu können. Einen erwachsenen Menschen regelmäßig für einen bestimmten Zeitraum in analoger physischer Präsenz für sich allein zu haben, wird immer mehr zu einer Kostbarkeit, nicht nur in Familie und Psychotherapie.

Bei allem Segen, den die digitale Revolution mit sich bringt, könnten und sollten wir deshalb herausarbeiten, welche Grenzen sie hat bzw. haben sollte. Die

Grenzen der Digitalisierung von Entwicklungs- und Erziehungsaufgaben werden deutlich, wenn man die Bedeutung leiblicher und sinnlicher Bindungserfahrungen anerkennt. Für die Psychotherapie gilt dies analog, wenn wir die Bedeutung unmittelbarer und individueller Beziehungserfahrungen herausstellen und ihr damit eine Automatisierung über Künstliche Intelligenz und Robotik verbieten.

Literatur

Ainsworth, M. D. S., Blehar, M. C., Waters, E. & Wall, S. N. (1978): *Patterns of attachment: A psychological study of the Strange Situation.* Hillsdale, NJ: Erlbaum.

Badenes-Ribera, L., Fabris, M. A., Gastaldi, F. G. M. et al. (2019): Parent and peer attachment as predictors of facebook addiction symptoms in different developmental stages (early adolescents and adolescents). *Addictive Behaviors,* 95, S. 226–232; doi: 10.1016/j.addbeh.2019.05.009.

Bakermans-Kranenburg, M. J. & van IJzendoorn, M. H. (2009): The first 10,000 Adult Attachment Interviews: Distributions of adult attachment representations in clinical and non-clinical groups. *Attachment & Human Development,* 11 (3), S. 223–263.

Ballarotto, G., Volpi, B., Marzilli, E. et al. (2018): Adolescent internet abuse: A study on the role of attachment to parents and peers in a large community sample. *BioMed Research International,* 5769250; doi: 10.1155/2018/5769250.

Beutel, M. E., Giralt, S,. Woelfling, K. et al. (2017): Prevalence and determinants of online-sex use in the German population TT – Prävalenz und Determinanten der Nutzung von Online-Sex in der deutschen Bevölkerung. *PLoS One,* 12 (6), e0176449; doi: 10.1371/journal.pone.0176449.

Bilke-Hentsch, O., Seiffge-Krenke, I. & te Wildt, B. T. (2013): Psychodynamische Grundlagen der interdisziplinären Therapie von pathologischem Mediengebrauch bei Jugendlichen. *Suchttherapie,* 14, P5.

BITKOM (Hrsg.) (2014): *Jung und vernetzt. Kinder und Jugendliche in der digitalen Gesellschaft.* Berlin: BITKOM – Bundesverband Informationswirtschaft, Telekommunikation und neue Medien e. V. Im Internet: https://www.bitkom.org/sites/default/files/file/import/BITKOM-Studie-Jung-und-vernetzt-2014.pdf (Zugriff: 3.4.2023).

Bolat, N., Yavuz, M., Eliacık, K. et al. (2018): The relationships between problematic internet use, alexithymia levels and attachment characteristics in a sample of adolescents in a high school, Turkey. *Psychology, Health & Medicine,* 23, S. 604–611; doi: 10.1080/13548506.2017.1394474.

Bowlby, J. (2006): *Bindung.* (*Bindung und Verlust,* Bd. 1).München u.Basel: Ernst Reinhardt.

Brand, M. (2021): Verhaltenssüchte: theoretische Modelle. *Psychotherapeut,* 66 (2), S. 84–90.

Braune-Krickau, K., Schneebeli, L., Pehlke-Milde, J. et al. (2021): Smartphones in the nursery: Parental smartphone use and parental sensitivity and responsiveness within parent-child interaction in early childhood (0–5 years): A scoping review. *Infant Mental Health Journal,* 42 (2), S. 161–175; doi: 10.1002/imhj.21908.

Brisch, K. H. (2022): *Bindungsstörungen. Von der Bindungstheorie zur Therapie*. 19., erw. u. vollst. überarb. Aufl. Stuttgart: Klett-Cotta.
Carli, V., Durkee, T., Wasserman, D. et al. (2013): The association between pathological internet use and comorbid psychopathology: A systematic review. *Psychopathology*, 46, S. 1–13; doi: 10.1159/000337971.
Chang, F. C., Chiu, C. H., Miao, N. F. et al. (2015): The relationship between parental mediation and internet addiction among adolescents, and the association with cyberbullying and depression. *Comprehensive Psychiatry*, 57, S. 21–28; doi: 10.1016/j.comppsych.2014.11.013.
Chen, Y., Li, R., Zhang, P. et al. (2020): The moderating role of state attachment anxiety and avoidance between social anxiety and social networking sites addiction. *Psychological Reports*, 123, S. 633–647; doi: 10.1177/0033294118823178.
Dieris-Hirche, J., Geisler, B. L., Bottel, L. & te Wildt, B. T. (2021): Problematische und pathologische Bindungsphänomene im Zusammenhang mit internetbezogenen Störungen. *Nervenheilkunde*, 40 (12), S. 989–1000.
Di Trani, M., Renzi, A., Vari, C., Zavattini, G. S. & Solano, L. (2017): Gambling disorder and affect regulation: The role of alexithymia and attachment style. *Journal of Gambling Studies*, 33 (2), S. 649–659; doi: 10.1007/s10899-016-9637-3.
Efrati, Y. & Gola, M. (2018): Understanding and predicting profiles of compulsive sexual behavior among adolescents. *Journal of Behavioral Addictions*, 7, S. 1004–1014; doi: 10.1556/2006.7.2018.100.
Eichenberg, C., Schott, M., Decker, O. & Sindelar, B. (2017). Attachment style and internet addiction: An online survey. *Journal of Medical Internet Research*, 19 (5), e6694.
Eichenberg, C., Schott, M. & Schroiff, A. (2019): Comparison of students with and without problematic smartphone use in light of attachment style. *Frontiers in Psychiatry*, 10, 681.
Estévez, A., Jáuregui, P., Sánchez-Marcos, I. et al. (2017): Attachment and emotion regulation in substance addictions and behavioral addictions. *Journal of Behavioral Addictions*, 6, S. 534–544; doi: 10.1556/2006.6.2017.086.
Faisandier, K. M., Taylor, J. E. & Salisbury, R. M. (2012): What does attachment have to do with out-of-control sexual behaviour? *New Zealand Journal of Psychology*, 41 (1), S. 19–29.
Falkai, P. & Wittchen, H.-U. (Hrsg.) (2018): *Diagnostisches und Statistisches Manual Psychischer Störungen – DSM-5*. 2., korr. Aufl. Göttingen: Hogrefe.
Flynn, S., Noone, C. & Sarma, K. M. (2018): An exploration of the link between adult attachment and problematic Facebook use. *BMC Psychology*, 6 (1), 34; doi: 10.1186/s40359-018-0245-0.
Gloger-Tippelt, G. & Hofmann, V. (1997): Das Adult Attachment Interview: Konzeption, Methode und Erfahrungen im deutschen Sprachraum. *Kindheit und Erziehung*, 3, S. 161–172.
Grajewski, P. & Dragan, M. (2020): Adverse childhood experiences, dissociation, and anxious attachment style as risk factors of gaming disorder. *Addictive Behaviors Reports*, 11, 100269; doi: 10.1016/j.abrep.2020.100269.
Grant, J. E., Atmaca, M., Fineberg, N. A., Fontenelle, L. F., Matsunaga, H., Reddy, Y. J. et al. (2014): Impulse control disorders and »behavioural addictions« in the ICD-11. *World Psychiatry*, 13 (2), S. 125–127.
Greschner, M., Müller, J. M., Lindenberg, K. et al. (2017): Bindungsstile bei Probanden mit pathologischem Internetgebrauch. *Sucht*, 63 (1), S. 43–52; doi: 10.1024/0939-5911/a000467.

Guo, J., Zhu, Y., Fang, L. et al. (2020): The relationship between being bullied and addictive internet use among Chinese rural adolescents: The mediating effect of adult attachment. *Journal of Interpersonal Violence,* 37 (5), 0886260520966681; doi: 10.1177/0886260520966681.

Hefner, D., Knop, K., Schmitt, S. et al. (2019): Rules? Role model? Relationship? The impact of parents on their children's problematic mobile phone involvement. *Media Psychology,* 22 (1), S. 82–108; doi: 10.1080/15213269.2018.1433544.

Hédervári-Heller, É. (2012): Bindung und Bindungsstörungen. In: M. Cierpka (Hrsg.), *Frühe Kindheit 0–3. Beratung und Psychotherapie für Eltern mit Säuglingen und Kleinkindern.* Berlin, Heidelberg: Springer, S. 57–67; doi: 10.1007/978-3-642-20296-4.

Internationale Klassifikation psychischer Störungen (2015). ICD-10 Kapitel V (F). Klinisch-diagnostische Leitlinien. 10. Aufl. Göttingen: Hogrefe, 2015.

Jeong, H., Yim, H. W., Lee, S. Y. et al. (2020): A partial mediation effect of father-child attachment and self-esteem between parental marital conflict and subsequent features of internet gaming disorder in children: A 12-month follow-up study. *BMC Public Health,* 20 (1), 484; doi: 10.1186/s12889-020-08615-7.

Jia, R. & Jia, H.H. (2016): Maybe you should blame your parents: Parental attachment, gender, and problematic internet use. *Journal of Behavioral Addictions,* 5 (3), S. 524–528; doi: 10.1556/2006.5.2016.059.

Ko, C. H., Yen, J. Y., Yen, C. F., Chen, C. S. & Chen, C. C. (2012): The association between internet addiction and psychiatric disorder: A review of the literature. *European Psychiatry,* 27 (1), S. 1–8.

Köhler, L. (1996): Entstehung von Beziehungen: Bindungstheorie. In: T. von Uexküll, *Psychosomatische Medizin.* Hrsg. von R. Adler et al. München u. a.: Urban und Schwarzenberg, S. 222–230.

Kor, A., Zilcha-Mano, S., Fogel, Y. A. et al. (2014): Psychometric development of the Problematic Pornography Use Scale. *Addictive Behaviors,* 39, S. 861–868; doi: 10.1016/j.addbeh.2014.01.027.

Kupferschmitt, T. & Müller, T. (2020): ARD/ZDF-Massenkommunikation 2020: Mediennutzung im Intermediavergleich. *Media Perspektiven,* 7–8, S. 390–409. Im Internet: https://www.ard-media.de/fileadmin/user_upload/media-perspektiven/pdf/2020/070820_Kupferschmitt_Mueller.pdf (Zugriff: 3.4.2023).

Lan, X. & Wang, W. (2020): Parental attachment and problematic internet use among chinese adolescents: The moderating role of gender and grit. *International Journal of Environmental Research and Public Health,* 17 (23), 8933; doi: 10.3390/ijerph17238933.

Liese, B. S., Kim, H. S. & Hodgins, D. C. (2020): Insecure attachment and addiction: Testing the mediating role of emotion dysregulation in four potentially addictive behaviors. *Addictive Behaviors,* 107, 106432; doi: 10.1016/j.addbeh.2020.106432.

Lin, M. P., Ko, H. C. & Wu, J. Y. W. (2011): Prevalence and psychosocial risk factors associated with internet addiction in a nationally representative sample of college students in Taiwan. *Cyberpsychology, Behavior and Social Networking,* 14, S. 741–746; doi: 10.1089/cyber.2010.0574.

Main, M. & Hesse, E. (1990): Parents' unresolved traumatic experiences are related to infant disorganized attachment status: Is frightened and/or frightening parental behavior the linking mechanism? In: M. T. Greenberg, D. Cicchetti & M. E. Cummings (Hrsg.), *Attachment in the preschool years: Theory, research, and intervention.* Chicago: University of Chicago Press, S. 161–182.

Main, M. & Solomon, J. (1986): Discovery of an insecure-disorganized/disoriented attachment pattern: Procedures, findings and implications for the classification of behavior. In: T. B. Brazelton & M. Yogman (Hrsg.), *Affective development in infancy.* Norwood, NJ: Ablex, S. 95–124.

Main, M. & Solomon, J. (1990): Procedures for identifying infants as disorganized/disoriented during the Ainsworth Strange Situation. In: In: M. T. Greenberg, D. Cicchetti & M. E. Cummings (Hrsg.), *Attachment in the preschool years: Theory, research, and intervention.* Chicago: University of Chicago Press, S. 95–124.

Main, M., Kaplan, N. & Cassidy, J. (1985): Security in infancy, childhood, and adulthood: A move to the level of representation. *Monographs of the Society for Research in Child Development,* 50 (1–2), S. 66–104.

Marino, C., Marci, T., Ferrante, L. et al. (2019): Attachment and problematic Facebook use in adolescents: The mediating role of metacognitions. *Journal of Behavioral Addictions,* 8, S. 63–78; doi: 10.1556/2006.8.2019.07.

Moher, D., Liberati, A., Tetzlaff, J., Altman, D. G. & PRISMA Group (2009): Preferred reporting items for systematic reviews and meta-analyses: The PRISMA Statement. *PLoS Medicine,* 6 (7), e1000097; doi: 10.1371/journal.pmed.1000097.

Monacis, L., De Palo, V., Griffiths, M. D. et al. (2017a): Exploring individual differences in online addictions: The role of identity and attachment. *International Journal of Mental Health and Addictions,* 15 (4), S. 853–868; doi: 10.1007/s11469-017-9768-5.

Monacis, L., De Palo, V., Griffiths, M. D. et al. (2017b): Social networking addiction, attachment style, and validation of the Italian version of the Bergen Social Media Addiction Scale. *Journal of Behavioral Addictions,* 6, S. 178–186, doi: 10.1556/2006.6.2017.023.

Montag, C., Duke, É.,& Reuter, M. (2017): A short summary of neuroscientific findings on internet addiction. In: C. Montag & M. Reuter (Hrsg.), *Internet addiction. Studies in neuroscience, psychology and behavioral economics.* Cham: Springer, S. 209–218.

Nakhoul, L., Obeid, S., Sacre, H. et al. (2020): Attachment style and addictions (alcohol, cigarette, waterpipe and internet) among Lebanese adolescents: A national study. *BMC Psychology,* 8, 33; doi: 10.1186/s40359-020-00404-6.

Orth, B. & Merkel, C. (2020): *Die Drogenaffinität Jugendlicher in der Bundesrepublik Deutschland 2019. Teilband Computerspiele und Internet.* (BZgA-Forschungsbericht/ Dezember 2020) Köln: BZgA. Im Internet: https://www.bzga.de/fileadmin/user_upload/PDF/studien/Drogenaffinitaet_Jugendlicher_2019_Teilband_Computerspiele_u_Internet.pdf (Zugriff: 3.4.2023).

Potenza, M. N. (2014): Non-substance addictive behaviors in the context of DSM-5. *Addictive Behaviors,* 39 (1), 1–2; doi: 10.1016/j.addbeh.2013.09.004.

Reiner, I., Tibubos, A. N., Hardt, J. et al. (2017): Peer attachment, specific patterns of internet use and problematic internet use in male and female adolescents. *European Child & Adolescent Psychiatry,* 26 (10), S. 1257–1268; doi: 10.1007/s00787-017-0984-0.

Remondi, C., Compare, A., Tasca, G. A. et al. (2020): Insecure attachment and technology addiction among young adults: The mediating role of impulsivity, alexithymia, and general psychological distress. *Cyberpsychology, Behavior and Social Networking,* 23 (11), S. 761–767; doi: 10.1089/cyber.2019.0747.

Schimmenti, A., Passanisi, A., Gervasi, A. M. et al. (2014): Insecure attachment attitudes in the onset of problematic internet use among late adolescents. *Child Psychiatry and Human Development,* 45, S. 588–595; doi: 10.1007/s10578-013-0428-0.

Schindler, A. (2013): Bindung und Sucht – theoretische Modelle, empirische Zusammenhänge und therapeutische Implikationen. In: K. H. Brisch (Hrsg.), *Bindung und Sucht.* Stuttgart: Klett-Cotta, S. 13–31.

Şenormanci, Ö., Şenormanci, G., Güçlü, O. et al. (2014): Attachment and family functioning in patients with internet addiction. *General Hospital Psychiatry,* 36, S. 203–207; doi: 10.1016/j.genhosppsych.2013.10.012.

Shin, S. E., Kim, N. S. & Jang, E. Y. (2011): Comparison of problematic internet and alcohol use and attachment styles among industrial workers in Korea. *Cyberpsychology, Behavior and Social Networking,* 14, S. 665–672; doi: 10.1089/cyber.2010.0470.

Smith, M., Mitchell, A. S., Townsend, M. L. et al. (2020): The relationship between digital media use during pregnancy, maternal psychological wellbeing, and maternal-fetal attachment. *PLoS One,* 15 (12), e0243898; doi: 10.1371/journal.pone.0243898.

Stavropoulos, V., Mastrotheodoros, S., Burleigh, T. L. et al. (2018): Avoidant romantic attachment in adolescence: Gender, excessive internet use and romantic relationship engagement effects. *PLoS One,* 13 (7), e0201176; doi: 10.1371/journal.pone.0201176.

te Wildt, B. T. & Schlimme, J. M. (2006): Identität und Interpersonalität im Cyberspace. *Handlung, Kultur, Interpretation,* 2, S. 376–397.

Teng, Z., Griffiths, M. D., Nie, Q. et al. (2020): Parent-adolescent attachment and peer attachment associated with Internet Gaming Disorder: A longitudinal study of first-year undergraduate students. *Journal of Behavioral Addictions,* 9 (1), S. 116–128; doi: 10.1556/2006.2020.00011.

Throuvala, M. A., Janikian, M., Griffiths, M. D. et al. (2019): The role of family and personality traits in Internet gaming disorder: A mediation model combining cognitive and attachment perspectives. *Journal of Behavioral Addictions,* 8, S. 48–62; doi: 10.1556/2006.8.2019.05.

Tobin, S. J. & Graham, S. (2020): Feedback sensitivity as a mediator of the relationship between attachment anxiety and problematic facebook use. *Cyberpsychology, Behavior and Social Networking,* 23, S. 562–566; doi: 10.1089/cyber.2019.0560.

Tobin, S. J., Chant, G. & Clay, R. (2020): Interpersonal goals as predictors of Facebook use, social capital, and envy. *Cyberpsychology, Behavior and Social Networking,* 23, S. 257–263; doi: 10.1089/cyber.2019.0446.

Varfi, N., Rothen, S., Jasiowka, K. et al. (2019): Sexual desire, mood, attachment style, impulsivity, and self-esteem as predictive factors for addictive cybersex. *JMIR Mental Health,* 6 (1), e9978; doi: 10.2196/mental.9978.

WHO (2023): *ICD-11 for Mortality and Morbidity Statistics* (Version 01/2023). 6C51 Gaming disorder. Im Internet: https://icd.who.int/browse11/l-m/en#/http://id.who.int/icd/entity/1448597234 bzw. https://icd.who.int/browse11/l-m/en#/http%3a%2f%2fid.who.int%2ficd%2fentity%2f1448597234 (Zugriff: 3.4.2023).

Windzio, M. & Zentarra, A. (2014): Die kleine Welt der starken und schwachen Bindungen. Der Beitrag der Sozialkapital-und Netzwerktheorie zur Integrationsforschung. In: E. Bicer, M. Windzio & M. Wingens (Hrsg.), *Soziale Netzwerke, Sozialkapital und ethnische Grenzziehungen im Schulkontext.* Wiesbaden: Springer VS, S. 49–73; doi: 10.1007/978-3-658-04342-1_3.

Worsley, J. D., McIntyre, J. C., Bentall, R. P. et al. (2018a): Childhood maltreatment and problematic social media use: The role of attachment and depression. *Psychiatry Research,* 267, S. 88–93; doi: 10.1016/j.psychres.2018.05.023.

Worsley, J. D., Mansfield, R. & Corcoran, R. (2018b): Attachment anxiety and problematic social media use: The mediating role of well-being. *Cyberpsychology, Behavior and Social Networking,* 21, S. 563–568; doi: 10.1089/cyber.2017.0555.
Yaghoobi, A., Mohammadzade, S., Chegini, A. A. et al. (2016): The relationship between attachment styles, self-monitoring and cybercrime in social network users. *International Journal of High Risk Behaviors & Addiction,* 5 (3), e27785; doi: 10.5812/ijhrba.27785.
Young, L., Kolubinski, D. C. & Frings, D. (2020): Attachment style moderates the relationship between social media use and user mental health and wellbeing. *Heliyon,* 6 (6), e04056; doi: 10.1016/j.heliyon.2020.e04056.
Zadra, S., Bischof, G., Besser, B. et al. (2016): The association between internet addiction and personality disorders in a general population-based sample. *Journal of Behavioral Addictions,* 5, S 691–699; doi: 10.1556/2006.5.2016.086.
Ziegenhain, U. & Fegert, J. M. (2013): Bindungsstörungen. In: J. M. Fegert & M. Kölch (Hrsg.), *Klinikmanual Kinder- und Jugendpsychiatrie und -psychotherapie.* Berlin, Heidelberg: Springer, S. 295–305; doi: 10.1007/978-3-642-37309-1_19.

NATHAN JONES

Das digitale Dilemma

Internet-Pornografie, Hypersexualität und Bindung

Einleitung

Zum Phänomen der Sexsucht oder Hypersexualität

»Hypersexualität« ist ein kontroverses Thema. Diejenigen, welche die Existenz eines solchen Phänomens verneinen, halten sie für einen Mythos (Ley 2012), dem es an empirischer Evidenz fehle und der folglich nicht als psychiatrische Störung klassifiziert werden könne (Keane 2018). Ley (Ley et al. 2014) nahm vor allem Anstoß an der Bezeichnung »sex addiction« (= Sexsucht), die nach seinen Worten mit der puritanisch-konservativen Einstellung der Amerikaner zum Thema Sexualität zusammenhängt. Im DSM-5 (Diagnostisches und Statistisches Manual Psychischer Störungen) der American Psychiatric Association wurde Hypersexualität unter Hinweis auf die mangelnde wissenschaftliche Erforschung und auf tiefsitzende Bedenken im Hinblick auf mögliche diagnostische Kriterien als psychische Störung gestrichen. Das verschaffte den lautstarken Forderungen von Seiten der Kritiker noch zusätzliches Gewicht. Experten bezüglich des Themenbereichs »Sexsucht« verkünden vehement, dass zwanghaftes Sexualverhalten aus der gleichen medizinischen Perspektive gesehen werden sollte wie die Glücksspielsucht –die einzige Art von Suchtverhalten, die im DSM-5 als solches anerkannt ist (Birchard 2015; Hall 2013). In der jüngsten Ausgabe des ICD (ICD-11) findet sich zwanghaftes Sexualverhalten als Störung der Impulskontrolle, was die Bannerträger des Zustandes hoffen lässt, dass dieses Verhalten eines Tages als Suchtstörung kategorisiert wird.

Zwar fehlt es in der Literatur an empirischen Daten zur Ätiologie der Sexsucht bzw. des zwanghaften Sexualverhaltens, aber das vorhandene Forschungsmaterial deutet darauf hin, dass die Störung ihren Ursprung in Bindungsdefiziten und fehlangepasster Affektsteuerung haben könnte (Bancroft & Vukadinovic 2004; Faisandier et al. 2012). Forschungsstudien (Zapf et al. 2008; Faisandier et al. 2012) kamen zu dem Ergebnis, dass zwanghaftes Sexualverhalten mit einem unsicheren

Bindungsstil einherging. Der Pionier auf dem Feld der Forschung zur Hypersexualität, der Psychologe Patrick Carnes, sieht die Ursprünge des zwanghaften Sexualverhaltens in Scham, Heimlichkeit und Trauma (Carnes 1991). Als Standardbehandlung der Störung gelten gegenwärtig die Kognitive Verhaltenstherapie (Birchard 2015) und die Gruppentherapie (Hall 2013); beide wurden entwickelt, um die genannten Mechanismen erkennen zu können und anzugehen.

Unabhängig von der je unterschiedlichen Begründung bitten immer mehr Menschen um Behandlung, denen es nicht gelingt, ihr Sexualverhalten zu kontrollieren.

Internetzugang, die Verbreitung von Pornografie und zwanghaftes Sexualverhalten

Der technologische Fortschritt hat unsere Lebensweise verändert. Wir können E-Mails in Sekundenschnelle in alle Welt senden, Video-Gespräche mit Teilnehmern in anderen Kontinenten führen und mittels der sozialen Medien in Verbindung mit Angehörigen bleiben, die wir in früheren Zeiten längst aus den Augen verloren hätten. Zudem haben wir uns die mobile Telefonie in einem nie dagewesenen Ausmaß zu eigen gemacht; sie ist damit zum am weitesten verbreiteten und genutzten Medium in der Geschichte überhaupt geworden (Ling 2012).

Die Erfindung des Smartphones war ausschlaggebend dafür, dass dieses Phänomen sich beschleunigt hat (Innocente 2015). Das Design des Smartphones ist entstanden, um die ständig zunehmenden Erwartungen an seine Omnipräsenz im täglichen Leben zu erfüllen. Allein die Beobachtung von Leuten, die ihr Smartphone nutzen, zeigt, wie abhängig – und zugleich wie besessen – die moderne Gesellschaft von diesen Geräten ist (Campbell & Park 2008).

Die ungehinderte, anonyme Natur des Internets hat es ermöglicht, dass zumal die Pornografie boomt. Vorbei die Zeiten, in denen es schwierig war, ein Pornoheft zu ergattern oder in einer Buchhandlung nach entsprechender Literatur zu suchen – heute ist alles auf Tastendruck verfügbar.

Kennzeichen einer Sexsucht

In unserer Praxis sehen wir uns außer mit Pornografie zunehmend auch mit anderen zwanghaften sexuellen Verhaltensweisen konfrontiert. Nehmen wir Josh, einen Studenten, der zwanghaft Live-Sex-Shows und Sex-Webcams sieht, die ihn sein gesamtes studentisches Budget kosten. Greg, ein verheirateter Vater von drei

Kindern, verbrachte alle Wochenenden mit Cybersex in Online-Chatrooms und gab seiner Familie gegenüber vor, er müsse arbeiten. Nigel, ein erfolgreicher Börsenmakler, hielt sich ganze Tage frei, um virtuellen Sex zu erleben, und kaufte sich überdies einschlägiges Spielzeug, um das sexuelle Erleben noch zu steigern. Und Robert, ein verheirateter Anwalt, nutzte Dating-Apps, um erotische Fotos zu versenden und zu empfangen. Birchard (2015) nennt die nachstehenden vier Kriterien einer sexuellen Sucht:

1. Das Verhalten schien außer Kontrolle – hatten die Betreffenden einmal angefangen, dann konnten sie nicht mehr aufhören.
2. Es hatte unerfreuliche Folgen für sie, wurde von ihnen aber dennoch fortgesetzt.
3. Sie versuchten, damit aufzuhören, hatten aber keinen Erfolg damit.
4. Das Verhalten diente einer Funktion: unerträgliche Gefühlszustände zu lindern oder zu betäuben.

Vor dem Aufkommen des Internets wurde Sexsucht im Allgemeinen mit Traumata, Bindungsstörungen und mangelnder Affektsteuerung in Verbindung gebracht. Katehakis (2017) definiert das als »klassische Sexsucht«, während heute immer mehr Menschen, in deren Vorgeschichte es kein Trauma gibt, eine pathologische Hinwendung zu zwanghaften Formen des Sexualverhaltens zeigen, und dies wegen des das Übliche übersteigenden Stimulus, den die Internet-Pornografie zu bieten hat. In unseren Tagen kommt es zur Sexsucht, wenn das Belohnungssystem eines Menschen von der eigenen Neurochemie gekapert wird. Das Resultat sind gewisse strukturelle Veränderungen im Gehirn, die zur Sucht führen (Katehakis 2017).

Zum Porno-Boom und den Gründen

Die beliebte Pornowebseite Pornhub verzeichnete im Jahr 2019 die gigantische Zahl von 42 Billionen Aufrufen, was 115 Millionen Aufrufen pro Tag entspricht. Zu einer weiteren Zunahme kam es im Zuge der globalen Lockdowns in der Covid-Pandemie; ab März 2020 meldete Pornhub eine Zunahme der Aufrufe von 25 %. Regnerus et al. (2016) stellten fest, dass 46–74 % der Männer und 16–41 % der Frauen in den modernen Ländern aktive Pornonutzer sind, was die Ubiquität des Phänomens in der Gesamtgesellschaft aufzeigt. Der Sog der Internet-Pornografie erklärt sich mit der Tatsache, dass sie frei, privat und rund um die Uhr zugänglich ist. Anders als bei anderen Suchtformen – Alkoholismus, Spiel- oder Drogensucht – gibt es hier keine Grenzen für den »Konsum«. Der Alkoholiker erreicht einen Punkt des Vergessens und verliert die Besinnung, der Drogensüchtige nimmt eine Überdosis, und dem Spieler geht irgendwann das Geld aus. Der Pornosüchtige kann Stunden und Tage ohne Pause »bingen«, und sein unersättlicher Drang ist noch immer nicht gestillt. Das immer wieder Neue der Pornografie ist die treibende Kraft hinter der Entstehung der Sucht. Konsumenten berichten, dass sie zur gleichen Zeit mehrere Tabs mit allen Arten von Genres offen haben – von Dominierung über Gruppenvergewaltigung und Inzest bis zur Gewalt- und Tierpornografie. Der übernormale oder Superstimulus verstärkt seine Qualitäten noch und sorgt für einen Dopamin-Überschuss, den ein realer Partner nicht bewirken kann. Wie ein Klient es einmal ausdrückte: »Echte Frauen sind schlechtes Porno«. Im Schnitt sind es 10-Jährige, die sich einen ersten Zugang zu pornografischen Inhalten verschaffen – mit verheerenden Folgen für sie.

Mögliche Folgen der Internet-Pornografie

Zunächst konditioniert Internet-Pornografie durch die Neuverdrahtung des Gehirns die sexuelle Erregungskurve für gewalttätiges, degradierendes und aggressives Material. Das Gehirn wird darauf trainiert zu denken: »Das ist es, was mich anmacht« – allein sein, mehrere Tabs offen haben, Voyeur sein. Wie bei jeder Sucht baut sich mit der Zeit ein Toleranzpegel auf, der dafür sorgt, dass der Nutzer ein Mehr an Stimulation für den gleichen Effekt braucht, was zu einer Eskalation hin zu Pornogenres führt, die mit den ursprünglichen Vorlieben oder der ursprünglichen Orientierung der Person nichts mehr zu tun haben. Mit der Zeit kann das Gehirn eines Porno-Konsumenten Angstgefühle mit sexueller Erregung verwechseln, was dazu führt, dass er Tabu-Inhalte sucht. Hinzu kommt, dass die Wirkung auf die physische Gesundheit des Nutzers extrem schädlich sein kann.

Durch chronischen langfristigen Porno-Konsum kann es zu Erektionsstörungen kommen. Der Konsument kann nicht länger durch eine reale Frau erregt werden, denn er hat sich mittlerweile selbst konditioniert, was seine sexuelle Erregung angeht – allein, als Voyeur und mit vielen offenen Tabs zur gleichen Zeit. Wie kann eine echte Frau mit den künstlich verstärkten Superstimuli der Internet-Pornografie konkurrieren? Ist es ein Wunder, dass der langfristige und mittlerweile chronische Pornokonsum zur erektilen Dysfunktion führt?

Verzögerte Ejakulation, bekannt als *Anorgasmie*, ist eine Störung, die mit pathologischem Pornokonsum zusammenhängt. Letztlich hat das Individuum gelernt, seine Erregung mit Hilfe der Maus seines Computers unter Kontrolle zu halten. Stundenlange Pornositzungen, in denen immer neue Videos angesehen werden, konditionieren die Person in Richtung des verzögerten Orgasmus. Viele Klienten berichten, dass sie zur gleichen Zeit mehrere Tabs offen haben und von einer Szene zur anderen zappen, während sie ihren Orgasmus verzögern. Das ist ein Prozess, der als *edging* bekannt ist und schließlich zur *Anorgasmie* führt. Das immer und immer wieder Neue treibt den Dopamin-Zyklus und den nachfolgenden Suchtzyklus an.

Verbreitete komorbide Störungen sind Depressionen, soziale Angst, Zwangsstörungen, posttraumatische Belastungsstörungen, chronische Einsamkeit und ein geringes Selbstwertgefühl. Scham macht alles noch schlimmer. Häufig wird auch von Konzentrationsproblemen, fehlender Motivation und nachlassendem Interesse an realen Partnern berichtet.

Neurowissenschaftliche Überlegungen

Die erste Veränderung der Gehirnfunktion, zu der es kommt, ist die Sensibilisierung. In diesen Zusammenhang gehört der bekannte Spruch, dem zufolge Nervenzellen, die gemeinsam feuern, sich auch zusammenschalten (»nerve cells that fire together wire together«), mit dem Ergebnis, dass Suchtwege sich auf Dauer im Gehirn etablieren. Wiederholter Pornokonsum festigt diese Verbindungen und kann seinerseits durch bestimmte Impulse oder Signale aktiviert werden.

> Nehmen wir den Fall des 18-jährigen David, der mit seinen Eltern zusammenlebte. Wenn die Eltern abends ausgingen, löste das bei David sofort den Gedanken an Pornografie aus, da er sich für Zeiten, in denen er allein war, darauf konditioniert hatte, in den Zustand des Erregtseins zu kommen. Allein der Blick auf seinen Laptop aktivierte die Suchtwege in seinem Gehirn und resultierte in einer abendlichen Porno-Orgie.

Für alle Formen von Sucht und damit auch für den chronischen oder Langzeitkonsum von Porno-Inhalten gilt, dass das Belohnungszentrum im Gehirn desensibilisiert wird. Der Alkoholiker braucht mehr Alkohol, die Drogensüchtige größere Mengen von Drogen, und der Pornosüchtige wird sich riskantere und tabuisierte Inhalte suchen. Das Paradoxe daran ist: Je mehr Pornofilme die Person sieht, desto geringer fällt ihre Erregtheit aus; sie muss sich also, um das gleiche Erregungshoch zu erleben, für Genres entscheiden, die ihren eigenen Wertvorstellungen zuwiderlaufen. Langzeitkonsumenten verwechseln Angst mit Erregung und umgekehrt.

Ein Beispiel dafür ist Paul, ein verheirateter Vater von vier Kindern, von Beruf Pfarrer, der eine Faszination für Sodomie entwickelte. Ihm als einem gläubigen Menschen bereitete das großen Kummer, und er empfand eine immense Scham. Für »weiche« Inhalte ganz und gar desensibilisiert, suchte er sich Genres aus, die seinem moralischen Empfinden und dem, was er in seiner bürgerlichen Existenz darstellte, ganz und gar zuwiderliefen.

In zahlreichen Studien konnte gezeigt werden, dass das Gehirn sich in Reaktion auf wiederkehrende, deutlich belohnende und schließlich automatisierte Verhaltensakte strukturell verändert. Im weiteren Verlauf steuern dopamin-gestützte neuronale Verbindungen die gleiche Aktivität. Pornografie ist ein Meister in der Produktion von Dopamin, was dem chronischen Porno-Konsumenten Probleme bereitet (Wilson 2021). So wie wir darauf konditioniert sind, an der roten Ampel anzuhalten, in der Schlange stehend zu warten, bis wir an der Reihe sind, und dann zu essen, wenn wir hungrig sind, so ist der Pornosüchtige mit der Zeit darauf konditioniert, immer und immer wieder entsprechendes Material zu wählen.

Wenn der Suchtzyklus einmal im Gang ist, überwältigt die Neurochemie – vor allem in der Form der beiden Hormone Dopamin und Vasopressin – das kognitive System des Konsumenten und kappt die Verbindung mit dem limbischen System. Das führt zu Beeinträchtigungen der kognitiven Funktion und dazu, dass der Gedanke an Konsequenzen weggeschoben wird – der präfrontale Cortex geht gewissermaßen offline (Birchard 2015). Das kann die selbstzerstörerischen Handlungen der Betroffenen erklären.

Steven, ein erfolgreicher PR-Berater, verlor seinen Job, weil er sich an seinem Arbeitsplatz im Büro pornografische Inhalte angesehen hatte; John, ein ehemaliger Polizist, erkrankte nach ungeschütztem Sex mit einer Prostituierten an Aids, und Elliot, ein Lehrer, wurde entlassen, weil er Fotos von sich an eine Schülerin gesandt hatte. In allen diesen Fällen kann man nur fragen: »Was, in aller Welt, tun Sie da? Wie können Sie das denn für gut halten?« Aber genau das ist der Punkt: Sie haben eben *nicht* nachgedacht. Der Gedanke an die Folgen wurde weggeschoben, und der animalische Instinkt setzte sich durch: »Ich will Lust, und ich will sie jetzt«.

Wenn die Erregungschemie den Teil des Gehirns ausschaltet, der die Folgen überdenkt, werden die Abläufe verständlich.

Pornokonsum und Bindung

Langfristiger Pornokonsum kann ernsthafte Folgen für die Bindung der betroffenen Person haben. Wenn Konsumenten anfangen, sich von ihren Freunden und Angehörigen zu isolieren, weil sie sich ihres Pornokonsums und der damit einhergehenden sexuellen Praktiken schämen, fahren sie damit auch ihre sozialen Interaktionen allmählich zurück. Das bedeutet auch eine Einbuße an Intimität, weil ihnen die Fähigkeit, auf andere zuzugehen, abhandenkommt.

> Das gilt z. B. für Matthew, der schon als 9-Jähriger Pornomaterial konsumiert hatte und im Alter von 12 Jahren täglich entsprechende Videos aufrief. Er besaß keine Freunde, wurde von seinen Schulkameraden gnadenlos gepiesackt und hatte keine Vorstellung davon, wie er eventuell auf sie zugehen könnte. Trost fand er nur darin, dass er nach Schulschluss und bis zum Schlafengehen Pornosendungen ansah.

Menschen wie Matthew entwickeln einen vermeidenden Bindungsstil, sind der Ansicht, dass andere ihre Bedürfnisse ohnehin nicht erfüllen können, und setzen all ihr Vertrauen in machtvolle, das Übliche übersteigende Stimuli wie die Pornografie. Internet-Pornografie befeuert die Scham, was wiederum Bindungen erodieren lässt.

> Da ist z. B. Luke, ein erfolgreicher Geschäftsmann, Vater von Zwillingstöchtern und mit einer gutaussehenden Frau verheiratet, aber pornosüchtig. Nach einem abendlichen *binge*, bei dem er »eher illegale« Pornos angesehen hatte, wusste er, dass er seiner Frau und den Töchtern beim Frühstück nicht würde in die Augen sehen können. So beschloss er, sich von nun auf den Weg zur Arbeit zu machen, bevor sie aufwachten, und erst zurückzukommen, wenn sie alle schon schliefen – so groß war seine Scham. Er fing an, sich zu isolieren und von der Familie zu distanzieren, und fiel zugleich immer tiefer in seine Sucht. Seine liebevolle Bindung an die Familie erodierte gewissermaßen, je mehr er sich zu lösen begann.

Klienten kommen oft mit schweren kognitiven Verzerrungen und Widersprüchen wie dem folgenden: »Mir ist klar, dass ich dafür zahlen muss, aber ich weiß auch, dass eine Prostituierte mich nicht abweisen würde«; »Wozu das Theater mit realen Frauen, wenn ich meinen Fix online kriegen kann«; »Webcam-Mädchen beurteilen mich nicht, die fahren richtig auf mich ab«. Das Maß der Verleugnung ist herzzerreißend anzusehen. Dieses Pseudogefühl von Verbundenheit treibt sie immer weiter weg von dem, was sie wirklich wollen – eine gute und erfüllende Beziehung.

Fallbeispiel Josh

Josh kam aus einer liebevollen Familie, die Ehe der Eltern war glücklich, und er genoss alle Fürsorge von Vater wie Mutter, um in seinen ersten Lebensjahren eine sichere Bindung aufzubauen. Im Alter von zehn Jahren stieß er in der Wohnung eines Freundes versehentlich auf eine Pornosendung. Mit 13 Jahren konsumierte er täglich pornografisches Material und hatte mittlerweile auch schon begonnen, sich aus seinen sonstigen Hobbys und Interessen zurückzuziehen. Es begann mit »weichem« Material und steigerte sich in Richtung extremerer Genres wie Inzest- und Vergewaltigungsszenen. Der 16-Jährige hatte keinerlei Erfahrung im romantischen Umgang mit dem anderen Geschlecht. Schließlich nahm sein Pornokonsum viele Stunden am Tag in Anspruch, und seine schulischen Leistungen verschlechterten sich, weil er wegen seiner Sucht nicht genügend Schlaf bekam. Mit 18 Jahren hatte er eine erste Freundin, die er zwar physisch attraktiv fand, bei der er es aber infolge der porno-induzierten Erektionsstörung nicht zu einer Erektion brachte. Das verstörte ihn, er schämte sich, löste das Verhältnis mit dem Mädchen und schwor sich, so etwas solle ihm nie wieder passieren. Nach dem Bruch verstärkte sich sein Pornokonsum noch, und er besuchte einschlägige Chatrooms und Webcams. In der Folge eskalierten die Dinge, er suchte illegale Inhalte auf, wurde dafür inhaftiert und schließlich für zehn Jahre in das Register der Sexualstraftäter eingetragen.

Das ist die tragische Geschichte eines vormals sicher gebundenen Jungen, der viele Freunde und Hobbys hatte und der sein Leben unumkehrbar veränderte, als er als naives Kind von zehn Jahren über Pornografie »stolperte« – ohne dass es eine Vorgeschichte des Traumas, der Misshandlung, Vernachlässigung oder des Verlassenseins gegeben hätte. Sein Fall ist die perfekte Illustration einer Sucht, die gegenwärtig immer mehr Menschen erfasst, die mit dem schnellen Internet aufgewachsen sind. Es ist ein Tsunami, der auf unsere Sprechzimmer zukommt.

Behandlungsoptionen

Es gibt eine Reihe von Optionen für die Behandlung von Sex- und Pornografiesucht. Ein guter Therapeut wird dem Klienten einen geschützten Raum zum Aufbau einer sicheren Bindung bieten und ihm helfen, sein emotionales Unbehagen zu verarbeiten und seine offenen Wunden zu heilen.

Im London Centre for Addictions sind wir der Meinung, dass wir Menschen, die aus dem Würgegriff der Sex- und Pornosucht ausbrechen wollen, mit der Antwort auf die simple Frage nach dem Warum helfen können: »Warum ist die Sucht so ein starkes Refugium in Ihrem Leben?« Die Antwort auf diese Frage lässt sich im jeweiligen Inneren Kind finden. Der Heilungsprozess des Inneren Kindes ist der Weg zur Wiederherstellung, der mit Blick auf drei Faktoren durch unsere Kindheit führt. Bei diesen drei Faktoren handelt es sich um:

1. unsere unbewältigten Kindheitsprobleme, die uns noch heute verfolgen;
2. unsere Unfähigkeit, uns hinzusetzen und unser emotionales Unbehagen zu verarbeiten;
3. unsere emotionale Unreife.

Dieser einmalige und interaktive Behandlungsansatz ermächtigt die Menschen, indem er ihnen hilft zu verstehen, *warum* sie sich auf das Suchtverhalten einlassen. Dieses Verständnis erlaubt es ihnen, einen Schritt *vor* ihre Sucht zu tun, indem sie sich der wichtigen emotionalen Auslöser bewusstwerden, die ihr Inneres Kind aktivieren.

Im aktivierten Modus wird das Innere Kind aktuelle negative Geschehnisse mit den unschönen Ereignissen und Emotionen aus der Vergangenheit korrelieren und damit das emotionale Unbehagen des Individuums noch steigern. Es wird diese Person anleiten, ein Entkommen aus der emotionalen Pein zu suchen, indem sie sich auf ein destruktives Suchtverhalten einlässt. Das geschieht, um das Innere Kind mit dem zu versorgen, was es am dringendsten braucht – Wohlbehagen.

Wenn das Innere Kind aktiviert ist, wird die Person, die sich mit Sex- und Pornosucht herumschlägt, zwanghaft zu beruhigenden Verhaltensweisen »greifen«, um die störenden Emotionen zu verringern, die sie empfindet. Dadurch, dass die

Person sich des Inneren Kindes, seiner Schmerzpunkte und der hier wirkenden emotionalen Auslöser bewusst wird, kann sie eine aktive Rolle einnehmen und mit ihrer Sucht fertigwerden.

Was der Erholungsprozess des Inneren Kindes bedeutet

Das Innere Kind ist der Speicherort oder Lagerraum für zurückliegende emotionale Verletzungen. Wenn negative Umstände eintreten, sucht das Innere Kind diese Einheit auf, um zurückliegende negative Umstände aufzuspüren, von denen es meint, sie seien der gegenwärtigen unerfreulichen Situation ähnlich. Diese Korrelation, die das Innere Kind vornimmt, sorgt dafür, dass es erschrickt. Die Antwort, die es findet, um mit dem emotionalen Unbehagen fertigzuwerden, besteht darin, dass es Trost in der Ablenkung sucht: Die Person wird in die Richtung ihres Suchtverhaltens getrieben. Sich dem Suchtverhalten hinzugeben, dient dem Inneren Kind als starke Ablenkung und bedeutet zugleich ein hohes Maß an Stimulation.

Der Wiederherstellungsprozess des Inneren Kindes stärkt die Person insofern, als sie jetzt einen Schritt vor ihrer Sucht steht. Das sieht so aus:

- Die Person erkennt, wann das Innere Kind aktiviert wird.
- Die Person stellt sich der emotionalen Pein, die das Innere Kind erfährt.
- Die Person realisiert, dass die Emotionen, die sie spürt, möglicherweise nicht zu den gegenwärtigen Umständen passen.
- Die Person evaluiert die Emotionen durch rationales Denken, um den Unterschied zwischen dem, was sie fühlt, und dem, was real ist, zu bestimmen.
- Auf der Grundlage dieser Erkenntnis trifft die Person eine vernünftige Entscheidung.

In unserem auf ständigen Fortschritt ausgerichteten technologischen Zeitalter ist es offensichtlich, dass die Pornosucht ständig zunimmt. Jeder 10-Jährige, der ein Smartphone besitzt, ist in Gefahr, an Material zu kommen, das in hohem Maße suchtfördernd ist. Es wäre sehr wichtig, Eltern und Kinder für die Gefahren eines exzessiven Pornokonsums hellhörig zu machen. Wir werden schon früh im Leben auf die Gefahren im Zusammenhang mit dem Tabak-, dem Drogen- und dem Alkoholkonsum aufmerksam gemacht – warum nicht auf die Gefahren im Zusammenhang mit Pornografie? Sie ist bestimmt kein Thema, das wir gerne unseren

Kindern gegenüber anschneiden wollen, aber was ist die Alternative? Der Anblick eines unserer Lieben, der unter den zerstörerischen Folgen der Sex- und Pornosucht und möglichen rechtlichen Weiterungen leidet. Wohlmeinende Eltern schenken ihren Kindern das neueste Smartphone, aber ohne die Software, die sie schützen kann. Als Gesellschaft müssen wir einen offenen Diskurs über Sex- und Pornosucht fördern und betroffenen Menschen das Mitgefühl und die Empathie entgegenbringen, die sie verdienen, statt sie als unmoralische oder pervertierte Individuen zu betrachten. Nur dann werden wir einen Durchbruch bei Menschen erleben, die aus ihrer Scham und ihrem Schweigen herauskommen und sich um ihre Wiederherstellung bemühen.

Literatur

APA (American Psychiatric Association) (2013): *Diagnostic and statistical manual of mental disorders – DSM-5*. Washington DC u. a: American Psychiatric Association.

Bancroft, J. & Vukadinovic, Z. (2004): Sexual addiction, sexual compulsivity, sexual impulsivity or what? Towards a theoretical model. *Journal of Sex Research*, 41 (3), S. 225–234; https://doi:10.1080/00224490409552230.

Birchard, T. (2015): *CBT for compulsive sexual behaviour: A guide for professionals*. London u. a.: Routledge, S. 133–143.

Campbell, S. W. & Park, Y. J. (2008): Social implications of mobile telephony: The rise of personal communication society. *Sociology Compass*, 2 (2), S. 371–387.

Carnes, P. (1991): *Zerstörerische Lust: Sex als Sucht*. München: Heyne.

Faisandier, K., Taylor, J. & Salisbury, R. (2012): What does attachment have to do with out-of-control sexual behaviour? *New Zealand Journal of Psychology*, 41 (1), S. 19–29.

Hall, P. (2013): *Understanding and treating sex and pornography addiction*. London, New York: Routledge.

Innocente, G. M. (2015). *Client-clinician texting: An expansion of the clinical holding environment. Doctorate in Social Work*. (DSW) Dissertations. 71. Philadelphia, PA: University of Pennsylvania. Im Internet: https://repository.upenn.edu/cgi/viewcontent.cgi?article=1074&context=edissertations_sp2 (Zugriff: 2. 3. 2023).

Katehakis, A. (2017): *Sex addiction as affect dysregulation*. New York: W. W. Norton.

Keane, H. (2018): What's wrong with sex addiction?. In: T. Birchard & J. Benfield (Hrsg.), *The Routledge International Handbook of Sexual Addiction*. Abingdon, Oxon: Routledge, S. 427–438.

Kotera, Y. & Rhodes, C. (2019): Pathways to sex addiction: Relationships with adverse childhood experience attachment, narcissism, self-compassion and motivation in a gender-balanced sample. *Sexual Addiction & Compulsivity*, 26 (1–2), S. 54–76.

Ley, D. J. (2012): *The myth of sex addiction*. Lanham, MD: Rowman & Littlefield.

Ley, D. J. (2018): Sex addiction: An iatrogenic and moral concept. In: IT. Birchard & J. Benfield (Hrsg.), *The Routledge International Handbook of Sexual Addiction*. Abingdon, Oxon: Routledge, S. 439–444.

Ley, D. J., Prause, N. & Finn, P. (2014): The emperor has no clothes: A review of the »pornography addiction« model. *Current Sexual Health Reports,* 6 (2), S. 94–105.
Ling, R. S. (2012): *Taken for grantedness: The embedding of mobile communication into society.* Cambridge, Mass.: MIT Press.
Regnerus, M., Gordon, D. & Price, J. (2016): Documenting pornography use in America: A comparative analysis of methodological approaches. *Journal of Sex Research,* 53 (7), S. 873–81.
Wilson, G. (2021): *Porno im Kopf. Die verdeckten Folgen von Pornosucht – und was Sie dagegen tun können.* Kandern: Unimedica.
Zapf, J., Greiner, J. & Carroll, J. (2008): Attachment styles and male sex addiction. *Sexual Addiction and Compulsivity,* 15, S. 158–175; https://doi.org/10.1080/10720160802035832

STEFANIA MUZI UND CECILIA SERENA PACE

Zum Bindungsverhalten der digitalen Jugend in Zeiten von Covid-19

Forschungsergebnisse, Probleme und Chancen

Die SARS-CoV-2-Pandemie (COVID-19) gehört zu den folgenschwersten und am weitesten verbreiteten Ereignissen unseres Jahrzehnts; sie hat weltweit mehr als 6,5 Millionen Todesopfer gefordert (WHO 2022) und in allen Ländern erhebliche wirtschaftliche und gesellschaftliche Schäden angerichtet (Auriemma & Iannaccone 2020; Grasso et al. 2021; Shang et al. 2021).

Nach der 2019 erfolgten Registrierung des ersten Krankheitsfalls in China und der raschen weltweiten Verbreitung der Krankheit erklärte die WHO das Virus im Januar 2020 zum Problem von internationaler Bedeutung und rief am 11. März 2020 den pandemischen Notfall aus. Alle Länder ergriffen daraufhin schrittweise Maßnahmen zur Eindämmung des Virus, während sie auf die Freigabe von Impfstoffen warteten.

Europa gehörte von Anfang an zu den von der Pandemie heimgesuchten Kontinenten und ist laut der WHO-Statistik bis heute am stärksten betroffen (WHO 2022). Die Länder Europas waren die ersten, in denen die jeweiligen Regierungen die sozialen Kontakte beschränkten, um die Ausbreitung des Virus in Schach zu halten. Beginnend mit Italien ergriffen die meisten europäischen Länder Lockdown-Maßnahmen in Form von Quarantäne, durchgehender oder fallweiser Aussetzung öffentlicher Aktivitäten (Schulschließungen, Aussetzung geschäftlicher Tätigkeiten, Schließung von Vergnügungsstätten) und Ausgangsbeschränkungen für die Bevölkerung. Diese Maßnahmen galten, abgesehen von einer kleinen Lockerung im Sommer, während des ganzen Jahres 2020 und erfuhren noch eine Verschärfung bis zum Dezember 2021, dem Zeitpunkt, zu dem die Impfkampagne in Gang kam (Acuti Martellucci et al. 2022; Marziano et al. 2021). Von da an wechselten Lockerungen und gelegentliche Verschärfungen einander ab, abhängig von der Entwicklung der Fallzahlen bzw. dem Erfolg der Impfkampagne (Acuti Martellucci et al. 2022; Marziano et al. 2021). Zur definitiven Lockerung der restriktiven Maßnahmen und zur allmählichen Rückkehr zu uneingeschränkten öffentlichen und kommerziellen Aktivitäten kam es im laufenden Jahr 2022. Allerdings ist das Jahr nun zu Ende und die Pandemie noch nicht für überwunden erklärt worden; auch zeichnet sich noch keine Ankündigung einer solchen Erklärung ab.

Die psychischen Folgen der durch die Pandemie bedingten sozialen Einschränkungen

In psychologischer Hinsicht ist die Wirkung der pandemiebedingten sozialen Einschränkungen dramatisch (Saladino et al. 2020). Die Literatur registriert einen Rückgang an Empathie, ein höheres Maß an Stress, pathologische Symptome wie Ängste, Depressionen und posttraumatische Belastungsstörungen (Saladino et al. 2020), eine Zunahme aggressiver und gewalttätiger Auseinandersetzungen in Familie und Gesellschaft (Killgore et al. 2021; Kourti et al. 2021; Letourneau et al. 2022) und soziale Phänomene wie die Stigmatisierung und Diskriminierung infizierter Personen (Ransing et al. 2020; Rewerska-Juśko & Rejdak 2022), vor allem von Frauen und Angehörigen ethnischer Minderheiten (Bhanot et al. 2021). Darüber hinaus bedeuteten die Einschränkungen für viele Menschen eine finanzielle Erschwernis, was Ängste und Depressionen beförderte und auch Suizide verursachte (Brenner & Bhugra 2020; Witteveen & Velthorst 2020).

Vor diesem Hintergrund galt das Interesse zumal dem psychischen Befinden junger Menschen, also von Heranwachsenden und jungen Erwachsenen zwischen 15 und 24 Jahren (UN 1981) und damit derjenigen Altersgruppe, die generell als für psychische Probleme und erste psychiatrische Auffälligkeiten anfälliger gilt (Solmi et al. 2022).

Während der Pandemie hatten Jugendliche ein höheres Risiko als Erwachsene, sich mit Covid-19 anzustecken (Schneiderman et al. 2022), und systematische Übersichten sprechen von einer deutlichen Verschlechterung ihres Wohlbefindens, einer Zunahme von Angst, Depressionen, Stress und registrierter Einsamkeit gegenüber vorpandemischen Zeiten (Kauhanen et al. 2022). Besonders ausgeprägt waren diese Folgen bei vulnerablen Jugendlichen, etwa solchen mit psychiatrischen Diagnosen (Theberath et al. 2022), solchen, die wegen widriger und potentiell traumatischer früher Erfahrungen – sei es, dass sie misshandelt worden waren, Zeugen familiärer Gewalt gewesen waren oder in Pflegefamilien bzw. in einer Institution lebten – ein entsprechendes Risiko trugen oder Identitätsprobleme hatten, z. B. LGBT (für: lesbisch, schwul, bisexuell und transgender) (Silliman Cohen & Bosk 2020).

Mehrere Langzeitstudien (überprüft von Chadi et al. 2022) schreiben die Verschlimmerung psychischer Probleme den drastischen Lockdown-Maßnahmen und der Beschränkung der sozialen Kontakte zu. Allerdings ist noch nicht klar, *in welcher Weise* die Beschränkung ihrer sozialen Kontakte das psychische Befinden der Jugendlichen in der Pandemie beeinträchtigt hat. Insoweit bietet die Bindungstheorie uns vielleicht eine Perspektive, aus der sich die Unterschiede in der Anpassung der Jugendlichen zur Zeit der Pandemie erklären lassen.

Die Covid-19-Pandemie aus bindungstheoretischer Perspektive

Der Beitrag des Bindungssystems zur emotionalen Regulierung

Das Bindungsverhalten gehört in einen evolutionären Zusammenhang, denn es ist ein angeborenes Motivationssystem, das dem Überleben junger Säugetiere – und damit auch von Menschen – in Situationen der Gefahr oder Bedrohung dient (Bowlby 1983).

Vor allem ist das Bindungssystem Teil jener Abwehrsysteme, die sich im Zuge der neurobiologischen Entwicklung der Säugetiere ergeben haben (Porges 2003). In Fällen von extremem Distress und extremer Angst vor einer wahrgenommenen Gefahr oder einer lebensbedrohlichen Entwicklung ist das tierische Abwehrsystem das primitive sympathische System, das auf den vier automatischen Stressreaktionen Kampf – Flucht – Gefrieren – Einschmeicheln beruht und zur Hyperaktivierung des dorsal-vagalen Systems und zu deutlichem Erregungsanstieg führt; dies kostet ein hohes Maß an Anstrengung und kann negative Folgen für das Nervensystem haben, wenn es zu lange anhält oder wiederholt auftritt (Porges et al. 1994). Zumal bei Kindern und Jugendlichen, deren Hirn noch unreif und in der Entwicklung begriffen ist, kann ein anhaltender oder wiederkehrender Einsatz des sympathischen Abwehrsystems irreversible Schäden an den Hirnströmen verursachen, die ihrerseits für die Reaktion auf Stress und die emotionale Regulierung zuständig sind. Das wiederum führt zu anhaltender und unmotivierter Hyperaktivierung und Distress, zu dysreguliertem Verhalten und dazu, dass es schwierig oder sogar unmöglich wird, einen Zustand neurovegetativer Ruhe herzustellen, nachdem man einer Gefahr ausgesetzt war (Franke 2014).

Derartige Folgen können die Entwicklung der Spezies negativ beeinflussen, und so haben die Säugetiere im Lauf der Evolution ein verfeinertes Schutz- und Verteidigungssystem entwickelt, das auf der Beziehung zu den Artgenossen beruht.

Nach der Polyvagaltheorie (Porges et al. 1994, Porges 2003) hat der Mensch ein alternatives, effizienteres und weniger mühsames System der Selbstregulierung ausgebildet, das auf der Aktivierung eines in jüngerer Zeit entwickelten ventral-vagalen Nervs durch soziales Engagement beruht (Porges 2003). Wenn dieses System am Werk ist, sendet die betreffende Person verbale und nonverbale Hinweise über ihre negativen Emotionen an eine vertrauenswürdige Person, deren Reaktionen – in erster Linie nonverbaler Art wie etwa Gesichtsausdruck, Vokalisierungen, physischer Kontakt – der erstgenannten helfen, den ventral-vagalen Nerv zu aktivieren, der die Aktivität des dorsal-vagalen Nervs reduziert und es ihr ermöglichen kann, auf dem Wege der Ko-Regulation zur Ruhe zu kommen (Porges 2003). Bei überwiegender Aktivität des zentral-vagalen Nervs ist der Erregungspegel der Person ausgeglichen, was Sozialisation, Exploration und menschliche Entwicklung begünstigt (Porges 2021).

Das Bindungssystem lässt sich als vorprogrammiertes Verhaltenssystem denken, das diesen Mechanismus der Ko-Regulation zwischen Kleinstkind und erwachsener Artgenossin erleichtert und das Überleben des Kindes sowie seine gesunde psycho-affektive Entwicklung sichert. Wie bei jedem anderen Säugetier sucht ein menschliches Kind von Geburt an eine erwachsene Bezugsperson für seine praktisch-dingliche und emotionale Versorgung, es sucht eine »Höhle«, und es will beschützt und beruhigt werden, wenn es aufgeregt oder in Gefahr ist; es sucht also nach einer Versorgerin, die bereit ist, ihm einen sicheren Hafen zu bieten (Bowlby 1983). Wenn das Kind sich sicher genug fühlt, um auf Erkundungen auszugehen, sucht es auch die entsprechende Ermutigung von Seiten der Bezugsperson und einen Ort, an den es in Augenblicken der Gefahr zurückkehren kann, also eine *sichere Basis* (Bowlby 1983). Wenn eine Reihe von Interaktionen mit der gleichen erwachsenen Person aufeinander folgen, identifiziert das Kind diese Person als bevorzugte Bezugsperson und etabliert eine Bindung zu ihr, sie wird damit zu einer Bindungsfigur. Je nachdem, wie diese in der Regel reagiert, wenn das Kind im Rahmen seiner täglichen Interaktionen einen sicheren Hafen und/oder eine sichere Basis sucht, strukturiert sich die Eltern-Kind-Beziehung nach einem wiederkehrenden und vorherrschenden Interaktionsmuster. Basierend auf diesem Muster entwickelt das Kind fortschreitend ein Schema der mentalen Repräsentationen:

a) seines Selbst (als wert oder nicht wert, geliebt und versorgt zu werden und seine Bedürfnisse und Gefühle ausdrücken zu können),
b) des Anderen (als vorhanden/bereit oder nicht bereit, die Bedürfnisse des Kindes zu befriedigen und als sicherer Hafen – sichere Basis – zu dienen), und
c) signifikanter Beziehungen als Quelle von Belohnungen und Hilfe zum Überleben und zur eigenen Entwicklung,

mit anderen Worten: ein inneres Arbeitsmodell seiner Bindungen (Bowlby 1983).

Selbstverständlich kann ein Kind eine Vielzahl innerer Arbeitsmodelle zu unterschiedlichen Bindungsfiguren entwickeln, aber zu Beginn tendiert das unreife neurobiologische System des kleinen Kindes dazu, *eine* Bindungsfigur als die bevorzugte zu erkennen. Damit wird das innere Arbeitsmodell mit dieser Figur zum vorherrschenden Modell, das nun das Beziehungsverhalten des Kindes stark prägt und an dem das Kind sich in der Folge auch in anderen Beziehungen orientiert, um die Befriedigung seiner im Wesentlichen affektiven Bedürfnisse zu erlangen.

Auf der Basis jahrzehntelanger empirischer Beobachtungen mit den als Goldstandard geltenden Vorgehensweisen der sogenannten »Fremden Situation« (Ainsworth et al. 1978) und des Erwachsenen-Bindungs-Interviews (AAI [Adult Attachment Interview]; George et al. 1985) lassen sich das Bindungsverhalten kleiner Kinder und die Narrative Heranwachsender und Erwachsener in vier Muster einteilen:

- *Sicher-autonom (Typ B in der »Fremden Situation«, Typ F im Erwachsenen-Bindungsinterview, dem AAI)*. In dieser Kategorie finden sich Individuen, die in ihrem Verhältnis zu signifikanten Bezugspersonen flexibel zwischen der Suche nach Nähe und der autonomen Erkundung wechseln. Ein so kategorisiertes Kind zeigt seinen Kummer offen – es weint, wenn die Mutter den Raum verlässt –, und es reagiert freudig auf ihr Wiedererscheinen. Es sucht diese Person als Quelle von Wohlbehagen und Beruhigung, wenn es bekümmert oder ängstlich ist. Wenn das Kind sich der Nähe der Bezugsperson sicher ist und den entsprechenden Trost erhält, reguliert es negative Emotionen schnell und mühelos, beruhigt sich und nimmt sein Spiel bzw. seine Erkundungen wieder auf. Dabei wirkt es ruhig und selbständig und wird nur dann zur Bezugsperson zurückkehren, wenn es Angst empfindet oder eine größere Gefahr wahrnimmt. Die Bindungsinterviews sicher-autonomer Individuen sind kohärent und spiegeln die Fähigkeit, sich frei über Bindungserfahrungen zu äußern, selbst wenn es ungünstige Erfahrungen sind – ein Hinweis darauf, dass der betreffende Mensch sich der Durchschlagskraft solcher Erfahrungen auf die erwachsene Persönlichkeit sehr wohl bewusst ist, sich der Wirkung der jeweiligen Erfahrungen aber dennoch entziehen kann. Die Narrative sicher-autonomer Individuen zeigen auch, dass solche Menschen signifikante Bezugspersonen brauchen und imstande sind, sich auf solche Personen zu verlassen. Wir haben es hier mit einem sicheren inneren Arbeitsmodell zu tun, d.h. die Person A erweist sich als liebenswert und als fähig, die eigenen Bedürfnisse adäquat zum Ausdruck zu bringen; sie denkt sich die Bindungsfigur B als willens und verfügbar, um die Funktionen der sicheren Basis und des sicheren Hafens zu übernehmen und ihre, der Person A, Bedürfnisse zu erfüllen; die Beziehung stellt sich als sicher, vertrauensvoll und als eine Quelle von Hilfe, Anerkennung und emotionaler Regulierung dar.

- *Unsicher-vermeidend (Typ A in der »Fremden Situation«, Typ D im AAI)*. In diese Kategorie fallen Typen, denen mehr an Erkundung und Autonomie gelegen ist als an Nähe. In der »Fremden Situation« lassen unsicher-vermeidende Kleinstkinder keinen Distress erkennen (d.h. weinen nicht), wenn die Bezugsperson den Raum verlässt, und scheinen es nicht zu bemerken, wenn ebendiese Person zurückkommt. Sie wenden sich nicht an die Bezugsperson, um sich beruhigen oder zum Spiel bzw. zum Erkunden anregen zu lassen; vielmehr meiden sie diese Person und vermitteln den Eindruck, ihre Bindungsbedürfnisse heruntergefahren zu haben und sich allein auf sich selbst zu verlassen. Das deutet darauf hin, dass das betreffende Kind eine Strategie entwickelt hat, sich die Nähe dieser speziellen Person (bei gleichzeitiger Leugnung seiner Bindungsbedürfnisse) gerade da zu sichern, wo es sich allein auf sich selbst verlassen, seine Unabhängigkeit dartun und auf Nähe-Ersuchen an die Bezugsperson verzichten muss. Die vermeintliche Strategie der emotionalen Regulierung beruht also darauf, dass Emotionen, zumal Ängste und Verstimmungen, unterdrückt und gegenüber der signifikanten Bezugsperson verborgen werden müssen. Im AAI wirken die Narrative inkohärent, erschwert durch wiederkehrende Ausfälle des Erinnerungsvermögens und durch Diskrepanzen zwischen der positiven Schilderung der Eltern und dem Fehlen von Episoden, die diese Schilderungen stützen könnten; wir haben es also mit einer defensiven Idealisierung oder mit der Minimierung der Bedeutung von Bindungserfahrungen und einer unzutreffenden Beschreibung des Selbst als stark, unabhängig und normal zu tun. Das zugrunde liegende Arbeitsmodell dürfte die Erwartung enthalten, dass die Bezugsperson eben gerade *nicht* rasch oder einfühlsam auf den Wunsch des

Kindes nach Schutz oder Nähe oder auf die Verbalisierung seiner Bedürfnisse und negativen Emotionen eingehen wird. Die Person dürfte sich als nicht liebens- oder beachtenswert und eine enge Beziehung als Quelle schmerzlicher Erfahrungen und Zurückweisungen ansehen, die folglich zu meiden ist.

- *Unsicher-präokkupiert (Typ C, ambivalent-widerstrebend in der »Fremden Situation«, E/P im AAI)*. Diese Kategorie erfasst Menschen, die der Nähe zu Bezugspersonen den Vorzug vor der autonomen Erkundung geben. In der »Fremden Situation« lassen widerstrebende Kleinstkinder einen übertriebenen Distress erkennen, wenn die Bezugsperson den Raum verlässt, und scheinen auch dann noch untröstlich, wenn sie zurückkommt; sie brauchen viel Zeit, um sich wieder zu beruhigen, und lassen der Bindungsfigur gegenüber ihren Ärger und ein ambivalentes Verhalten erkennen. Das spricht dafür, dass ein solches Kind sich nicht sicher ist, ob es bei seinen Erkundungen mit der Bezugsperson und mit ihrer Hilfe, wenn sie denn nötig ist, rechnen kann; d. h. es ist sich nicht sicher, ob die Person ständig verfügbar ist und ihm den sicheren Hafen und die sichere Basis bieten wird. Es ist also besser, gar nicht zu explorieren und sich so den Schutz der Bezugsperson zu sichern. Die Strategie der emotionalen Regulierung basiert also vermutlich auf der Maximierung der emotionalen Äußerung gegenüber der signifikanten Bezugsperson. Im AAI wirken die Narrative inkohärent und unaufrichtig, weil von Ärger oder Passivität geprägt. Es deutet sich an, dass die Person keine detaillierten Erfahrungen mit Eltern hat, die ein kohärentes Bild ergeben könnten. Das zugrunde liegende innere Arbeitsmodell dürfte die Erwartung einer unvorhersehbaren Reaktion der Bindungsfigur auf das Äußern von Emotionen und Bedürfnissen enthalten. Das kleine Kind wird sich vermutlich als nicht liebens- oder beachtenswert und enge Beziehungen als eine Quelle von Angst und Instabilität ansehen.
- *Desorganisiert/desorientiert (Typ D)*. Anders als die übrigen drei Muster, die ja organisierte Strategien zur Wahrung der Beziehung zu bevorzugten Bindungsfiguren darstellten, wird die Kategorie D in Fällen zugeordnet, in denen es an einer organisierten und beobachtbaren Verhaltensstrategie fehlt. Desorganisiert gebundene Kleinstkinder zeigen widersprüchliche Verhaltensweisen, etwa eine exzessive Nähe zur Bezugsperson bei gleichzeitiger Meidung ebendieser Person, oder sie verhalten sich bizarr, indem sie beispielsweise »gefrieren«. Solche Manifestationen deuten darauf hin, dass das Kind es nicht vermocht hat, sich Erwartungen und eine Strategie zurechtzulegen, die sein Verhalten im Rahmen signifikanter Beziehungen leiten könnten. Dieses Muster wird häufiger in Fällen früher aversiver Erfahrungen mit primären Bezugspersonen beob-

achtet, z. B. in Fällen einer frühen Heimunterbringung, wenn das Kind keine Möglichkeit hatte, sich unter den vielen professionellen Bezugspersonen für eine bevorzugte Bindungsfigur zu entscheiden, oder bei gewalttätigen Pflegepersonen, die gleichzeitig sowohl eine Quelle von Angst und Gefahr darstellten als auch als Quelle der Befreiung davon erschienen – Verfolgerin und Beschützerin zugleich. Gemäß der polyvagalen Perspektive lässt das Vorliegen des D-Musters auf das Misslingen des erwähnten ko-regulatorischen Prozesses und auf die exzessive und wiederkehrende Aktivierung des parasympathischen Systems schließen, was wiederum für eine spätere Fehlanpassung und Dissoziation prädisponieren kann (Sherin & Nemeroff 2022).

Frühe Innere Arbeitsmodelle tendieren zur Stabilität; sie können daher das Bindungsverhalten und die Art der emotionalen Regulierung auch im Rahmen späterer Beziehungen beeinflussen. Damit erklärt sich die je unterschiedliche Geneigtheit von Individuen, sich ihr Leben lang in Fällen von Distress und Angst bei signifikanten Anderen um Beruhigung, Hilfe und Wohlbehagen zu bemühen (Bowlby 1983). Jahrzehnte der Forschung haben in der Tat dargetan, dass Personen, die ein höheres Maß an Bindungssicherheit zeigen, sich zugleich durch ein Mehr an Resilienz und eine bessere psychische Gesundheit auszeichnen (Darling Rasmussen et al. 2019), während unsicher gebundene – und unter diesen vor allem die desorganisiert gebundenen – Personen ein größeres Risiko für psychische Probleme haben und weniger gut imstande sind, mit Stressoren fertigzuwerden (Mikulincer & Shaver 2012; Riem et al. 2019).

Diese Beobachtungen gelten auch für Jugendliche (Madigan et al. 2016; Sam et al. 2015), wenn auch nicht ganz so folgerichtig wie in anderen Perioden der Entwicklung. In der Tat führen die neurobiologische Plastizität der Adoleszenz und die deutlichen biologischen und sozialen Veränderungen in dieser Lebensperiode zu einer Umstrukturierung der bindungsbezogenen Arbeitsmodelle (Allen & Tan 2016). Heranwachsende bemühen sich zunehmend um Autonomie und physische Distanz gegenüber den Eltern, und ihre Peerfiguren gewinnen in der Bindungshierarchie an Bedeutung. Die Forschung sieht in den Eltern weiterhin die primären Bindungsfiguren für Jugendliche, zumal wenn diese verstört oder bekümmert sind, aber allmählich werden Freunde und Liebespartner zu alternativen sicheren Häfen und Basen. In Vorbereitung romantischer Beziehungen und der späteren Elternschaft können Jugendliche auch ihrerseits die Rolle der sicheren Basis und des sicheren Hafens für andere Personen übernehmen (Allen & Tan 2016).

Überdies setzt in der Adoleszenz eine rasche Entwicklung der metakognitiven Fertigkeiten ein, und die Person tritt in die Phase der formalen Operationen ein, ist also zu anspruchsvollen gedanklichen Operationen imstande. Das erlaubt es, Informationen von einer Vielzahl bindungsspezifischer Arbeitsmodelle (mit Mutter, Vater, Großeltern, Trainer oder Freundin) zu einer einmaligen Meta-Repräsentation von Bindung zusammenzufügen, die, ständig hinsichtlich der Repräsentationen aller signifikanten Beziehungen zur Zeit der Adoleszenz auf den neuesten Stand gebracht, von nun an das vorherrschende innere Arbeitsmodell konstituieren wird. Tatsächlich besteht laut der Meta-Analyse von Pinquart et al. (2013) schon in der Zeit zwischen früher Kindheit und Erwachsenenalter eine gewisse Stabilität der Bindung, die zwischen Adoleszenz und Erwachsenenalter aber noch erheblich zunimmt.

Die Adoleszenz ist darüber hinaus die Periode der größten Diskontinuität gegenüber der frühen Bindung, was bedeutet, dass sie eine Periode der großen Chancen, aber auch eine der Vulnerabilität sein kann. Ein Kind, das sich seiner Bindung zu den Eltern nicht sicher ist, kann in der Adoleszenz zur Bindungssicherheit gegenüber anderen Figuren – etwa einer Lehrerin, einem Therapeuten, Freunden, einem Liebespartner – finden; so kann dieser Mensch letztlich im beginnenden Erwachsenenalter zur sicheren Meta-Repräsentation von Bindung gelangen. Andererseits sind negative Lebensereignisse die stärksten Prädiktoren einer Veränderung in Richtung Bindungsunsicherheit (McConnell & Moss 2011) und können gerade Jugendliche mit ihrem beweglichen Bindungsverhalten relativ stärker treffen. Verlusterfahrungen, Missbrauch, die Scheidung der Eltern, Armut, Hospitalisierung einer Elternperson und kollektive Katastrophen können bei einem jungen Menschen zu Bindungsunsicherheit oder sogar Bindungsdesorganisation führen, wenn dieser nicht imstande ist, über die entsprechende psychische Wirkung nachzudenken. Und was den zuvor erklärten Prozess angeht: Bindungsfiguren – vor allem Eltern – spielen eine entscheidende Rolle in der Ko-Regulation negativer Emotionen von Jugendlichen und in Bezug auf deren Fähigkeit, mit ausgesprochenen Stressoren wie eben einer Pandemie fertigzuwerden.

Die Pandemie: Aktivator und Herausforderung für das Bindungssystem

Aus bindungstheoretischer Perspektive ist eine Pandemie ein unvermitteltes, erschreckendes und verwirrendes Geschehen, eine Quelle der Gefahr, genau die Situation, die das Bindungssystem zu aktivieren vermag.

Studien aus vor-pandemischen Zeiten besagen, dass die meisten Jugendlichen in Gemeinschaftsstichproben als sicher-autonom klassifiziert sind (eine Übersicht findet sich bei Muzi & Pace 2022). Die Annahme lautet daher, dass die Aktivierung und das Funktionieren des Systems so vor sich ging wie oben erklärt: Eine prototypische sicher gebundene Jugend hätte sich zuerst an die Eltern – und alternativ an andere Verwandte oder an Freunde – gewandt, um Beruhigung und Zuspruch zu erhalten. Die Erreichbarkeit einer solchen Bindungsfigur in ihrer Eigenschaft als sicherer Hafen hätte die Jugendlichen wieder beruhigt (Moretti & Peled 2004). In dieser anomalen Situation ist es aber nicht sicher, dass der Prozess in dieser Weise abläuft. Für das menschliche Nervensystem stellt die Pandemie eine paradoxe Herausforderung dar (Porges 2021), in der die Quellen der Ko-Regulation – andere Menschen – auch eine Quelle der Furcht vor Ansteckung sind und in der es nur eingeschränkt oder gar nicht möglich ist, die negativen Emotionen zu regulieren, die sich aus der erschreckenden Situation ergeben.

Bindungstheoretisch betrachtet, könnten Eltern gestresst und ängstlich und folglich nicht immer imstande gewesen sein, ihren Kindern einen sicheren Hafen zu bieten. Das gilt vor allem für getrennt lebende Eltern, von denen die eine Person weit entfernt lebt und das Kind vielleicht schon lange nicht hat sehen können. Persönliche Kontakte mit alternativen Bindungsfiguren wie etwa Großeltern oder Freunden waren eingeschränkt, und diese Menschen waren weniger erreichbar, was besonders dramatisch für junge Menschen gewesen sein könnte, die sich ihrer Bindung an die Eltern nicht sicher sind und deren Bindungsbedürfnisse von Figuren außerhalb der Familie befriedigt wurden und werden. Zudem wurden in den mehr als zwei Jahren der Pandemie Millionen Jugendliche durch den Tod ihrer Bezugspersonen zu Waisen (Hillis et al. 2022); sie erlebten damit einen der stärksten Prädiktoren für den Wandel von Bindungssicherheit zu -unsicherheit (McConnell & Moss 2011).

Die meisten Menschen haben versucht, das Verbot des physischen Kontakts zu umgehen, indem sie Video-Gespräche und die sozialen Medien nutzten, und viele Autoren haben empfohlen, sowohl in Kontakt mit lieben Angehörigen zu bleiben als auch weiterhin in den helfenden Disziplinen und hier bei der psychischen Hilfe tätig zu bleiben (Porges 2021). Aber noch gibt es keine Kenntnis bezüglich der Frage, wie das Bindungssystem funktioniert haben könnte, wenn eine seiner Grundlagen, der persönliche Kontakt, zurückgefahren oder ganz abgebrochen worden wäre. Man kann annehmen, dass die Dinge nicht funktioniert oder jedenfalls schlechter funktioniert hätten, weil es an persönlichem Kontakt fehlte. Aber heute gehören Jugendliche zur Generation Z (geboren zwischen 1998 und 2007), sind also sämtlich »digitale« Jugendliche, die ihr ganzes junges Leben im digitalen

Zeitalter verbracht haben. Die meisten wurden in der Ära des Web 2.0 geboren, nach der Einführung des ersten sozialen Netzwerks, und haben folglich ihr ganzes Leben mit den sozialen Medien verbracht.

Studien zur Bindung Jugendlicher während der Pandemie gehen gewissermaßen von einem privilegierten Standpunkt aus, wenn sie danach fragen, ob die Bindung der digitalen Jugend derjenigen der nicht-digitalen Generationen ähnelt oder sich von ihr unterscheidet und wie die Bindung Jugendlicher in einer anomalen Weltsituation wie der Pandemie überhaupt funktioniert.

Forschungsergebnisse zur Bindung der digitalen Jugend in der Pandemie

Im September 2022 lagen 19 veröffentlichte empirische Studien zur Bindung der »digitalen« Jugend während der Pandemie vor. Mit Ausnahme Afrikas kamen diese Studien aus allen Kontinenten. Es handelte sich nur um Gemeinschaftsstichproben. Erfasst wurden nur geringgefährdete Gemeinschaften mit Teilnehmern zwischen 12 und 24 Jahren.

Die Studien lassen sich nach drei Forschungssträngen gruppieren:

- Der Hauptstrang umfasste 63 % der Studien und ging der Wirkung von Bindung als Prädiktor der psychischen Gesundheit und des Gesundheitsverhaltens während der Pandemie nach (Chi et al. 2020; Coulombe & Yates 2022; Gouvernet & Bonierbale 2022; Hermosillo-de-la-Torre et al. 2021; Ierardi et al. 2022; Laurier et al. 2021; Moccia et al. 2020; Muzi et al. 2021, 2022; Tambelli et al. 2021; Yang et al. 2021; Zhuyue 2021). Insgesamt wird hier zumeist von Bindungsangst als Prädiktor weiterer Anzeichen von Angst, Depression, posttraumatischem Stress und Verhaltensproblemen berichtet; drei Studien erkannten in zwei Stichproben auch Desorganisation als Prädiktor weiterer Symptome (Gouvernet & Bonierbale 2022; Muzi et al. 2021, 2022). Zudem bestätigte sich, dass Bindungssicherheit als Schutzfaktor im Sinne eines besseren psychischen Befindens fungiert.
- Der zweite Strang, der 26 % der Studien umfasste, ging dem Zusammenhang zwischen Bindung und problematischer Internet- und Social-Media-Nutzung einschließlich des Online-Spielens nach (Burrell-Mortimer 2020; Clark & Harris 2021; Kostić et al. 2022; Muzi et al. 2021; Salehi et al. 2022). Kurz gesagt: Bindungsangst prädizierte vor allem mehr Suchtsymptome, während Bindungs-

sicherheit auf ein weniger problematisches Nutzungsverhalten vorauswies. Keine der im zweiten Strang versammelten Studien ging der Rolle der Bindungs-Desorganisation im hier untersuchten Zusammenhang nach.

- Der dritte Strang umfasste nur zwei Studien (10 %; Fatin et al. 2021; Janssens et al. 2021), die der Wirkung von Bindung auf Gefühle der Einsamkeit und der sozialen Unverbundenheit nachgingen. Beide Studien arbeiteten mit dem Inventory for Parent and Peer Attachment (IPPA; Armsden & Greenberg 1987), einem Fragebogen zur Selbsteinschätzung, der das Maß an Bindungssicherheit im Verhältnis zu Eltern und Peerfiguren erfasst. Aus den Resultaten geht also nur hervor, dass ein höheres Maß an (auch vor-pandemischer) Bindungssicherheit solche Gefühle der Einsamkeit und der sozialen Unverbundenheit reduzierte; zur Rolle der drei »unsicheren« Muster gibt der Fragebogen aber nichts her.

In zwei Studien fand sich merkwürdigerweise eine schützende Wirkung von Bindungsvermeidung, und dies zum einen in Bezug auf Krankheitssymptome (Moccia et al. 2020) und zum anderen im Hinblick auf die problematische Nutzung des Internets (Salehi et al. 2022).

Begrenzt wird die aktuelle Literatur in ihrem Aussagewert dadurch, dass nur wenige Studien zur Bindung in pandemischen Zeiten einen Vergleich mit vorpandemischen Daten enthalten (Ierardi et al. 2022; Muzi et al. 2021), dass nur 5 Längsschnittstudien existieren (Clark & Harris 2021; Coulombe & Yates 2022; Ierardi et al. 2022; Janssens et al. 2021; Yang et al. 2021), dass die Mädchen in den Stichproben deutlich überrepräsentiert waren und dass nur in *einer* dieser Studien ein Bindungsinterview geführt wurde (Muzi et al. 2021, 2022).

Erkenntnisse aus Längsschnittstudien in Genua

In den Jahren 2020 und 2021 führte Cecilia Serena Paces Forschungsgruppe zwei kurze Längsschnittstudien zum Thema Bindung unter italienischen Heranwachsenden« durch.

Die *erste Studie* mit geringgefährdeten Jugendlichen zwischen 12 und 17 Jahren erfasste anhand des Friends and Family Interview (FFI; Steele & Steele 2005; Pace et al. 2020) die Bindung der Probanden, ferner die emotional-behaviorale Problematik, die problematische Mediennutzung sowie eine Reihe von Variablen im Zusammenhang mit dem emotionalen Verhalten (z. B. Alexithymie, Strategien der emotionalen Regulierung, expressive Suppression und kognitive Neubewertung sowie das reflektive Verhalten). Teilergebnisse dieser Forschungen sind publiziert bei Muzi et al. (2021; 2022) und Pace et al. (2022a), während die Längsschnittergebnisse zur Bindung noch auf ihre Veröffentlichung warten und bisher nur auf Konferenzen bekanntgemacht wurden. In dieser ersten Studie wurden 101 Heranwachsende von April bis Juni 2020 (T1, strenger Lockdown) mittels Video-Anrufen erfasst; vier Monate später wurden 93 von ihnen ein weiteres Mal begutachtet (T2, intermittierende Lockdowns). Teilergebnisse enthüllten, dass die Jugendlichen in der Hauptsache als sicher gebunden kategorisiert wurden, und ließen beim Vergleich mit den vor-pandemischen Werten von Peerfiguren keine Unterschiede in der Bindungsqualität erkennen (n = 29; Muzi et al. 2021); die Bindungskategorien von T1 und T2 blieben über vier Monate hinweg stabil ($n = 45$, $k = .95$; Pace et al. 2022b). Bindungsangst prädizierte 15.2% Angstsymptome, und Bindungsdesorganisation prädizierte 16.5% Internalisierungsprobleme, 17% somatische Beschwerden und 11% soziale Probleme (Muzi et al. 2021). Das allgemeine innere Arbeitsmodell wies nicht auf Rückzug/Depression voraus; diese Phänomene waren eher durch spezifische Formen der Bindung an Eltern und Peers prädiziert (Muzi et al. 2022). Und schließlich prädizierten Bindungsmuster sowohl Gefühlsblindheit (Alexithymie) als auch die Emotionsregulation (Morganti et al. 2022).

Die *zweite Studie* erfasste 37 gefährdete Jugendliche (Durchschnittsalter = 16.46, SD = 2.11; 41% Jungen), die nach widrigen und potentiell traumatischen Erfahrungen in ihrer häuslichen Umgebung inzwischen in einer betreuten Einrichtung lebten. Sie stammten aus unterschiedlichen Regionen Italiens und wurden erstmals zwischen November 2020 und April 2021 (T1) mittels Video-Anrufen begutachtet; eine zweite Begutachtung (T2) erfolgte sechs Monate später (zwischen Mai und November 2021). Die Studie erfasste auch Bindungsmuster und Symptome der Erzieher, um bindungsbezogene Risiken oder Resilienzen in der Beziehung zwischen den Jugendlichen und ihren Erziehern zu ermitteln. Die Jugendlichen wurden anhand des FFI und in Bezug auf emotional-behaviorale Probleme, auf die etwaige problematische Nutzung der sozialen Medien, auf widrige Kindheitserfahrungen, auf ihr reflexives Funktionieren und auf ihre Bindung an den Erzieher begutachtet. Teilresultate zeigten diese betreut lebenden Jugendlichen als mehrheitlich unsicher gebunden (56,8%), was mit der von Muzi und Pace (2022) untersuchten vor-pandemischen Literatur übereinstimmt. Darüber hinaus wies Bindungsdesorganisation auf ein Mehr von 10% an internalisierenden Symptomen voraus, während das Zusammenspiel von geringerer Sicherheit und stärkerer Vermeidung einen Anstieg des problematischen Umgangs mit den sozialen Medien von 14% erwarten ließ. Höhere Bindungssicherheit und ein rückläufiges Vermeidungsverhalten ließen ein wacheres Gespür für die Qualität der Beziehung zum Erzieher erwarten.

Schlussbemerkung: Fragen, Chancen und Implikationen für die Praxis

Insgesamt bestätigt die aktuelle Literatur die Bedeutung der Bindungssicherheit als Resilienzfaktor in schwierigen Zeiten; sie trägt aber nichts zu unserem Verständnis der Frage bei, ob die Pandemie sich auf die Bindungen von Jugendlichen und auf die damit einhergehenden Prozesse der emotionalen Ko-Regulation auswirkt, und das bedeutet, dass wir mehr Längsschnitt- und mehr postpandemische Studien brauchen. Insbesondere fehlt es an wissenschaftlichen Belegen dafür, dass der an die Stelle des persönlichen Kontakts getretene virtuelle Kontakt sich negativ auf Bindungsbeziehungen ausgewirkt hätte. Die Bindungsforscher sind daher aufgefordert, die Ergebnisse ihrer in der Zeit der Pandemie durchgeführten Studien bekanntzumachen. Das kann auch Erwachsenen helfen, ihr Unbehagen und ihre Unsicherheit, was die Frage der Wahrung affektiver Bindungen mit Hilfe der sozialen Medien und virtueller Möglichkeiten angeht, zu überwinden und sich nicht von dem naiven Glauben leiten zu lassen, dass das digitale Zeitalter sich notwendig negativ auf die Fähigkeit der »digitalen« Jugend auswirken müsse, intime und lohnende soziale Beziehungen einzugehen.

Die Pandemie hat die meisten Menschen gezwungen, virtuelle Möglichkeiten zu nutzen, und das könnte eine Chance sein, die Kluft zur »digitalen« Jugend zu überbrücken und deren Kommunikationsweisen zu verstehen, neue Formen der kulturell-vermittelten nonverbalen Kommunikation zu erlernen und vorbereitet zu sein. Auch können die sozialen Medien uns die Möglichkeit eröffnen, neue Formen der Präventionsforschung zu entwickeln oder potentielle »Kunden« zu erreichen und für die Intervention als Praktiker zu gewinnen.

Die Voraussetzungen dafür, dass wir die Chancen nutzen können, die das digitale Zeitalter uns in Bezug auf unser Bindungswissen bietet, sind Wissbegier, intellektuelle Offenheit und die Bereitschaft, das eigene Unbehagen bezüglich der Nutzung virtueller Kommunikationsformen zu überwinden.

Literatur

Acuti Martellucci, C., Flacco, M. E., Soldato, G., Di Martino, G., Carota, R., Caponetti, A. & Manzoli, L. (2022): Effectiveness of COVID-19 vaccines in the general population of an Italian region before and during the omicron wave. *Vaccines,* 10 (5), 662; https://doi.org/10.3390/vaccines10050662.

Ainsworth, M. D. S., Blehar, M. C., Waters, E. & Wall, S. (1978): *Patterns of attachment: A psychological study of the strange situation.*Hillsdale NJ: Lawrence Erlbaum.

Allen, J. P.& Tan, J. (2016): The multiple facets of attachment in adolescence. In: J. Cassidy & P. R. Shaker (Hrsg.): *Handbook of attachment: Theory, research, and clinical applications.* 3. Aufl. New York: Guilford Press, S. 399–415.

Armsden, G. C. & Greenberg, M. T. (1987): The inventory of parent and peer attachment: Individual differences and their relationship to psychological well-being in adolescence. *Journal of Youth and Adolescence,* 16 (5), S. 427–454; https://doi.org/10.1007/BF02202939.

Auriemma, V. & Iannaccone, C. (2020): COVID-19 pandemic: Socio-economic consequences of social distancing measures in Italy. *Frontiers in Sociology,* 5, 575791; https://doi.org/10.3389/fsoc.2020.575791.

Bhanot, D., Singh, T., Verma, S. K. & Sharad, S. (2021): Stigma and discrimination during COVID-19 pandemic. *Frontiers in Public Health*, 8, 577018; https://doi.org/10.1016 %2Fj.bbi.2020.07.033.

Bowlby, J. (1983): *Bindung und Verlust.* Bd. 3: *Verlust, Trauer und Depression.* Frankfurt a. M.: Fischer Taschenbuch Verlag

Brenner, M. H. & Bhugra, D. (2020): Acceleration of anxiety, depression, and suicide: Secondary effects of economic disruption related to COVID-19. *Frontiers in Psychiatry,* 11, 592467; https://doi.org/10.3389/fpsyt.2020.592467.

Burrell-Mortimer, D. R. (2020): *Study of social-media hours, attachment style, and quality of social relationships of young adults.* Phil. Diss., Minneapolis: Capella University. Im Internet: https://www.proquest.com/openview/2d8a95d30683aa45b60dc00b7262293a/1?pq-origsite=gscholar&cbl=18750&diss=y.

Chadi, N., Castellanos Ryan, N. & Geofroy, M.-C. (2022): COVID19 and the impacts on youth mental health: Emerging evidence from longitudinal studies. *Canadian Journal of Public Health,* 113, S. 44–52; https://doi.org/10.17269/s41997-021-00567-8.

Chi, X., Becker, B., Yu, Q., Willeit, P., Jiao, C., Huang, L. et al. (2020): Prevalence and psychosocial correlates of mental health outcomes among Chinese college students during the coronavirus disease (COVID-19) pandemic. *Frontiers in Psychiatry*, 11, 803; https://doi.org/10.3389/fpsyt.2020.00803.

Clark, C. A. & Harris, K. M. (2021): Smartphone connectivity stress across generations: Validation of a brief scale for adolescents and adults. *Computers in Human Behavior Reports*, 3, 100095; https://doi.org/10.1016/j.chbr.2021.100095.

Coulombe, B. R. & Yates, T. M. (2022): Attachment security predicts adolescents' prosocial and health protective responses to the COVID-19 pandemic. *Child Development*, 93 (1), S. 58–71; https://doi.org/10.1111/cdev.13639.

Darling Rasmussen, P., Storebø, O. J., Løkkeholt, T., Voss, L. G., Shmueli-Goetz, Y., Bojesen, A. B. et al. (2019): Attachment as a core feature of resilience: A systematic review and meta-analysis. *Psychological Reports*, 122 (4), S. 1259–1296; https://doi.org/10.1177/0033294118785577.

Fatin, A. A., Grafiyana, G. A. & Wahidah, F. R. N. (2021): Parent and peer attachment to academic dishonesty in online learning during the COVID-19 pandemic. *Science and Education*, 2 (9), S. 273–282.

Franke, H. A. (2014): Toxic stress: Effects, prevention and treatment. *Children*, 1 (3), S. 390–402; https://doi.org/10.3390%2Fchildren1030390.

George, C., Main, M. & Kaplan, N. (1985): Adult Attachment Interview (AAI) [Database record]. APA PsycTests; https://doi.org/10.1037/t02879-000.

Gouvernet, B. & Bonierbale, M. (2022): Bio-psychosocial study on the impact of the COVID-19 lockdown on depression and anxiety in a sample of 1753 French-speaking subjects. *L'encephale*, 48 (2), S. 118124; https://doi.org/10.1016/j.encep.2021.03.002.

Grasso, M., Klicperová-Baker, M., Koos, S., Kosyakova, Y., Petrillo, A. & Vlase, I. (2021): The impact of the coronavirus crisis on European societies. What have we learnt and where do we go from here? – Introduction to the COVID volume. *European Societies*, 23 (sup1), S2–S32; https://doi.org/10.1080/14616696.2020.1869283.

Hermosillo-de-la-Torre, A. E., Arteaga-de-Luna, S. M., Acevedo-Rojas, D. L., Juárez-Loya, A., Jiménez-Tapia, J. A., Pedroza-Cabrera, F. J. Et al. (2021): Psychosocial correlates of suicidal behavior among adolescents under confinement due to the COVID-19 pandemic in Aguascalientes, Mexico: A cross-sectional population survey. *International Journal of Environmental Research and Public Health*, 18 (9), 4977; https://doi.org/10.3390/ijerph18094977.

Hillis, S., N'konzi, J. P. N., Msemburi, W., Cluver, L., Villaveces, A., Flaxman, S. & Unwin, H. J. T. (2022): Orphanhood and caregiver loss among children based on new global excess COVID-19 death estimates. *JAMA Pediatrics*, 176 (11), S. 1145–1148; https://doi.org/10.1001/jamapediatrics.2022.3157.

Ierardi, E., Bottini, M. & Riva Crugnola, C. (2022): Effectiveness of an online versus face-to-face psychodynamic counselling intervention for university students before and during the COVID-19 period. *BMC Psychology*, 10 (1), 35; https://doi.org/10.1186/s40359-022-00742-7.

Janssens, J. J., Achterhof, R., Lafit, G., Bamps, E., Hagemann, N., Hiekkaranta, A. P. et al. (2021): The impact of COVID-19 on adolescents' daily lives: The role of parent-child relationship quality. *Journal of Research on Adolescence*, 31 (3), S. 623–644; https://doi.org/10.1111/jora.12657.

Kauhanen, L., Wan Mohd Yunus, W. M. A., Lempinen, L., Peltonen, K., Gyllenberg, D., Mishina, K. et al. (2022): A systematic review of the mental health changes of children and young people before and during the COVID-19 pandemic. *European Child & Adolescent Psychiatry*, S. 1–19; https://doi.org/10.1007/s00787-022-02060-0.

Killgore, W. D., Cloonan, S. A., Taylor, E. C., Anlap, I. & Dailey, N. S. (2021): Increasing aggression during the COVID-19 lockdowns. *Journal of Affective Disorders Reports*, 5, 100163; https://doi.org/10.1016/j.jadr.2021.100163.

Kostić, J. O., Pedović, I. & Stošić, M. (2022): Predicting social media use intensity in late adolescence: The role of attachment to friends and fear of missing out. *Acta Psychologica*, 229, 103667; https://doi.org/10.1016/j.actpsy.2022.103667.

Kourti, A., Stavridou, A., Panagouli, E., Psaltopoulou, T., Spiliopoulou, C., Tsolia, M. et al. (2021): Domestic violence during the COVID-19 pandemic: A systematic review. *Trauma, Violence & Abuse*, 15248380211038690.

Laurier, C., Pascuzzo, K. & Beaulieu, G. (2021): Uncovering the personal and environmental factors associated with youth mental health during the COVID-19 pandemic: The pursuit of sports and physical activity as a protective factor. *Traumatology, 27* (4), S. 354–364; https://doi.org/10.1037/trm0000342.

Letourneau, N., Luis, M. A., Kurbatfinski, S., Ferrara, H. J., Pohl, C., Marabotti, F. & Hayden, K. A. (2022): COVID-19 and family violence: A rapid review of literature published up to 1 year after the pandemic declaration. *EClinicalMedicine*, 53, 101634; https://doi.org/10.1016/j.eclinm.2022.101634.

Madigan, S., Brumariu, L. E., Villani, V., Atkinson, L. & Lyons-Ruth, K. (2016): Representational and questionnaire measures of attachment: A meta-analysis of relations to child internalizing and externalizing problems. *Psychological Bulletin*, 142 (4), S. 367–388; https://doi.org/10.1037/bul0000029.

Marziano, V., Guzzetta, G., Mammone, A., Riccardo, F., Poletti, P., Trentini, F. et al. (2021): The effect of COVID-19 vaccination in Italy and perspectives for living with the virus. *Nature Communications*, 12 (1), S. 1-8; https://doi.org/10.1038/s41467-021-27532-w.

McConnell, M. & Moss, E. (2011): Attachment across the life span: Factors that contribute to stability and change. *Australian Journal of Educational & Developmental Psychology*, 11, S. 60–77.

Mikulincer, M. & Shaver, P. R. (2012): An attachment perspective on psychopathology. *World Psychiatry*, 11 (1), S. 11–15; https://doi.org/10.1016 %2Fj.wpsyc.2012.01.003.

Moccia, L., Janiri, D., Pepe, M., Dattoli, L., Molinaro, M., De Martin, V. et al. (2020): Affective temperament, attachment style, and the psychological impact of the COVID-19 outbreak: An early report on the Italian general population. *Brain, Behavior, and Immunity*, 87, S. 75–79; https://doi.org/10.1016/j.bbi.2020.04.048.

Moretti, M. M. & Peled, M. (2004): Adolescent-parent attachment: Bonds that support healthy development. *Paediatrics & Child Health*, 9 (8), S. 551–555; https://doi.org/10.1093/pch/9.8.551.

Morganti, W., Muzi, S. & Pace, C. S. (2022): Is attachment related to teenagers' emotion regulation strategies and alexithymia during the COVID-19 pandemic? Oral communication, Dynamic and Clinical Section of the XXX AIP Conference, 27.–30. September, Padua, Italien.

Muzi, S. & Pace, C. S. (2022): Multiple facets of attachment in residential-care, late adopted, and community adolescents: An interview-based comparative study. *Attachment & Human Development*, 24 (2), S. 169–188; https://doi.org/10.1080/14616734.2021.1899386.

Muzi, S., Sansò, A. & Pace, C. S. (2021): What's happened to Italian adolescents during the COVID-19 pandemic? A preliminary study on symptoms, problematic social media usage, and attachment: Relationships and differences with pre-pandemic peers. *Frontiers in Psychiatry*, 12, 590543; https://doi.org/10.3389/fpsyt.2021.590543.

Muzi, S., Rogier, G., & Pace, C. S. (2022): Peer power! Secure peer attachment mediates the effect of parental attachment on depressive withdrawal of teenagers. *International Journal of Environmental Research and Public Health*, 19 (7), 4068; https://doi.org/10.3390/ijerph19074068.

Pace, C. S., Muzi, S. & Steele, H. (2020): Adolescents' attachment: Content and discriminant validity of the Friends and Family Interview. *Journal of Child and Family Studies*, 29 (4), S. 1173–1186; https://doi.org/10.1007/s10826-019-01654-8.

Pace, C. S., Rogier, G. & Muzi, S. (2022a): How are the youth? A brief-longitudinal study on symptoms, alexithymia and expressive suppression among Italian adolescents during COVID-19 pandemic. *International Journal of Psychology*, 57 (6), S. 700–708; https://doi.org/10.1002/ijop.12866.

Pace, C. S., Muzi, S., Morganti, W. & Rogier, G. (2022b): Test-retest reliability of the Friends and Family Interview: Preliminary data. [Oral communication] 10th International Attachment Conference [IAC 2022], Lissabon, Portugal.

Pinquart, M., Feußner, C. & Ahnert, L. (2013): Meta-analytic evidence for stability in attachments from infancy to early adulthood. *Attachment & Human Development*, 15 (2), S. 189–218; https://doi.org/10.1080/14616734.2013.746257.

Porges, S. W. (2003): Social engagement and attachment: A phylogenetic perspective. *Annals of the New York Academy of Sciences*, 1008 (1), S. 31–47; https://doi.org/10.1196/annals.1301.004.

Porges, S. W. (2021): Polyvagal theory: A biobehavioral journey to sociality. *Comprehensive Psychoneuroendocrinology*, 7, 100069; https://doi.org/10.1016/j.cpnec.2021.100069.

Porges, S. W., Doussard-Roosevelt, J. A. & Maita, A. K. (1994): Vagal tone and the physiological regulation of emotion. *Monographs of the Society for Research in Child Development*, 59 (2–3), S. 167–186, 250–283; https://doi.org/10.2307/1166144.

Ransing, R., Ramalho, R., de Filippis, R., Ojeahere, M. I., Karaliuniene, R., Orsolini, L. et al. (2020): Infectious disease outbreak related stigma and discrimination during the COVID-19 pandemic: Drivers, facilitators, manifestations, and outcomes across the world. *Brain, Behavior, and Immunity*, 89, S. 555–558; https://doi.org/10.1016 %2Fj.bbi.2020.07.033.

Rewerska-Juśko, M. & Rejdak, K. (2022): Social stigma of patients suffering from COVID-19: Challenges for health care system. *Healthcare (Basel)*, 10 (2), 292.

Riem, M. M., van Hoof, M. J., Garrett, A. S., Rombouts, S. A., van der Wee, N. J., van IJzendoorn, M. H. & Vermeiren, R. R. (2019): General psychopathology factor and unresolved-disorganized attachment uniquely correlated to white matter integrity using diffusion tensor imaging. *Behavioural Brain Research*, 359, S. 1–8; https://doi.org/10.1016/j.bbr.2018.10.014.

Saladino, V., Algeri, D. & Auriemma, V. (2020): The psychological and social impact of Covid-19: New perspectives of well-being. *Frontiers in Psychology*, 11, 577684; https://www.frontiersin.org/articles/10.3389/fpsyg.2020.577684/full.

Salehi, E., Fallahchai, R. & Griffiths, M. (2022): Online addictions among adolescents and young adults in Iran: The role of attachment styles and gender. *Social Science Computer Review*; https://doi.org/10.1177/08944393221111242.

Sam, J., Ghosh, H. & Richardson, C. G. (2015): Examining the relationship between attachment styles and resilience levels among Aboriginal adolescents in Canada. *AlterNative: An International Journal of Indigenous Peoples*, 11 (3), S. 240–255; https://doi.org/10.1177/117718011501100303.

Schneiderman, M., Rumain, B., Kaganovskiy, L. & Geliebter, A. (2022): Incidence and relative risk of COVID-19 in adolescents and youth compared with older adults in 19 US States, Fall 2020. *JAMA Network Open*, 5 (7), e2222126–e2222126; https://doi.org/10.1001/jamanetworkopen.2022.22126.

Shang, Y., Li, H. & Zhang, R. (2021): Effects of pandemic outbreak on economies: Evidence from business history context. *Frontiers in Public Health*, 9, 632043; https://doi.org/10.3389/fpubh.2021.632043.

Sherin, J. E. & Nemeroff, C. B. (2022): Post-traumatic stress disorder: The neurobiological impact of psychological trauma. *Dialogues in Clinical Neuroscience,* 13 (3), S. 263–278; https://doi.org/10.31887/DCNS.2011.13.2/jsherin.

.Silliman Cohen, R. I. & Bosk, E. A. (2020): Vulnerable youth and the COVID-19 pandemic. *Pediatrics*, 146 (1), e20201306; https://doi.org/10.1542/peds.2020-1306.

Solmi, M., Radua, J., Olivola, M., Croce, E., Soardo, L., Salazar de Pablo, G. et al. (2022): Age at onset of mental disorders worldwide: Large-scale meta-analysis of 192 epidemiological studies. *Molecular Psychiatry,* 27 (1), S. 281–295; https://doi.org/10.1038/s41380-021-01161-7.

Steele, H. & Steele, M. (2005): The construct of coherence as an indicator of attachment security in middle childhood: The Friends and Family Interview. In: K. Kerns & R. Richardson (Hrsg.), *Attachment in middle childhood.* New York, NY: Guilford Press, S. 137–160.

Tambelli, R., Cimino, S., Marzilli, E., Ballarotto, G. & Cerniglia, L. (2021): Late adolescents' attachment to parents and peers and psychological distress resulting from COVID-19. A study on the mediation role of alexithymia. *International Journal of Environmental Research and Public Health*, 18 (20), 10649. https://doi.org/10.3390/ijerph182010649.

Theberath, M., Bauer, D., Chen, W., Salinas, M., Mohabbat, A. B., Yang, J. et al. (2022): Effects of COVID-19 pandemic on mental health of children and adolescents: A systematic review of survey studies. *SAGE Open Medicine*, 10, 20503121221086712; https://doi.org/10.1177%2F20503121221086712.

UN (United Nations) (1981): *International Youth Year – General Assembly Report.* (S. 169 f.); http://www.worldlii.org/int/other/UNGA/1981/29.pdf (Zugriff: 28.2.2023).

Witteveen, D. & Velthorst, E. (2020): Economic hardship and mental health complaints during COVID-19. *Proceedings of the National Academy of Sciences*, 117 (44), S. 27277–27284; https://doi.org/10.1073/pnas.2009609117.

WHO (World Health Organization) (2022): WHO Coronavirus (COVID-19) Dashboard. https://covid19.who.int/#:~:text=Globally%2C%20as%20of%20 5%3A54pm,6 %2C645%2C812%20deaths%2C%20reported%20to%20WHO (Zugriff: 28.2.2023).

Yang, C., Chen, A. & Chen, Y. (2021) College students' stress and health in the COVID-19 pandemic: The role of academic workload, separation from school, and fears of contagion. *PLoS One,* 16 (2), e0246676; https://doi.org/10.1371/journal.pone.0246676.

Zhuyue, Z. (2021): The relationship between parent attachment and behavior problems of adolescences during the epidemic of COVID-19: The mediating role of resilience. *Advances in Social Science, Education and Humanities Research,* 615, S. 1140–1145. (Proceedings of the 2021 4th International Conference on Humanities Education and Social Sciences, ICHESS 2021). Im Internet: https://www.atlantis-press.com/proceedings/ichess-21/125967175.

NATASHA PARENT

Was treibt Heranwachsende um?

Die Angst, etwas zu verpassen, aus bindungstheoretischer Sicht

Mit den sozialen Medien und dem Aufkommen der Smartphones in den zurückliegenden Jahrzehnten hat sich eine radikale Veränderung in der Entwicklung Heranwachsender vollzogen. Während die Ziele, von denen Heranwachsende sich in ihrem Verhalten leiten lassen, gleich geblieben sind, haben sich die Mittel zu ihrer Erreichung mit den Möglichkeiten vermehrt, die durch das Smartphone und die sozialen Medien gegeben sind. Intimität und emotionale Verbundenheit mit anderen sind wichtige Etappenziele in der Entwicklung Heranwachsender (Shulman et al. 1997), und die Forschung deutet darauf hin, dass Jugendliche ihr Smartphone und die sozialen Medien nutzen, um Verbindung mit Freunden aufzunehmen, emotionale Bindungen zu stärken und zu kultivieren und manchmal sogar neue Beziehungen zu festigen (Lenhart 2015).

Dass Heranwachsende diese technischen Möglichkeiten nutzen, ist in vieler Hinsicht von Vorteil. Jüngste Forschungen machen allerdings auf den Zusammenhang mit einem neu auftauchenden Phänomen aufmerksam, und zwar mit der »Angst, etwas zu verpassen«, bekannt als FOMO (»Fear of Missing Out«). Gemeint ist damit die ständige Sorge, dass andere vielleicht soeben lohnende Erfahrungen machen, von denen man selbst ausgeschlossen ist (Przybylski et al. 2013), eine Sorge, die mit negativen Folgen assoziiert wird (Milyavskaya et al. 2018). Als gedankliches Konstrukt war FOMO zwar schon lange vor dem Aufkommen der sozialen Medien präsent (Simon 1982), das Phänomen kann sich aber durch den Medienkonsum Heranwachsender, die übermäßig darauf achten, was ihnen möglicherweise alles entgehen könnte, noch erheblich verschärfen.

Aus der Perspektive der Bindungstheorie liefert der vorliegende Beitrag den entwicklungspsychologischen Rahmen für das Verständnis dieser Angst von Jugendlichen. Den Anfang bildet ein Überblick über die sozialen Zielvorstellungen und die Bindungsbeziehungen Heranwachsender. Daran schließt sich eine

Betrachtung der aktuellen Konzeptionen von FOMO, gefolgt von dem Versuch, das Phänomen aus der Perspektive der Bindungstheorie zu begreifen. Den Abschluss bildet eine kurze Diskussion der Möglichkeiten, betroffenen Jugendlichen bei der Bewältigung dieser speziellen Angst zu Hilfe zu kommen.

Soziale Zielvorstellungen in der Adoleszenz

So gut wie alle Theorien, die sich mit der Entwicklung und den Motivationen der Menschen befassen, postulieren eine Art angeborenes Bestreben, befriedigende Beziehungen zu anderen Menschen einzugehen und zu wahren (siehe den Überblick bei Reis & Patrick 1996). Nach Baumeister und Leary (1995) spielt dieses den Menschen angeborene Anliegen eine wichtige und zentrale Rolle in der menschlichen Motivation. Im Einklang damit hat eine umfangreiche psychologische und medizinische Literatur gezeigt, dass Individuen, die in ihren Beziehungen zu den Mitmenschen zufrieden sind, in der Regel physisch und psychisch vergleichsweise gesünder sind und länger leben (siehe die zusammenfassende Darstellung bei Ryff 1995).

Dieses fundamentale Bedürfnis nach sozialer Verbundenheit und Zugehörigkeit wird von allen Menschen geteilt; in den Jahren der Adoleszenz wird es aber durch die sozialen Zielvorstellungen, die mit der Entwicklung einhergehen, noch verstärkt. Mit anderen Worten, in dieser Lebensperiode deckt sich das grundsätzliche menschliche Bedürfnis nach sozialer Verbundenheit mit dem Anliegen junger Menschen, sich von den Gleichaltrigen akzeptiert und mit ihnen verbunden zu fühlen (Brown & Larson 2009). Das ist wichtig, weil es ebendiese Befriedigung ihrer sozialen Zielvorstellungen ist, die es den Heranwachsenden ermöglicht, gesund, glücklich und gut angepasst erwachsen zu werden. Heranwachsende sind in der Tat geradezu darauf programmiert, sich im Blick auf ihren Status und ihre Zugehörigkeit zur Peergruppe Gedanken über ihre engen Beziehungen zu machen und die Folgen von Isolation oder sozialem Ausschluss zu fürchten (Brown & Larson 2009).

Soziale Verbundenheit ist für die gesunde Entwicklung von Heranwachsenden in der Tat so wichtig, dass Schwierigkeiten im Zusammenhang mit dem Eingehen und Wahren positiver Peerbeziehungen mit negativen Folgen assoziiert werden, etwa mit Vereinsamung, mit internalisierenden Problemen (wie Depressionen oder Angstgefühlen), mit Aggressivität, Kriminalität, Schulabbruch und Drogenkonsum (Asher & Parker 1989; Coie et al. 1990; Coie et al. 1995; Parker &

Asher 1987; Windle 1994). Soziale Verbundenheit in der Adoleszenz dient nicht nur als Schutzfaktor gegen eine Vielzahl riskanter Verhaltensweisen, sondern mildert auch Ängste, Depressionen und Einsamkeitsgefühle und trägt so zur besseren psychischen Gesundheit bei (Beam & Kim 2020; DuBois & Silverthorn 2005; Hawkins et al. 1999). Darüber hinaus scheint soziale Verbundenheit ein entscheidendes Element der persönlichen Entwicklung, des Lebensstils und der Gesundheit von Jugendlichen insgesamt zu sein (Stoddard et al. 2011; Olsson et al. 2013).

Bindungsbeziehungen in der Adoleszenz

Wenn Jugendliche anfangen, auf ihre sozialen Zielvorstellungen hinzuarbeiten, verlassen sie sich allmählich mehr auf ihre Peers und weniger auf die Eltern. Auch wenn die Eltern eine Quelle der Unterstützung und des Schutzes für die heranwachsenden Kinder bleiben, teilen sie diese Bedeutung mit der Zeit eben doch mit den Altersgenossen ihrer Kinder (Moretti & Peled 2004; Yang et al. 2020), denn die Peerbeziehungen werden zu wichtigen Quellen der Intimität, von ihnen geht eine Rückmeldung bezüglich des sozialen Verhaltens aus, sie haben sozialen Einfluss und sorgen zudem für soziale und emotionale Unterstützung (Collins & Laursen 2004; Collins et al. 2009). Diese Verlagerung der Bedeutung – von den Beziehungen zu den Eltern hin zu den Peerbeziehungen – wird oft vor dem Hintergrund der Bindungstheorie (Bowlby 1984) betrachtet, die ihrerseits einen hilfreichen Rahmen bietet, um die Merkmale und die jeweilige Bedeutung dieser Beziehungen in der Adoleszenz zu verstehen.

Nach der Bindungstheorie (Bowlby 1984) spüren die Menschen ihr Leben lang den starken inneren Wunsch nach Verbundenheit und entsprechenden Beziehungen zu denen, die ihnen nahestehen. Diese Bindungsbeziehungen schirmen das Individuum insofern gegen Gefahren ab, als sie ihm die Sicherheit geben, dass es in der Nähe fürsorglicher und hilfsbereiter Mitmenschen verbleibt. Die primären Bindungsbeziehungen entwickeln sich im frühesten Säuglingsalter (nämlich mit den primären Bezugspersonen/Eltern), um dann für die gesamte Dauer des Lebens innere Repräsentationen enger Beziehungen bereitzustellen (Bowlby 1984). Zumal die Interaktionen mit verfügbaren und antwortbereiten Bindungsfiguren fördern ein Gefühl der Bindungssicherheit, während Beziehungen mit Bindungsfiguren, die nicht verlässlich und stützend bereitstehen, zum Gefühl der Bindungsunsicherheit führen.

Diese Prädispositionen (Bindungssicherheit versus Bindungsunsicherheit) leiten die künftigen Erwartungen an die Unterstützungsbereitschaft Anderer, die der Person nahestehen (Bowlby 1984), und spielen im weiteren Verlauf der Entwicklung eine Schlüsselrolle für das Gefühl der sozialen Verbundenheit. Bindungssicherheit in der Adoleszenz geht mit sozialer Akzeptanz, mit prosozialem Verhalten, mit Beliebtheit, mit guten Freundschaften und mit einem geringen Maß an Stress in den Peerbeziehungen einher (Allen et al. 2007).

Während die Beziehungen zu den Fürsorgepersonen/Eltern gewöhnlich die primäre Bindung darstellen, übernehmen die Peerbeziehungen Heranwachsender zunehmend wichtige Bindungsfunktionen (Allen & Tan 2016). Heranwachsende wählen ihre Peers allmählich im Blick auf Unterstützung und Bestärkung aus (Fraley & Davis 1997), denn diese Beziehungen bieten zunehmend mehr Intimität, Kameradschaft und praktische Unterstützung (Furman & Buhrmester 1992). Peerbeziehungen werden besonders bedeutsam, wenn es um peer-bezogene Stressoren geht, und sie können sogar dazu führen, dass ein der jeweiligen Person sehr nahestehender Gleichaltriger vorübergehend in die Position der primären Bindungsfigur wechselt (Markiewicz et al. 2006).

Da Peerbeziehungen in ihrer Altersperiode zunehmend an Bedeutung gewinnen, entwickeln Heranwachsende naturgemäß eine äußerst große Sensibilität für Informationen über ihre Peergruppe und über ihre eigenen Bindungsbeziehungen zu den Gleichaltrigen. Zudem entwickeln Heranwachsende infolge ihres entwicklungsbedingten Bedürfnisses, dazuzugehören und akzeptiert zu werden (Brown & Larson 2009), auch eine erhöhte Wachsamkeit in Bezug auf Informationen darüber, wie gut sie in ihre Peergruppe passen, und ein feineres Gespür für mögliche Anzeichen dafür, dass sie zurückgewiesen, nicht angenommen oder sozial ausgeschlossen werden.

FOMO – die Angst, etwas zu verpassen

Da es Heranwachsenden ein Anliegen ist, über ihre sozialen Beziehungen in Peergruppen Bescheid zu wissen, wird FOMO – die Angst, etwas zu verpassen – zu einer besonders relevanten und wichtigen Erfahrung. FOMO ist die überall lauernde Befürchtung, dass Andere vielleicht lohnende Erfahrungen machen, von denen man selbst ausgeschlossen ist (Przybylski et al. 2013). Mit anderen Worten, FOMO steht für die nahezu zwanghafte Angst, sozial abseits zu stehen.

Tatsächlich hat die Forschung auch festgestellt, dass Individuen, denen mehr als anderen daran gelegen ist, sich zugehörig und akzeptiert zu fühlen, in der Regel mehr FOMO erfahren und dass FOMO bei manchen Heranwachsenden sogar zum Gefühl des Unverbundenseins führt (Parent et al. 2021). Die jüngere Forschung bringt FOMO zudem in einen Zusammenhang mit dem starken Wunsch nach Zugehörigkeit und Verbundenheit (Beyens et al. 2016; Lai et al. 2016). Da überdies das Bedürfnis nach Verbundenheit in der Adoleszenz zunimmt (Brown & Larson 2009), dürfte sich auch FOMO in diesem Lebensalter intensivieren, denn Heranwachsende beschäftigen sich stark mit ihren Beziehungen; sie wollen von ihren Peers akzeptiert werden und sich mit ihnen verbunden fühlen.

Aus entwicklungspsychologischer Perspektive lässt sich FOMO in der Tat als adaptive Reaktion auf das Gefühl, sozial ausgeschlossen zu sein, und damit als Anlass sehen, sich wieder in Richtung der Peers zu orientieren. FOMO gibt damit das Signal für eine im Sinne der Entwicklung angemessene gedankliche Beschäftigung mit sozialer Einbeziehung und Akzeptanz. Dabei kann ein moderates Maß an FOMO darauf hindeuten, dass der betreffende Heranwachsende seine sozialen Zielvorstellungen erreicht; ein hohes Maß von FOMO ist dagegen mit negativen Ergebnissen wie etwa unguten Affekten, Erschöpfungsgefühlen, Stress, physischen Symptomen und Schlafmangel assoziiert (Milyavskaya et al. 2018).

Das Thema der ängstlichen Beunruhigung bei dem Gedanken, man könne möglicherweise einen sozialen Anlass verpassen, ist zwar schon eine ganze Weile virulent (Simon 1982); in jüngerer Zeit ist das Interesse an diesem Thema aber wieder sprunghaft gestiegen, und dies vermutlich dank der Entwicklung der sozialen Medien und des Smartphones: Diese neue Technologie bietet den Heranwachsenden die Möglichkeit, ständig zu überprüfen, was ihre Peers in diesem Augenblick tun, und damit in überhohem Maße darauf zu achten, was sie soeben möglicherweise alles verpassen. In der Tat kann FOMO ausgelöst werden, wenn Jugendliche mittels der sozialen Medien in Erfahrung zu bringen suchen, was ihre Freunde gerade tun, und dann feststellen, dass ihnen eine lohnende Erfahrung entgeht. Neue Technologien wie z. B. »Instagram Stories« eröffnen den Jugendlichen den sofortigen Zugang zu Bildern und Videos dessen, was ihre Freunde momentan vorhaben. Dieser sofortige Zugang zu Informationen über Zusammenkünfte und Aktivitäten, an denen sie nicht beteiligt sind, kann ihr Gefühl des Ausgeschlossenseins und die entsprechenden Ängste verstärken.

Weitere Anhaltspunkte für die Anfänge von FOMO finden sich in der aktuellen Erfassung des Phänomens. FOMO wird weithin anhand der von Przybylski und Kollegen (2013) in Tabelle 1 (S. 96) präsentierten Skala ermittelt. Wenn man die einzelnen Items dieser Skala aus entwicklungspsychologischer Perspektive betrachtet, scheinen sie weitgehend normative Verhaltensweisen Heranwachsender anzuzeigen. Jedes Item steht für ein Erleben oder ein Gefühl, mit dem Heranwachsende ihr virulentes Interesse daran demonstrieren, von den Gleichaltrigen akzeptiert zu werden und bei ihnen beliebt zu sein – bekannte Entwicklungsziele in der Adoleszenz (z. B. Brown & Larson 2009). Das Erleben von FOMO kann Jugendliche in der Tat dazu ermutigen, auf ihre Peers zuzugehen und sich verstärkt um Integration und um ihre Einbeziehung in soziale Aktivitäten und die Teilhabe daran zu bemühen. So gesehen, kann FOMO ein mehr oder weniger normativer Teil der Entwicklung Heranwachsender und ein Hinweis darauf sein, dass die Betroffenen mit der verstärkten Hinwendung zu Beziehungen außerhalb der Familie wichtige Meilensteine ihrer Entwicklung erreicht haben.

Tab. 1: Skala zur Erfassung der Angst, etwas zu verpassen (Przybylski et al. 2013)

1.	Ich fürchte, dass andere mehr lohnende Erfahrungen machen als ich.
2.	Ich fürchte, dass meine Freunde mehr lohnende Erfahrungen machen als ich.
3.	Es beunruhigt mich, wenn ich feststelle, dass meine Freunde sich ohne mich amüsieren.
4.	Ich bekomme Angst, wenn ich nicht weiß, was meine Freunde vorhaben.
5.	Es ist wichtig, dass ich die Insider-Witze meiner Freunde verstehe.
6.	Manchmal frage ich mich, ob ich zu viel Zeit darauf verwende, mit den Dingen Schritt zu halten.
7.	Es irritiert mich, wenn mir eine Gelegenheit entgeht, mich mit meinen Freunden zu treffen.
8.	Wenn es mir gut geht, ist es mir wichtig, die Details online/über die sozialen Medien mitzuteilen.
9.	Es ärgert mich, wenn ich ein geplantes Treffen verpasse.
10.	Im Urlaub behalte ich im Auge, was meine Freunde tun.

Es kann natürlich problematisch sein, diese Besorgnisse und Irritationen sehr intensiv zu spüren; man könnte aber auch sagen, dass das Ausbleiben dieser Erfahrungen anzeigen würde, dass der betreffende Heranwachsende den sozialen Zielvorstellungen für dieses Lebensalter nicht gerecht geworden ist – was zu einem Mangel an psychischer Anpassung und an Wohlbefinden führen würde (Brown & Larson 2009). So gesehen kann FOMO als ein Wesenszug – etwa wie Selbstachtung – gesehen werden, wobei ein Zuviel oder ein Zuwenig die psychische Anpassung und das Wohlbefinden negativ beeinflussen kann (siehe Abb. 1). Während zu geringe Selbstachtung mit Missbefinden einhergeht, kann ein zu hohes Maß an Selbstachtung zu riskantem Verhalten führen (z. B. Gerrard et al. 2000). Und ebenso kann ein zu geringes Maß an FOMO auf die fehlende altersentsprechende

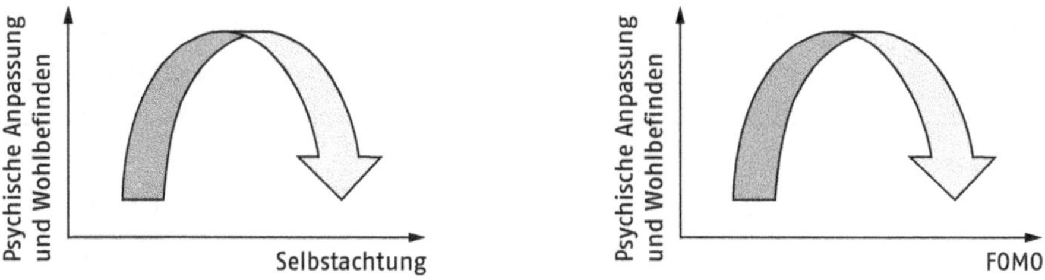

Abb. 1: Der Zusammenhang zwischen Selbstachtung/FOMO und psychischer Anpassung und Wohlbefinden

Orientierung an den Gleichaltrigen verweisen, während ein Zuviel davon sich letztlich negativ auswirken kann (Milyavskaya et al. 2018).

Diese Konzeptualisierung von FOMO als Wesenszug legt nahe, dass es nicht einfach eine Reaktion auf die Information darüber ist, dass man sozial ausgeschlossen ist, sondern eher etwas Dauerhafteres. In dieser Konzeptualisierung kann FOMO ähnlich wie die Selbstachtung auch durch den jeweiligen Kontext beeinflusst oder überhaupt aufgerufen werden – etwa wenn der betreffende Heranwachsende sich mit der Information konfrontiert sieht, dass er in den sozialen Medien etwas »nicht mitbekommen« hat. So gesehen, ist FOMO sowohl ein Wesenszug, der im Zeitverlauf stabil und bei manchen Betroffenen stärker, bei anderen schwächer ausgebildet ist, als auch ein von Tag zu Tag oder sogar von Stunde zu Stunde wechselnder innerer Zustand. Insofern werden Heranwachsende, die sich einbezogen und akzeptiert fühlen, diesen Zustand als weniger gravierend erfahren, während diejenigen, die sich sozial ausgeschlossen oder zurückgewiesen sehen, ihn als stärker belastend empfinden werden.

FOMO aus bindungstheoretischer Perspektive

Im Zusammenhang mit diesem Verständnis von FOMO als einem relativ stabilen Persönlichkeitszug, der die Bindungserfahrungen der Betroffenen zeitlebens beeinflusst, hat inzwischen auch eine bindungstheoretisch ausgerichtete Auseinandersetzung mit dem Phänomen begonnen (z. B. Holte & Ferraro 2020; Parent et al. 2021; Throuvala et al. 2019). Die entsprechenden Arbeiten haben einen Zusammenhang zwischen Bindungsunsicherheit und FOMO gefunden: Individuen, die vergleichsweise anfälliger für Angstgefühle sind, wenn nahestehende Menschen nicht verfügbar sind und/oder sie im Stich lassen, erfahren entsprechend höhere

Grade von FOMO (Holte & Ferraro 2020). Menschen mit unsicheren Bindungsprofilen fürchten sozusagen »von Haus aus«, von denen, die ihnen nahestehen, getrennt zu sein und erfreuliche Anlässe in Gemeinschaft mit diesen Anderen zu verpassen.

In diesem Zusammenhang ist die Theorie vertreten worden, dass Menschen, die sich Sorgen um ihre Beziehungen machen (was unsicher gebundene Personen ja tun), zugleich fürchten, sozial ausgeschlossen zu werden (und damit FOMO erfahren). Insofern kann FOMO als Ausdruck der Peer-Bindungs-Dynamik gesehen werden, in dem sich die Angst vor dem Zusammenbruch dieser Bindungsbeziehungen widerspiegelt (Throuvala et al. 2019). Während also Bindungsunsicherheit mit dem wahrgenommenen Maß an Verlässlichkeit und Verfügbarkeit der Nächsten zu tun hat (Bowlby 1984), kann FOMO als singuläre Furcht vor dem Zerbrechen dieser Beziehungen gedacht werden, charakterisiert durch eine allgegenwärtige Angst, sozial ausgeschlossen oder außen vor gelassen zu werden (Przybylski et al. 2013).

In einer jüngeren Studie über die soziale Unverbundenheit Heranwachsender während der COVID-19-Pandemie (Parent et al. 2021) überwog in der Tat die Furcht vor dem Zusammenbruch der Peer-Bindungs-Dynamik (= FOMO) gegenüber der potentiell protektiven Rolle der Sicherheit vonseiten dieser Peerbindungsbeziehungen. Mit anderen Worten, die Ergebnisse dieser Studie besagen, dass – ungeachtet der sicheren Peerbindungsbeziehungen der Heranwachsenden – diejenigen, die mehr FOMO erlebten, den Zusammenbruch dieser Bindungen fürchteten (obwohl sie sie als sicher und verlässlich wahrnahmen), und das wiederum trug in einzigartiger Weise zu ihrem Gefühl des sozialen Abgetrenntseins bei.

Interessant ist, dass man zuvor bereits einen Zusammenhang zwischen Bindungsunsicherheit (also dem Fehlen von Bindungssicherheit) und FOMO gefunden hatte und dass diese beiden Konstrukte nach den Erkenntnissen von Parent et al. (2021) eindeutig auf das Gefühl der sozialen Unverbundenheit der Heranwachsenden während der Pandemie vorauswiesen. Das deutet darauf hin, dass FOMO ein dauerhafter Wesenszug sein könnte, der die Furcht vor der Zerstörung von Bindungsbeziehungen einschließt, was sich konzeptionell von der wahrgenommenen Verlässlichkeit und Verfügbarkeit dieser Bindungsbeziehungen (mit anderen Worten, Bindungssicherheit/-unsicherheit) unterscheidet. Während also Bindungssicherheit (oder -unsicherheit) sich auf die wahrgenommene Verlässlichkeit und Verfügbarkeit nahestehender Personen bezieht (Bowlby 1984), scheint FOMO eine singuläre Furcht vor der Zerstörung dieser Bindungsbeziehungen zu repräsentieren, charakterisiert durch eine alles durchziehende Angst, sozial ausgeschlossen oder überhaupt außen vor gelassen zu werden. Zudem passt dieses Verständnis von FOMO als Furcht vor der Zerstörung enger Beziehungen gut zur gegenwärtigen Erfassung des Phänomens (siehe Tab. 1, S. 96), die den Fokus sehr stark auf Gelegenheiten legt, enge Beziehungen zu aktualisieren. Mit anderen Worten, bei der gegenwärtigen Erfassung von FOMO geht es vor allem um die Wahrnehmung der Heranwachsenden von ihrer Fähigkeit, ihre Peerbeziehungen zu aktualisieren, und, sehr wichtig, um ihre Ängste und Befürchtungen, in diesen Beziehungen etwa »nicht mehr vorzukommen«.

Abschließende Überlegungen

Allem Anschein nach ist FOMO also eine in entwicklungspsychologischer Hinsicht adaptive Reaktion des Bindungssystems, um Heranwachsende für bedeutsame Peerbeziehungen hellhörig zu machen. Insofern ist es sehr wichtig, dass wir es vermeiden, FOMO zu stark zu pathologisieren, denn ein gewisses Maß an FOMO dürfte ein normativer Aspekt des Heranwachsens sein. Nichtsdestoweniger haben wir es weiter mit einem Prozentsatz Heranwachsender zu tun, die FOMO vermutlich in einer schmerzlichen Weise erfahren. Das heißt, wir brauchen mehr Forschung zur Prävention und mehr Interventionsbemühungen zum Wohl dieser Gruppe. Aus bindungstheoretischer Perspektive betrachtet, sollten diese Bemühungen sich vor allem auf die Sicherheit der Peerbindungsbeziehungen der Betroffenen konzentrieren, um so ihr FOMO-Erleben zu minimieren.

Literatur

Allen, J. P. & Tan, J. S. (2016): The multiple facets of attachment in adolescence. In: J. Cassidy & P. R. Shaver (Hrsg.), *Handbook of attachment: Theory, research and clinical applications*. 3. Aufl. New York, NY: Guilford Press, S. 399–415.
Allen, J. P., Porter, M., McFarland, C., McElhaney, K. B. & Marsh, P. (2007): The relation of attachment security to adolescents' paternal and peer relationships, depression, and externalizing behavior. *Child Development*, 78, S. 1222–1239; doi: 10.1111/j.1467-8624.2007.01062.x.
Asher, S. R. & Parker, J. G. (1989): Significance of peer relationship problems in childhood. In: B. H. Schneider, G. Attili, J. Nadel & R. P. Weissberg (Hrsg.), *Social competence in developmental perspective*. Dordrecht u. a.: Kluwer Academic Publishers, S. 5–23; doi: 10.1007/978-94-009-2442-0_1.

Baumeister, R. & Leary, M. (1995): The need to belong: Desire for interpersonal attachments as a fundamental human motivation. *Psychological Bulletin*, 117, S. 497–529; https://doi.org/10.1037/0033-2909.117.3.497.

Beam, C. R. & Kim, A. J. (2020): Psychological sequelae of social isolation and loneliness might be a larger problem in young adults than older adults. *Psychological Trauma: Theory, Research, Practice, and Policy*, 12, S. 58–60; doi: 10.1037/tra0000774.

Beyens, I., Frison, E. & Eggermont, S. (2016): »I don't want to miss a thing«: Adolescents' fear of missing out and its relationship to adolescents' social needs, Facebook use, and Facebook related stress. *Computers in Human Behavior*, 64, S. 1–8; doi: 10.1016/j.chb.2016.05.083.

Bowlby, J. (1984): *Bindung und Verlust*. Bd. 1: *Bindung. Eine Analyse der Mutter-Kind-Beziehung*. 3. Aufl. Frankfurt a. M.: Fischer Taschenbuch Verlag.

Brown, B. B. & Larson, J. (2009): Peer relationships in adolescence. In: R. M. Lerner & L. Steinberg (Hrsg.), *Handbook of adolescent psychology*. 3. Aufl. Bd. 2: *Contextual influences on adolescent development*. Hoboken, NJ: John Wiley & Sons, S. 74–103.

Coie, J., Dodge, K. A. & Kupersmidt, J. B. (1990): Peer group behavior and social status. In: S. R. Asher& J. D. Coie (Hrsg.), *Peer* rejection *in childhood*. New York, NY: Cambridge University Press, S. 17–79.

Coie, J., Terry, R., Lenox, K., Lochman, J. & Hyman, C. (1995): Childhood peer rejection and aggression as predictors of stable patterns of adolescent disorder. *Development and Psychopathology*, 7, S. 697–713; doi: 10.1017/S0954579400006799.

Collins, W. A. & Laursen, B. (2004): Changing relationships, changing youth: Interpersonal contexts of adolescent development. *Journal of Early Adolescence*, 24, S. 55–62; doi: 10.1177/0272431603260882.

Collins, W. A., Welsh, D. P. & Furman, W. (2009): Adolescent romantic relationships. *Annual Review of Psychology*, 60, S. 631–652.; doi: 10.1146/annurev.psych.60.110707.163459.

DuBois, D. L. & Silverthorn, N. (2005): Characteristics of natural mentoring relationships and adolescent adjustment: Evidence from a national study. *Journal of Primary Prevention*, 26, S. 60–92; doi: 10.1007/s10935-005-1832-4.

Fraley, C. R. & Davis, K. E. (1997): Attachment formation and transfer in young adults' close friendships and romantic relationships. *Personal Relationships*, 4, S. 131–144; doi: 10.1111/j.1475-6811.1997.tb00135.x.

Furman, W. & Buhrmester, D. (1992): Age and sex differences in perceptions of networks of personal relationships. *Child Development*, 63, S. 103–115; doi: 10.1111/j.1467-8624.1992.tb03599.x.

Furman, W. & Buhrmester, D. (2009): Methods and measures: The network of relationships inventory: Behaviour system. *International Journal of Behavioral Development*, 33, S. 470–478.

Gerrard, M., Gibbons, F. X., Reis-Bergan, M. & Russell, D. W. (2000): Self-esteem, self-serving cognitions, and health risk behavior. *Journal of Personality*, 68 (6), S. 1177–1201; https://doi.org/10.1111/1467-6494.00131.

Hawkins, J. D., Catalano, R. F., Kosterman, R., Abbott, R. & Hill, K. G. (1999): Preventing adolescent health-risk behaviors by strengthening protection during childhood. *Archives of Pediatrics and Adolescent Medicine*, 153, S. 226-234; doi: 10.1001/archpedi.153.3.226.

Holte, A. J. & Ferraro, F. R. (2020): Anxious, bored, and (maybe) missing out: Evaluation of anxiety attachment, boredom proneness, and fear of missing out (FoMO). *Computers in Human Behavior,* 112, S. 406–465; doi: 10.1016/j.chb.2020.106465.

Lai, C., Altavilla, D., Ronconi, A. & Aceto, P. (2016): Fear of missing out (FOMO) is associated with activation of the right middle temporal gyrus during inclusion social cue. *Computers in Human Behavior,* 61, S. 516–521; doi: 10.1016/j.chb.2016.03.072.

Lenhart, A. (2015): Teens, social media & technology overview 2015: Smartphones facilitate shifts in communication landscape for teens. Pew Research Center: Internet, Science & Tech; http://www.pewinternet.org/2015/04/09/teens-social-media-technology-2015.

Markiewicz, D., Lawford, H., Doyle, A. B. & Haggart, N. (2006): Developmental differences in adolescents' and young adults' use of mothers, fathers, best friends, and romantic partners to fulfill attachment needs. *Journal of Youth and Adolescence,* 35, S. 127–140; doi: 10.1007/s10964-005-9014-5.

Milyavskaya, M., Saffran, M., Hope, N. et al. (2018): Fear of missing out: Prevalence, dynamics, and consequences of experiencing FOMO. *Motivation and Emotion,* 42, S. 725–737; https://doi.org/10.1007/s11031-018-9683-5.

Moretti, M. M. & Peled, M. (2004): Adolescent-parent attachment: Bonds that support healthy development. *Paediatrics* and *Child Health,* 9, S. 551–555; doi: 10.1093/pch/9.8.551.

Olsson, C. A., McGee, R., Nada-Raja, S. & Williams, S. M. (2013): A 32-year longitudinal study of child and adolescent pathways to well-being in adulthood. *Journal of Happiness Studies,* 14, S. 1069–1083; doi: 10.1007/s10902-012-9369-8.

Parent, N., Dadgar, K., Xiao, B., Hesse, C. & Shapka., J. (2021): Social disconnection during COVID-19: The role of attachment, fear of missing out, and smartphone use. *Journal of Research on Adolescence,* 31 (3), S. 748–763; doi: 10.1111/jora.12658.

Parker, J. G. & Asher, S. R. (1987): Peer relations and later personal adjustment: Are low-accepted children at risk? *Psychological Bulletin,* 102, S. 357–389; doi: 10.1037/0033-2909.102.3.357.

Przybylski, A. K., Murayama, K., Dehaan, C. R. & Gladwell, V. (2013): Motivational, emotional, and behavioral correlates of fear of missing out. *Computers in Human Behavior,* 29 (4), S. 1841–1848; https://doi.org/10.1016/j.chb.2013.02.014.

Reis, H. T. & Patrick, B. C. (1996): Attachment and intimacy: Component processes. In: E. T. Higgins & A. W. Kruglanski (Hrsg.), *Social psychology: Handbook of basic principles*: New York, NY: Guilford Press, S. 523–563.

Ryff, C. D. (1995): Psychological well-being in adult life. *Current Directions in Psychological Science,* 4 (4), S. 99–104; https://doi.org/10.1111/1467-8721.ep10772395.

Shulman, S., Laursen, B., Kalman, Z. & Karpovsky, S. (1997): Adolescent intimacy revisited. *Journal of Youth and Adolescence,* 26, S. 597–617; https://doi.org/10.1023/A:1024586006966.

Simon, J. (1982): Love: Addiction or road to self-realization –a second look. *American Journal of Psychoanalysis,* 42 (3), S. 253–263; doi: 10.1007/BF01253492.

Stoddard, S. A., Henly, S. J., Sieving, R. E. & Bolland, J. (2011): Social connections, trajectories of hopelessness, and serious violence in impoverished urban youth. *Journal of Youth and Adolescence,* 40, S. 278–295; doi: 10.1007/s10964-010-9580-z.

Throuvala, M. A., Janikian, M., Griffiths, M. D., Rennoldson, M. & Kuss, D. J. (2019): The role of family and personality traits in Internet gaming disorder: A mediation model combining cognitive and attachment perspectives. *Journal of Behavioral Addictions,* 8, S. 48–62; doi: 10.1556/2006.8.2019.05.

Yang, J., Fu, X., Liao, X. & Li, Y. (2020): Association of problematic smartphone use with poor sleep quality, depression, and anxiety: A systematic review and meta-analysis. *Psychiatry Research*, 284, S. 612–686.; doi: 10.1016/j.psychres.2019.11268.

Windle, M. (1994): A study of friendship characteristics and problem behaviors among middle adolescents. *Child Development*, 65, S. 1764–1777; doi: 10.1111/j.1467-8624.1994.tb00847.x.

CASSANDRA ALEXOPOULOS

»Bisher noch keine Likes!«

Bindung, Dating-Apps und subjektiv wahrgenommene Attraktivität

Stellen Sie sich vor, dass Sie nach einem langen Arbeitstag soeben nach Hause gekommen sind. Als ledige erwachsene Person öffnen Sie eine Dating-App auf Ihrem Smartphone, um nach dem persönlichen Profil zu sehen, das Sie in der vergangenen Woche erstellt haben. Die Oberfläche der App zeigt Ihnen an, dass noch niemand Ihr Profil »ge-liked« hat. Auf Hinge, einer US-amerikanischen Dating-App, die den Fokus auf langfristige Beziehungen legt, würde diese Botschaft lauten: »Bisher noch keine Likes« (»No likes quite yet!«). Das wäre zweifellos eine enttäuschende Mitteilung, aber es ist nicht wahrscheinlich, dass alle Nutzer einer Dating-App diese oder eine ähnliche Nachricht in der gleichen Weise interpretieren würden. Denn Botschaften, die das Interesse oder Desinteresse anderer Personen anzeigen, können sehr unterschiedlich auf die Selbstwahrnehmung der Nutzer wirken.

In der Bindungstheorie (Bowlby 2006) haben wir einen hilfreichen Bezugsrahmen, wenn es im Kontext von Beziehungen um die Wahrnehmung sowohl der eigenen Person wie auch der anderen Beteiligten geht. Diese Theorie geht davon aus, dass die frühen Erfahrungen eines Menschen dessen innere Arbeitsmodelle seiner selbst wie auch anderer Personen »formen«. Letztlich bieten diese Arbeitsmodelle den Individuen eine Art »Brille«, die prägt, wie sie Botschaften in Beziehungen interpretieren und selbst vermitteln. Die Bindung der erwachsenen Person definiert sich durch das Maß an Angst und an Vermeidung, mit dem sie ihre Beziehungen erlebt (Brennan et al. 1998).

Ein in seinem Bindungsverhalten hochgradig ängstlicher Mensch sehnt sich nach Nähe und emotionaler Intimität. Es drängt ihn, Beziehungen zu suchen und zu wahren, aber zugleich fällt es ihm schwer zu glauben, dass die jeweilige Beziehung von Dauer sein wird. Aus dem frühen Miteinander mit der Bezugsperson hat ein solcher Mensch ein negatives inneres Arbeitsmodell seiner selbst, aber positive Arbeitsmodelle anderer Menschen entwickelt (Bartholomew 1990). Er neigt dazu, vergleichsweise sensibler auf Zurückweisungen zu reagieren, so dass er uneindeutige Botschaften wohl eher als Anzeichen der Zurückweisung interpretieren wird (Fraley & Shaver 2000). Ein hochgradig vermeidend gebundener Mensch andererseits tut sich schwerer damit, enge Beziehungen einzugehen. Er kann nicht recht darauf vertrauen, dass andere zur Verfügung stehen werden, wenn er sie braucht, und geht in seinem Handeln folglich von der Annahme aus, dass er sich eigentlich nur auf sich selbst verlassen kann. Entsprechend haben solche Menschen ein positives inneres Arbeitsmodell ihrer selbst, aber ein negatives inneres Arbeitsmodell anderer Menschen entwickelt (Bartholomew 1990). Vermeidend gebundene Personen passen sich an die Erwartung an, dass die Anderen keine Responsivität zeigen werden, und bemühen sich daher, ihre Emotionen zu unterdrücken (Shaver & Mikulincer 2002).

In der Annahme, dass diese Arbeitsmodelle die Unterschiede in der Art der Beziehungsanbahnung erklären können, geht die diesem Beitrag zugrunde liegende Studie der Frage nach, wieweit eine unsichere Bindung die Reaktionen des App-Nutzers auf das Dating-App-Umfeld erklären kann. Der Prozess der Partnerwahl, ob online oder offline, ist eine Schlüsselphase der Beziehungsanbahnung, in der die App-Nutzer aus einem Pool »verfügbarer« Kandidaten Liebes- oder Sexualpartner, die ihnen als interessant erscheinen, identifizieren. Verglichen mit dem entsprechenden Vorgehen in der realen Welt, also »von Angesicht zu Angesicht«, ist die online erfolgende Partnersuche in mehrfacher Hinsicht einmalig – u.a. weil sie mehr Möglichkeiten der strategischen Selbstpräsentation und des kontrollierten Gesprächs mit potentiellen Partnern bietet (Walther 2007). Die aktuelle Studie zielt speziell auf das einmalige Merkmal des Online-Datings, nämlich das größere Angebot (Tong et al. 2016), und auf die Frage, wie die unsicher – also ängstlich oder vermeidend – gebundenen Individuen auf diese potentiell größere Wahlmöglichkeit reagieren.

Konsequenzen des wahrgenommenen großen Angebots an möglichen Partnern

Die vermutlich bemerkenswerteste Veränderung, die das Online-Dating heraufbeschworen hat, zeigt sich in der Expansion des Dating-Pools. Ortsbezogene Dating-Apps wie Tinder und Bumble ermöglichen es ihren Nutzern, potentielle Dating-Kandidaten in deren unmittelbarer bzw. näherer Umgebung zu sehen, was dazu geführt hat, dass diese Apps in einem kaum glaubhaften Umfang in Anspruch genommen werden. Tinder z. B. behauptet, dass seine Nutzer täglich eine Billion Wischbewegungen ausführen (Bilton 2014). Die zunehmende Anzahl von Abonnenten bedeutet auch, dass in vielen Fällen mit mehreren Kandidaten gleichzeitig »jongliert« wird: Etwa 67 % der Dating-App-Nutzer befassen sich zur gleichen Zeit mit bis zu fünf Dating-Chancen, nachdem beide Seiten sich über den entsprechenden Wunsch verständigt haben (was als »matching« mit einem anderen Nutzer bezeichnet wird; Healthy Framework).

Die Wahrnehmung des großen Angebots an möglichen Partnern kann dazu führen, dass sich das Verhalten der Person und ihre Einstellung zu romantischen oder sexuellen Beziehungen verändert. Die biologische Marktperspektive geht davon aus, dass der Prozess der Partnerwahl von den Gesetzen von Angebot und Nachfrage bestimmt wird. Wenn potentielle Kandidaten für eine Liebes- oder sexuelle Beziehung als Ressource betrachtet werden, dann wird das zahlenmäßig in geringerem Ausmaß vertretene Geschlecht (jedenfalls unter heterosexuellen Individuen) vom überproportional vertretenen Geschlecht als die wertvollere Ressource angesehen, und das überproportional, also zahlenmäßig stärker vertretene Geschlecht wird mit größerer Wahrscheinlichkeit um diese Ressource konkurrieren (Pedersen 1991). In einer Gesellschaft, in der die Frauen zahlenmäßig in der Minderheit sind, tendieren die Männer zur relativ frühen Eheschließung (Kruger & Schlemmer 2009), und sowohl Männer als auch Frauen gehen langfristige Verpflichtungen ein und reichen seltener die Scheidung ein (Pedersen 1991). Sind die Frauen dagegen zahlenmäßig in der Mehrheit, dann werden sie mit größerer Wahrscheinlichkeit Männer »verfolgen«, die bereits eine exklusive romantische Beziehung eingegangen sind (Schmitt & International Sexuality Description Project 2004), und sich in vergleichsweise jüngerem Alter sexuell betätigen (Barber 2000).

Experimentelle Nachweise legen es auch nahe, dass Menschen darauf »getrimmt« werden können, eine Vielzahl potentieller Liebespartner wahrzunehmen, und dass es in der Folge zu einer Verlagerung in ihren diesbezüglichen Kognitionen kommt. Mit anderen Worten, wenn Menschen glauben, dass ihnen eine Vielzahl von Kandidaten zur Verfügung steht, die als Liebes- oder Sexualpartner infrage kommen, dann meinen sie, sich größerer Wertschätzung zu erfreuen und wählerischer sein zu dürfen. In Untersuchungen wurde z. B. festgestellt, dass Teilnehmer, die auf die Wahrnehmung einer Fülle von Partnern getrimmt waren, von geringerer gleichgeschlechtlicher Konkurrenz, von weniger Eiersucht und weniger Angst vor dem Single-Dasein sprachen als Teilnehmer, denen eingebläut worden war, dass es an Partnern mangele (Arnocky et al. 2014; McKelvie et al. 2023).

Es kann auch sein, dass die Wahrnehmung einer Fülle von (möglichen) Partnern negative Folgen für diejenigen hat, die einen Partner suchen. Das sogenannte Auswahlparadox besagt, dass die Menschen im Allgemeinen zwar erkennen lassen, dass sie lieber mehr als zu wenig Wahlmöglichkeiten haben, dass empirisch zu viele Optionen aber zur Überlastung angesichts eines zu großen Angebots führen können. Die Überlastung bezieht sich auf die negativen psychischen Folgen des Umstandes, dass *zu viele* Wahlmöglichkeiten (»Qual der Wahl«) gegeben sind. Im Kontext des Datings kann ein solches Überangebot zur Folge haben, dass die Dating-App-Nutzer sich überwältigt fühlen und sich Sorgen über die Qualität ihrer Entscheidung machen (Chernev et al. 2015). In einer Studie (D'Angelo & Toma 2016) wurden die Probanden aufgefordert, sich anhand einer Gesamtheit von 4 bzw. von 24 Profilen für ein potentielles Date zu entscheiden. Nach eigener Aussage wollten sie nur dann einen sogenannten *delegierten Ratgeber* (*delegated agent recommender*, ein Online-Tool, das optimal passende Kandidaten für den Nutzer auswählt, indem es die vorhandenen Wahlmöglichkeiten signifikant – manchmal auf ein einziges Profil pro Tag – reduziert) heranziehen, wenn sie Schwierigkeiten bei der Auswahl aus einem großen Angebot von potentiellen Partnern sahen (Tong et al. 2018).

Ein übergroßes Angebot kann auch die Selbsteinschätzung der Person beeinflussen: Das Online-Dating schafft ein Umfeld mit einem anscheinend grenzenlosen Angebot an möglichen Partnern, was die Nutzer einer Dating-App erst recht unter Druck setzen kann, sich nun wirklich einen Partner zu sichern (Sumter et al. 2017). Diejenigen, denen das nicht gelingt, haben das Gefühl, versagt zu haben, und dies unter angeblich optimalen Bedingungen. Im Rahmen eines Experiments stellten Thomas et al. (2022) fest, dass eine große Anzahl von passenden Kombinationen (»*matches*«; 91 versus 11) bei den partnersuchenden Personen sowohl zur Überlastung angesichts der allzu vielen Wahlmöglichkeiten als auch zur vermehrten Angst vor dem Alleinbleiben und zu einem Verlust an Selbstachtung führte.

Die diesem Beitrag zugrunde liegende Studie

Es leuchtet also ein, dass die App-Umgebung die Wahrnehmung des Dating-Markts verändern kann. Ausgehend von den einander entgegenstehenden Perspektiven einerseits des biologischen Marktes und andererseits des übergroßen Angebots, die beide auf die Konsequenzen der schließlich zu treffenden Wahl abheben, soll hier untersucht werden, wie eine unsichere Bindung die Wahrnehmung der Person bezüglich der Frage verändern kann, wer für sie zur Auswahl steht. Darüber hinaus untersuche ich, wie Bindungsunsicherheit im Verein mit der Partnerwahl auf die Selbstwahrnehmung des Individuums als potentieller Kandidat vorausweist. In diesem Zusammenhang stellen sich die nachstehenden Fragen:

Forschungsfrage 1: In welchem Ausmaß moderiert ein ängstliches Bindungsverhalten den Zusammenhang zwischen
a) der Anzahl der *matches* und der subjektiv wahrgenommenen Attraktivität?
b) der Anzahl der *matches* und dem wahrgenommenen Angebot an potentiellen Partnern?
c) dem wahrgenommenen Angebot an potentiellen Partnern und der subjektiv wahrgenommenen Attraktivität?

Forschungsfrage 2: In welchem Ausmaß moderiert ein vermeidendes Bindungsverhalten den Zusammenhang zwischen
a) der Anzahl der *matches* und der subjektiv wahrgenommenen Attraktivität?
b) der Anzahl der *matches* und dem wahrgenommenen Angebot an potentiellen Partnern?
c) dem wahrgenommenen Angebot an potentiellen Partnern und der subjektiv wahrgenommenen Attraktivität?

Die Methode der Studie

Stichprobe und Vorgehensweise

Die Daten für diese Studie wurden als Teil einer weiteren Untersuchung (Alexopoulos et al. 2020) zu den Erfahrungen von Nutzern einer Dating-App zusammengetragen; sie stammen von zwei Rekrutierungsplattformen und beziehen sich zum einen auf Bachelor-Studenten von einer Universität an der Ostküste der USA (n = 309 oder 55 % der rekrutierten Stichprobe) und zum anderen auf eine nichtstudentische Gruppe von Amazon Mechanical Turk (n = 253 oder 45 % der rekrutierten Stichprobe). Da wir ausschließlich an Personen interessiert waren, die zum Zeitpunkt der Befragung Dating-Apps nutzten, stellten wir den Teilnehmern zunächst eine Filterfrage, um herauszufinden, ob dies der Fall war. Diejenigen, die keine Dating-App nutzten (n = 167), wurden nicht in unsere Analyse aufgenommen. Die endgültige Stichprobe der Dating-App-Nutzer bestand aus 395

Teilnehmern (55.9 % männlich; Durchschnittsalter 26.76; *SD* = 8.33), die alle Fragen vollständig beantworteten. Es handelte sich um 176 Studenten (44.6 % der finalen Stichprobe, 38.0 % männlich, Durchschnittsalter 21.91, *SD* = 3.43) und um 219 MTurk-Mitarbeiter (55.4 % der finalen Stichprobe, 70.3 % männlich, Durchschnittsalter = 30.62, *SD* = 9.04).

Die Teilnehmer bezeichneten sich überwiegend als heterosexuell (*n* = 318, 80.5 %), gefolgt von bisexuell (*n* = 60, 15.2 %) und gay/lesbisch (*n* = 17, 4.3 %). Ihren Beziehungsstatus kennzeichneten sie mit »ledig« (*n* = 144, 36.5 %), gefolgt von »gelegentlich dating« (*n* = 91, 23 %), »ernsthaft dating« (*n* = 73, 18.5 %), »verheiratet« (*n* = 56, 14.2 %), »zusammenwohnend« (*n* = 16.4, 1 %), »verlobt« (*n* = 11, 2.8 %) und »geschieden/getrennt« (*n* = 4, 1.0 %).

Messungen

Bindungsorientierung. Die Teilnehmer beantworteten die aus 12 Items bestehende Kurzform der *Experiences in Close Relationships Scale* (Wei et al. 2007). Auf die Aufforderung, darüber nachzudenken, wie sie sich gewöhnlich in Beziehungen verhalten, vermerkten sie auf einer Skala von 1 (stimme überhaupt nicht zu) bis 7 (stimme voll und ganz zu) den Grad ihrer Zustimmung zu Aussagen über ihre Bindungsangst (z. B. »ich brauche ein großes Maß an Bestätigung, dass ich von meinem Partner geliebt werde«; *M* = 4.04, SD = 1.20, *alpha* = .79) und über ihre Bindungsvermeidung (z. B. »ich wünsche mir Nähe zu meinem Partner, schrecke aber immer wieder zurück«; *M* = 3.35, *SD* = 1.02, *alpha* = .69).

Anzahl der »matches«. Die Teilnehmer wurden gefragt: »Wie viele *matches*/beiderseitige *likes* haben Sie auf dieser von Ihnen am häufigsten benutzten Dating-App gefunden, seit Sie sie heruntergeladen haben?« Die Antwortoptionen lauteten 0 (*n* = 8), 1–30 (*n* = 178), 31–60 (*n* = 86), 61–100 (*n* = 48), 101–200 (*n* = 29), 201–300 (*n* = 15) und mehr als 300 (*n* = 31).

Das wahrgenommene Partner-Angebot. Wir arbeiteten mit einer modifizierten Version der von James et al. (1996) entwickelten Single-Item-Skala des wahrgenommenen Partner-Angebots. Die Teilnehmer wurden aufgefordert, über ihre aktuelle Beziehung oder über ihre jüngst zurückliegende Liebesbeziehung nachzudenken. Anschließend gaben sie auf einer Skala von 1 (»stimme überhaupt nicht zu«) bis 7 (»stimme voll und ganz zu«) an, in welchem Ausmaß sie mit zwei Aussagen übereinstimmten. Dabei ging es zum einen um die Fähigkeit, einen neuen Partner zu finden, z. B.: »Vielleicht braucht es etwas Zeit, aber ich könnte einen anderen wünschenswerten Partner finden, wenn ich das wollte oder brauchte.« Ein zweites Item sollte die Verlässlichkeit der Aussage erhöhen: »Ich glaube, viele Leute wären mit mir als Partner/Partnerin glücklich« (*M* = 5.20, *SD* = 1.34, *alpha* = .75).

Subjektiv wahrgenommene Attraktivität. Die Teilnehmer wurden gebeten, das Maß ihrer physischen Attraktivität im Gegensatz zu anderen Personen gleichen Alters und gleichen Geschlechts auf einer Skala von 1 = sehr unattraktiv bis 7 = sehr attraktiv zu bestimmen (*M* = 5.06, *SD* = 1.28).

Ergebnisse und Diskussion

Zu den Fragestellungen unserer Studie führten wir unter Heranziehung des Prozessmodells 59 der Softwareplattform SPSS Statistics, Version 28, zwei moderierte Mediationsanalysen durch. In beiden Fällen dienten Alter, Geschlecht, sexuelle Orientierung und Beziehungsstatus der Teilnehmer als Kontrollvariablen. Im ersten Modell – der ersten Mediationsanalyse – dienten Bindungsangst als moderierende Variable, die Anzahl der *matches* als Prädiktorvariable, das wahrgenommene Partner-Angebot als vermittelnde Variable und die subjektiv wahrgenommene Attraktivität als Ergebnisvariable. Das zweite Modell wurde in der gleichen Weise wie das erste durchgeführt, außer dass es hier um den moderierenden Effekt der Bindungsvermeidung ging. Das konzeptuelle Schema dieser Beziehungen zwischen den Variablen ist in Abbildung 1 und 2 (S. 110) dargestellt.

Die Ergebnisse zur Forschungsfrage 1 sind in Tabelle 1 (S. 111) wiedergegeben. Der signifikanten Interaktion zwischen Bindungsangst und Anzahl der *matches* wurde weiter nachgegangen, R^2 change = .01, $p = .03$. Bei geringen und moderaten Graden von Bindungsangst blieb die positive Assoziation zwischen *matches* und Partner-Angebot signifikant (gering: $b = .19$, $SE = .06$, $p = .002$, moderat: $b = .08$, $SE = .04$, $p = .04$). Bei hohen Graden von Angst dagegen ($b = .001$, $SE = .001$, $p = .15$) verflüchtigte sich diese signifikante Assoziation. Der Zusammenhang zwischen der Anzahl der *matches* auf der Dating-App und dem Angebot an potentiellen Partnern ist vielleicht intuitiver Art, wobei ein großes wechselseitiges Interesse wohl in einem gewissen Umfang schon andeutet, dass es einfach sein dürfte, sich einen passenden Liebes- oder Sexpartner zu sichern. Das wiederum spricht allerdings dafür, dass die Anzahl der *matches* keinerlei Einfluss darauf hat, ob Menschen mit ausgeprägter Bindungsangst glauben, sich einen Partner sichern zu können. Der Befund stützt die biologische Marktperspektive, impliziert aber, dass Bindungsangst ein limitierender Faktor ist.

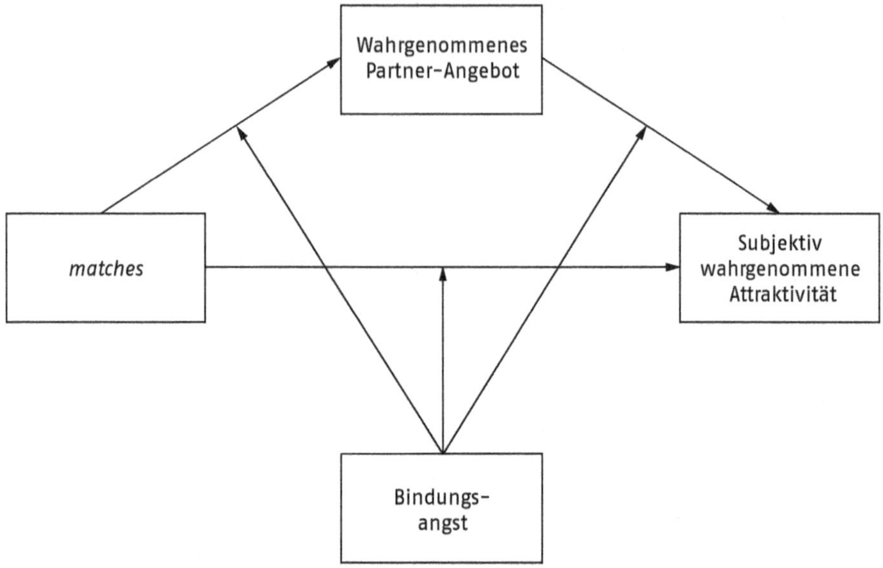

Abb. 1: Konzeptionelle Darstellung zu Forschungsfrage 1

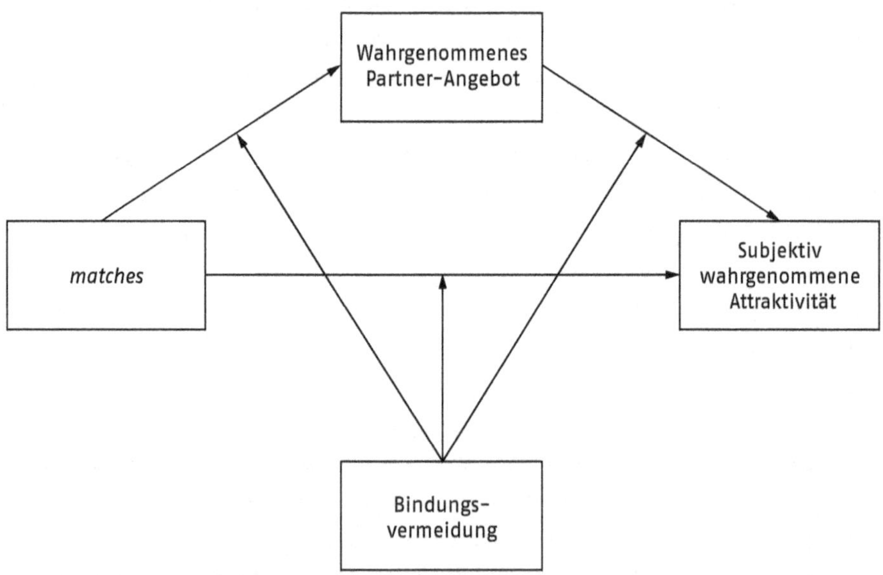

Abb. 2: Konzeptionelle Darstellung zu Forschungsfrage 2

Die Wechselwirkung zwischen Bindungsangst und Anzahl der *matches* war nicht signifikant und wies deshalb auf die Ergebnisvariable, die subjektiv wahrgenommene Attraktivität, nicht voraus; R^2 change = .005, p =.13. Überdies interagierte Bindungsangst nicht signifikant mit dem wahrgenommenen Partner-Angebot, um die subjektiv wahrgenommene Attraktivität vorherzusagen (R^2 change = .005, p = .11).

Tab. 1: Moderierte Mediationsanalyse für Bindungsangst (Forschungsfrage 1)

	Wahrgenommenes Partner-Angebot	Subjektiv wahrgenommene Attraktivität
	b	*b*
Kontrollvariablen		
Alter	.02**	.02*
Geschlecht	.01	–.26*
Sexuelle Orientierung	.24	–.15
Beziehungsstatus	–.08	.24*
Prädiktorvariablen		
# *matches*	.38**	.15
Partner-Angebot	–	–.002
Bindungsangst	.46***	.03
Angst x *matches*	–.07*	–.05
Angst x Angebot	–	.06
Bemerkung zur Codierung der Variablen: Geschlecht (männlich = 0, weiblich = 1), sexuelle Orientierung (0 = heterosexuell, 1 = nicht-heterosexuell [lesbisch, gay und bisexuell]), Beziehungsstatus (0 = ledig, 1 = in fester Beziehung) *p < .05, **p < .01, ***p < .001		

Tab. 2: Moderierte Mediationsanalyse für Bindungsvermeidung (Forschungsfrage 2)

	Wahrgenommenes Partner-Angebot	Subjektiv wahrgenommene Attraktivität
	b	b
Kontrollvariablen		
Alter	.02	.01
Geschlecht	–.06	–.24*
Sexuelle Orientierung	.47**	–.02
Beziehungsstatus	.01	.34**
Prädiktorvariablen		
#*matches*	.06	.15
Partner-Angebot	–	.26
Bindungsvermeidung	–.20	.26
Vermeidung x *matches*	.004	–.06
Vermeidung x Angebot	–	.01

Bemerkung zur Codierung der Variablen:
Geschlecht (männlich = 0, weiblich = 1), sexuelle Orientierung (0 = heterosexuell, 1 = nicht-heterosexuell [lesbisch, gay, bisexuell]), Beziehungsstatus (0 = ledig, 1 = in fester Beziehung)
*p < .05, **p < .01, ***p < .001

Diese Befunde waren nicht konsistent, als wir der Rolle der Bindungsvermeidung nachgingen (siehe Tab. 2). Zwar interagierte Bindungsvermeidung nicht signifikant mit der Anzahl der *matches*, um auf die subjektiv wahrgenommene Attraktivität vorauszuweisen, aber die Anzahl der *matches* ließ die subjektiv wahrgenommene Attraktivität bei hohen Graden von Vermeidung negativ voraussagen ($b = -.10$, $SE = .05$, CI = –.20, –.03). Diese Assoziation war bei niedrigen und moderaten Graden von Bindungsvermeidung nicht signifikant – ein Befund, der eine gewisse Bestätigung der These von der Überlastung angesichts eines zu großen Angebots liefert, aber nur für Nutzer einer Dating-App, die ein hohes Maß von Bindungsvermeidung erkennen lassen. Da vermeidend gebundenen Individuen daran gelegen ist, unabhängig zu sein und sich emotional von Anderen fernzuhalten (Shaver & Mikulincer 2002), kann der »Besitz« einer großen Zahl zu sichtender *matches* besonders unerfreulich sein und als überwältigend empfunden werden. Auch scheinen hochgradig bindungsvermeidende Individuen angesichts größerer Wahlmöglichkeiten mehr Gespür für den eigenen Wert als potentieller Partner zu entwickeln. Mit anderen Worten, sie werden vielleicht meinen, dass es angesichts einer großen Zahl von *matches* keine Entschuldigung dafür gibt, dass man sich keinen Partner »gesichert« hat.

Dating Apps, angesiedelt im umfassenderen Bereich der computervermittelten Kommunikation, sind ein schwaches Medium. Da sie im Blick auf Effizienz entworfen werden, bieten sie weniger kommunikative Hinweise, mit denen sich ein Eindruck von einer anderen Person gewinnen ließe. In der Tat kann die jeweilige Wahrnehmung von einer Person zur anderen variieren, und die Durchschlagskraft von Dating-App-*matches* auf die Wahrnehmung des Partner-Angebots kann komplex und von vielen Faktoren beeinflusst sein. Die Ergebnisse dieser Studie besagen, dass die Wahrnehmung der verfügbaren Partner, wie sie üblicherweise mit einer großen Anzahl von Dating-App-*matches* einhergeht, durch hohe Grade von Bindungsangst geschwächt wird, während hohe Grade von Bindungsvermeidung eine negative Assoziation zwischen der Anzahl der *matches* und der subjektiv wahrgenommenen Attraktivität begünstigen.

Literatur

Alexopoulos, C., Timmermans, E. & McNallie, J. (2020): Swiping more, committing less: Unraveling the links among dating app use, dating app success, and intention to commit infidelity. *Computers in Human Behavior*, 102, S. 172–180.

Arnocky, S., Ribout, A., Mirza, R. S. & Knack, J. M. (2014): Perceived mate availability influences intrasexual competition, jealousy and mate-guarding behavior. *Journal of Evolutionary Psychology*, 12, S. 45–64.

Barber, N. (2000): On the relationship between country sex ratios and teen pregnancy rates: A replication. *Cross-Cultural Research*, 34, S. 26–37.

Bartholomew, K. (1990): Avoidance of intimacy: An attachment perspective. *Journal of Social and Personal Relationships*,7, S. 147–178.

Bilton, N. (2014): Tinder, the fast-growing dating app, taps an age-old truth. *The New York Times*, 29.10.2014. Im Internet: https://www.nytimes.com/2014/10/30/fashion/tinder-the-fast-growing-dating-app-taps-an-age-old-truth.html (Zugriff: 30.3.2023).

Bowlby, J. (2006): *Bindung und Verlust*. (Bd. 1: *Bindung*; Bd. 2: *Trennung: Angst und Zorn*; Bd. 3: *Verlust: Trauer und Depression*) München u. a.: Ernst Reinhardt.

Brennan, K. A., Clark, C. L. & Shaver, P. R. (1998): Self-report measurement of adult attachment: An integrative overview. In: W. S. Rholes & J. A. Simpson (Hrsg.), *Attachment theory and close relationships*. New York: Guilford Press, S. 46–76.

Chernev, A., Böckenholt, U & Goodman, J. (2015): Choice overload: A conceptual review and meta-analysis. *Journal of Consumer Psychology,* 25 (2), S. 333–358.
D'Angelo, J. D. & Toma, C. L. (2016): There are plenty of fish in the sea: The effects of choice overload and reversibility on online daters' satisfaction with selected partners. *Media Psychology,* 20, S. 1–27.
Fraley, R. C. & Shaver, P. R. (2000): Adult romantic attachment: Theoretical developments, emerging controversies, and unanswered questions. *Review of General Psychology,*4, S. 132–154.
James, A. D., Tucker, M. B. & Mitchell-Kernan, C. (1996): Marital attitudes, perceived mate availability, and subjective well-being among partnered African American men and women. *Journal of Black Psychology,* 22, S. 20–36.
Kruger, D. J. & Schlemmer, E. (2009): Male scarcity is differentially related to male marital likelihood across the life course. *Evolutionary Psychology,* 7 (2), S. 280–287.
McKelvie, L., Locke, A., Albert, G., Minor, M., MacKinnon, M., Hodges-Simeon, C. & Arnocky, S. (2023): Perceived mate scarcity leads to increased willingness to mate poach. *Journal of Sex Research,* 60 (3), S. 409–417.
Pedersen, F. A. (1991): Secular trends in human sex ratios: Their influence on individual and family behavior. *Human Nature,* 2, S. 271–291.
Schmitt, D. P. & International Sexuality Description Project (2004): Patterns and universals of mate poaching across 53 nations: The effects of sex, culture, and personality on romantically attracting another person's partner. *Journal of Personality and Social Psychology,* 86 (4), S. 560–584.
Shaver, P. R. & Mikulincer, M. (2002): Attachment-related psychodynamics. *Attachment & Human Development,* 4 (2), S. 133–161.
Sumter, S. R., Vandenbosch, L. & Ligtenberg, L. (2017): Love me Tinder: Untangling emerging adults' motivations for using the dating application Tinder. *Telematics and informatics,* 34, S. 67–78.
Thomas, M. F., Binder, A. & Matthes, J. (2022): The agony of partner choice: The effect of excessive partner availability on fear of being single, self-esteem, and partner choice overload. *Computers in Human Behavior,* 126, 106977.
Tong, S. T., Hancock, J. T. & Slatcher, R. B. (2016): Online dating system design and relational decision making: Choice, algorithms, and control. *Personal Relationships,* 23, S. 645–662.
Tong, S. T., Corriero, E. F., Matheny, R. G. & Hancock, J. T. (2018): Online daters' willingness to use recommender technology for mate selection decisions. *Proceedings of the 12th ACM Conference on Recommender Systems* (RecSys 2018), New York, NY: ACM, S. 45–52.
Walther, J. B. (2007): Selective self-presentation in computer-mediated communication: Hyperpersonal dimensions of technology, language, and cognition. *Computers in Human Behavior,* 23 (5), S. 2538–2557.
Wei, M., Russell, D. W., Mallinckrodt, B. & Vogel, D. L. (2007): The experiences in close relationship scale (ECR)-short form: Reliability, validity, and factor structure. *Journal of Personality Assessment,* 88, S. 187–204.

JAN VAN LOH

Der Einfluss von Medien auf die Mentalisierungsfähigkeit

Die Bedeutung der Exploration von Mediennutzungsgewohnheiten im Rahmen der therapeutischen Beziehung

Einführung

Weltweit verbringen Kinder und Jugendliche einen wesentlichen Teil ihrer Lebenszeit mit der Nutzung von digitalen Medien. Inzwischen sind es immer jüngere Kinder, die regelmäßig digitale Anwendungen nutzen, häufig noch im Kindergartenalter; zudem sind auch deren Eltern in höchstem Maße medienaffin aufgewachsen.

Die Mentalisierungstheorie hat bisher keine nennenswerten Versuche unternommen, sich diesen relevanten Entwicklungen zuzuwenden, auch wenn ein Zusammenhang zwischen unsicheren Bindungsmustern und Medienabhängigkeitsphänomenen mehrfach nachgewiesen ist. Der Beitrag erarbeitet zunächst eine Grundlage zur Integration von medienbezogenen Störungen und Mentalisierungstheorie, wobei sich der Fokus wesentlich auf die Bedeutung der Mentalisierungsfähigkeit bezüglich des Übergangs zwischen medialen und realitätsbezogenen psychischen Inhalten richtet.

Ausgangspunkt dieses Blickwinkels ist die entwicklungspsychologische Feststellung, dass sich die Fähigkeit zur »Theory of Mind« ebenso im Alter von 4–5 Jahren herausbildet wie die Fähigkeit, Medien als fiktionale Schöpfungen von realen Gegebenheiten zu unterscheiden (»Media Literacy«). Anhand des von Fonagy, Bateman und Luyten erstellten *Mentalisierungsprofils* werden Grundzüge einer mentalisierungsbasierten Evaluation von medienbezogenen Störungen formuliert und auf zwei Fallvignetten angewendet. Vor allem die Grenze zwischen Mentalisierungsfähigkeit und neuronal nachweisbarem »Switch« in den »Freeze-Fight-or-Flight-Modus« – bzw. das Überschreiten dieser Grenze – bei automatisiertem Verhalten aufgrund von (Bindungs-)Stress gewinnt hier zentrale Bedeutung, da digitale Medieninhalte, vor allem Spiele, häufig wie Kampfsituationen strukturiert sind, in die sich das spielende Subjekt freiwillig versetzt. Aufgrund der interpersonellen Konstellationen, die in diesem therapeutischen Kontext angetroffen werden, geht der Beitrag auch der Frage nach, welche Rolle medienbasierte Pseudo-Bindungs-Muster (medial stabilisierte, unsichere Bindungen) zwischen Elternteilen und ihren Kindern spielen, die ausgiebig gemeinsam digitale Medien nutzen.

***

Digitale Anwendungen sind in zunehmendem Maße Teil der Sozialisationsumwelt von Kindern und Jugendlichen. Entsprechend muss man davon ausgehen, dass neben interpersonellen Beziehungen auch mediale Erfahrungen zu jenem Bedingungsgefüge gehören, unter dessen Einfluss sich die Fähigkeit zur Mentalisierung herausbildet und aufrechterhalten wird. Die Entwicklungsrichtung dieses medialen Anteils an der Mentalisierungsfähigkeit ist dann nicht mehr, wie im Zeitungs- und TV-Zeitalter noch üblich, an die Zugehörigkeit zu Medienproduktionseinrichtungen (Verlage, Sender) geknüpft, in denen die Mehrheit der Menschen keine Möglichkeit hatte, selbst zum Inhalt oder Schöpfer von Medienberichterstattung zu werden. Vielmehr können auch Kinder und Jugendliche inzwischen in wenigen Schritten ein großes Publikum erreichen und artikulieren teilweise schon im Alter von unter 10 Jahren entsprechende Berufswünsche (»YouTuber«, »Influencer« o. Ä.). Diese Struktur stellt sich in Therapien unter Umständen als schwer zu überwindendes Hemmnis für therapeutische Fortschritte dar.

Im nachstehenden Beitrag werden Aspekte aus unterschiedlichen Forschungsbereichen zusammengeführt. Mit Hilfe der so entstehenden Schnittmengen wird unter Hinzuziehung von Einzelfallmaterial die mögliche Bedeutung von digitalen Medien als Ersatz bzw. Konkurrenz für reale Beziehungen und deren Mentalisierung herausgearbeitet; diejenigen, die solche Ersatzbeziehungen »pflegen«, werden umgangssprachlich als »Follower« bezeichnet. Dabei werden auch die Folgen der sich unter massivem Medienkonsum entwickelnden mentalen Strukturen der »Theory of Mind«, die als Algorithmen auf unbelebten Computerstrukturen (i. e. Hard- und Software) implementiert sind, für die psychopathologische Entwicklung betrachtet (vgl. Cuzzolin et al. 2020). Im Zuge der Darstellung des Fallmaterials werden Ansätze zur Entwicklung eines auf Mediennutzung bezogenen Segments des therapeutisch handlungsleitenden »Mentalisierungsprofils« (Fonagy et al. 2015, S. 67) herausgearbeitet, das die bestehenden Faktoren ergänzt.

Reflexionsfunktion und Mentalisierung

Obwohl seine Autoren herausgestellt haben, dass das Mentalisierungskonzept nur begrenzt anwendbar ist (Fonagy & Target 2006, S. 379), hat es in viele Bereiche der psychodynamischen Psychotherapie Eingang gefunden (vgl. Bateman & Fonagy 2015). Es handelt sich um ein experimentell ausgezeichnet abgesichertes, auch neurophysiologisch integriertes Modell, das eine Entdeckung der Kognitionsforschung der 1980er Jahre, die »Theory of Mind«, mit der Bindungstheorie und der Entwicklungspsychologie verknüpft. »Mentalisierung umfasst sowohl eine selbstreflexive als auch eine interpersonale Komponente. Beide zusammen vermitteln dem Kind die Fähigkeit, die innere von der äußeren Realität sowie innere psychische und emotionale Prozesse von interpersonalen zu unterscheiden.« (Fonagy & Target 2006, S. 364)

Gegen diese klare Trennung sei gleich zu Beginn eingewandt, dass im Fall von mentalen Abbildern von Medienerfahrungen unklar ist, ob sie den »inneren psychischen und emotionalen Prozessen« oder den »interpersonalen Prozessen« zuzuordnen sind (etwa wenn sich ein Kind stundenlang auf Instagram durch Bilddatenbanken scrollt) oder ob es vielmehr unmöglich geworden ist, diese Trennung im Kontext medienbasierter Erfahrungen aufrechtzuerhalten. Angesichts dieses Umstandes halte ich die Annahme einer zusätzlichen Kategorie mentaler Prozesse für erforderlich, die sich auf die Unterscheidungsfähigkeit von medialen und nicht-medialen Inhalten richtet und damit letztlich auch auf die Kontextualisierung von Medien und interpersonellen Beziehungen.

Als bereits angedeutetes Argument für die Betrachtung der Mentalisierung von medialen Inhalten sei auf die Nutzungszeiten von Jugendlichen verwiesen, die nicht erst in der Zeit der Corona-Pandemie an Wochentagen teilweise über 5 Stunden täglich betrugen (vgl. DAK-Gesundheit 2020). Daraus, dass in der Zeit der Pandemie »realweltliche« Begegnungen nicht mehr – bzw. stark reduziert – stattfanden, ergibt sich notwendig eine Reduzierung der Gewöhnung an die Mentalisierung von interpersonellen Beziehungen. Genauer gesagt ist die Beschreibung der Mentalisierung, die Bezugspersonen der Nutzerinnen und Nutzer hinsichtlich der Mediennutzung in die Beziehung einbringen, eine der Kategorien, um die es bei der Erstellung des Mentalisierungsprofils gehen wird. In diesem Zusammenhang sei beispielhaft darauf verwiesen, dass Mütter in der ersten Stunde nach der Geburt ihres Kindes im Durchschnitt zwischen 30 und 60 digitale Nachrichten versenden und dass viele von ihnen das Mobiltelefon beim Wickeln ständig neben dem Kind liegen haben (Prof. M. Abou-Dakn, FA für Geburtshilfe und Frauenheilkunde, persönliche Mitteilung). Daraus ergibt sich die Frage, welche Mentalisierungskonstellationen in der subjektiv bedeutungsvollen Zeit maschinell vermittelter Interaktion entstehen, die nicht nur in Bezug auf den Zeitfaktor, sondern auch hinsichtlich der interpersonellen Beziehungsqualität über »herkömmliche« Beziehungserfahrungen hinausgehen, wie sie sich von diesen unterscheiden und im Mentalisierungsgefüge aufeinander einwirken.

Theory of Mind

Die der Mentalisierungstheorie zugrunde liegende, für sie zentrale »Theory of Mind« (ToM) bezeichnet die mit der Vollendung des 5. Lebensjahrs entstehende kognitive Fähigkeit von Kindern, anderen Menschen ein eigenes Bewusstsein zuzuschreiben, das sich vom eigenen unterscheidet. Eine wesentliche Grundlage der Entdeckung dieser kognitiven Fähigkeit sind der »Maxi-Test« (Wimmer & Perner 1983) und der »Sally-Anne-Test« (Baron-Cohen et al. 1986).

Dem »Maxi-Test« liegt die Technik des Kasperle-Theaters zugrunde, in dem Kindern ein Problem vorgeführt wird und sie in der Gruppe entweder mit Ja oder Nein antworten oder dem Kasperle Warnungen zurufen, dass sich das Krokodil von hinten nähert, während er in eine andere Richtung sieht, etc. Die gezeichneten Tests orientieren sich an dieser szenischen Technik, überführen sie aber zugleich in die mediale Form.

Im Sally-Anne-Test wird ein Kind gefragt, wo ein Mädchen (Anne) einen Gegenstand suchen wird, wenn es, nachdem es kurz weg war, wieder ins Zimmer kommt; den Gegenstand hat ein anderes Mädchen (Sally) in Annes Abwesenheit von einem von dieser gewählten Ort genommen und an einen ihr unbekannten, nicht direkt einsehbaren Ort gelegt. Antwortet das Kind, Anne werde an dem Ort suchen, an den Sally den Gegenstand gelegt hat, ist dies als Hinweis darauf zu verstehen, dass sich das Kind noch nicht in die Lage von Anne versetzen kann, die ja nicht weiß, dass Sally den Gegenstand anderswo hingelegt hat, und entsprechend noch keine Vorstellung davon hat, dass andere Menschen etwas anderes wissen und denken können als man selbst. Die Übernahme einer fremden Perspektive gelingt hingegen – und die Fähigkeit dazu gilt als vorhanden –, wenn das Kind davon ausgeht, dass Anne ja nichts davon weiß, dass Sally den Gegenstand verlegt hat, und entsprechend sagt, Anne werde dort suchen, wo sie selbst den Gegenstand hingelegt hatte.

Diese an das Objektpermanenz-Theorem Piagets anknüpfende Mentalorganisationstheorie entsteht in der Regel im Alter von etwa 4+ Jahren. Auch von Menschenaffen konnte inzwischen nachgewiesen werden, dass sie prinzipiell in die Lage kommen können, eine ToM zu entwickeln (Krupenye et al. 2016). Der relevante Beitrag von Fonagy, Target und deren Forschergruppe bestand darin, diese Entwicklungsstufe zum einen mit den Erkenntnissen aus der Bindungstheorie zu verknüpfen und so zur Mentalisierungstheorie weiterzuentwickeln. Darin wird das entstehende Theory-of-Mind-Stadium als mentale »Reflexionsfunktion« bezeichnet, in der die Fähigkeit zum kognitiven Erkennen um die Fähigkeit erweitert ist, auch emotionale Zustände auf diese Weise zuschreiben zu können; außerdem wird sie mit den Grundannahmen der Psychoanalyse verknüpft.

Medialitätsbewusstsein und Perceived Reality

Vonseiten der Medienpsychologie ist in Ansätzen untersucht worden, ob Kinder im Alter von 4+ Jahren z. B. Filme als technische Produkte entschlüsseln können oder ob sie diese unhinterfragt als Realität ansehen. Rothmund et al. (2001, S. 37) schreiben in ihrem »kritischen Überblick über die Perceived Reality-Forschung«: »Die grundlegende, darstellungsbezogene Fähigkeit, zwischen Real-Life und Medialität zu unterscheiden, mithin das Medialitätsbewsstsein, wird im Alter von etwa vier Jahren erworben. […] Ab diesem Alter ist ein linearer Rückgang der Perceived Reality auf der Darstellungsdimension zu beobachten: Ältere Kinder schreiben einem AV-Produkt weniger Realismus zu«. Von anderer Seite konnte gezeigt werden, dass sich das Vorlesen angemessener Kinderliteratur positiv auf die Entwicklung der Fähigkeit zur Theory of Mind auswirkt (Mar et al. 2009), dass also anzunehmen ist, dass der Umgang mit Medialität selbst ein Wirkfaktor bei der Entstehung der Mentalisierungsfähigkeit ist. Die Vergleichbarkeit der Ergebnisse von symbolischem und szenischem ToM-Test (Kasperle-Theater – Papier-Test) suggeriert zwar implizit, dass die Differenz zwischen medialen und symbolisierten, zwischenmenschlichen Erfahrungen zu vernachlässigen sei, steht zu den Medien als Wirkfaktor der Mentalisierungsfähigkeit aber nur scheinbar im Widerspruch, da man annehmen kann, dass jüngere Kinder Medien (vor allem

Bücher oder andere gedruckte Inhalte) im Rahmen von Beziehungen zu wesentlichen Bezugspersonen nutzen.

Die Fähigkeit, Medialität mental zu erfassen, scheint sich einerseits zeitgleich mit der ToM- und damit auch der Mentalisierungsfähigkeit zu entwickeln. Bisher nicht untersucht scheint zu sein, inwieweit Mentalisierungsfähigkeit und Medialitätsbewusstsein neuronal aufeinander bezogen sind und welche Rolle die Art und Intensität der genutzten Medien und die damit zusammenhängende Beziehungsqualität spielen. Mit anderen Worten: Es kann sein, dass eine gut integrierte Mentalisierungsfähigkeit zu einem stärker ausgeprägten Medialitätsbewusstsein führt; ob der Umkehrschluss ebenso zulässig ist oder ob übermäßiger Medienkonsum eine weniger ausgeprägte Mentalisierungsfähigkeit nach sich zieht, ist ebenso offen.

Reflexionsfunktion, Äquivalenzmodus und Als-ob-Modus

In der Mentalisierungstheorie bezeichnet die Reflexionsfunktion, dass ein Kind in die Lage kommt, Äquivalenz-Stufe und Als-ob-Modus zu integrieren. Diese Möglichkeit findet sich in vereinfachter Form in der Aussage Winnicotts wieder, dass es Kinder gibt, die nicht spielen können (Winnicott 2019, S. 66), und dass die zentrale Aufgabe des Therapeuten darin besteht, dem Kind dabei zu helfen, spielen zu lernen, bevor die eigentliche Therapie beginnen kann. In Übereinstimmung mit Winnicott vollzieht sich der Mentalisierungstheorie zufolge im Spiel mit der Realität die Ablösung der inneren von der äußeren Phantasie und damit die Möglichkeit, vom Äquivalenz- in den Als-ob-Modus zu wechseln und zum integrierten Modus beider zu gelangen, dem mentalisierenden Modus der psychischen Realität (Fonagy et al. 2004, S. 268 ff.). Der im Alter bis etwa 3,5 Jahre bestehende *Äquivalenzmodus* entspricht der Beobachtung, dass Kinder in dieser Zeit (diesem Alter) die äußere Realität für die Wahrheit halten, äußere und innere Welt sind nicht geschieden. Wird durch defizitäre persönliche Beziehungen einem Kind die Möglichkeit verwehrt, diesen Modus der psychischen Äquivalenz zum Als-ob-Modus weiterzuentwickeln, verbleibt das Kind in diesem Modus.

Beispielsweise hatte ein 8-jähriger Patient von mir Angst vor einer Zeile in einem Lied von Peter Fox, in dem dieser singt, dass er bei sich selbst vor der Tür stehe und klingele und, als er aufmacht, feststelle, dass er seinen Kopf verloren habe. Der Patient befürchtete, ihm werde das Gleiche passieren. Dieser Junge war offenbar auf der Stufe der psychischen Äquivalenz stehen geblieben, weil er Angst davor hatte, dass auch er seinen Kopf verlieren würde, wenn er dieses Lied hörte (vgl. Fonagy et al., S. 263 ff.).

Bei der entwicklungspsychologischen Weiterentwicklung zum Als-ob-Modus kommt das Kind in die Lage, die Realität im Spiel auszublenden, sodass die Ablösung der inneren Realität von der äußeren Wirklichkeit vollzogen werden kann. Kognitiv findet sich diese Fähigkeit in der Theory of Mind abgebildet, wobei der Als-ob-Modus um die Fähigkeit ergänzt ist, bei anderen auch emotionale Zustände annehmen zu können, die von den eigenen verschieden sind.

Aus dieser Perspektive betrachtet kann die Fähigkeit, zwischen Äquivalenzmodus und Als-ob-Modus zu unterscheiden, als die Grundlage der Fähigkeit zur Entwicklung eines Medialitätsbewusstseins verstanden werden, denn auch in Medien werden kognitive und emotionale Botschaften an das Subjekt herangetragen, die entweder als äußere Wirklichkeit aufgefasst (etwa wenn Kinder im Alter von 3 Jahren oder jünger Filme/Videos sehen, werden sie diese für wahr halten) oder als eigene innere Zustände fehlinterpretiert werden. Im Als-ob-Modus hingegen können Filme/Videos als erzeugte Wirklichkeit entschlüsselt werden, wobei die vermittelnde Rolle der äußeren Objekte, die zu den Medien in Beziehung stehen, in diesem Kontext nur in Ansätzen erforscht ist (vgl. Mar et al. 2009). Hier wäre von besonderem Interesse, ob sich ein desorganisiertes Bindungsgefüge nicht nur auf die Fähigkeit zur Mentalisierung, sondern auch auf die Fähigkeit auswirkt, ein Medialitätsbewusstsein zu entwickeln, und ob umgekehrt unangemessener Medienkonsum im Alter vor 3 Jahren die Fähigkeit zu mentalisieren beeinträchtigt.

Diese Annahmen haben Auswirkungen auf die therapeutische Einschätzung des Umgangs mit medienbasierten Spielen, die von ihrem Wesen her immer Regelspiele und damit vom freien Spiel grundverschieden sind. Es ist unklar, ob auch in Umgebungen wie z. B. dem Kreativmodus von Minecraft innere und äußere Phantasie in der gleichen Weise voneinander abgelöst werden können wie im freien Spiel. Globaler formuliert ist unklar, ob in digitalen Spielumwelten eine grundsätzliche Ablösung von Äquivalenz- und Als-ob-Modus überhaupt möglich ist. Wenn Kinder also schon im Alter von 3 Jahren oder teilweise jünger einen signifikanten Teil ihrer Spieltätigkeit mit digitalen Anwendungen bestreiten und zugleich die regelmäßige Beobachtung gemacht werden kann, dass für sie – egal ob sie pathogen oder gesund mentalisiert worden sind – alle anderen Spielzeuge bedeutungslos werden, wenn sie nicht daran gehindert werden, ausschließlich digitale Spiele zu spielen, so liegt die Hypothese nahe, dass sich die dauerhafte Nutzung digitaler Anwendungen auf die Art auswirkt, wie mentalisiert wird.

Flucht-Kampf-Modus versus Mentalisieren und digitale Spiele

Fonagy, Bateman und Luyten (2015) geben selbst Hinweise auf den Zusammenhang zwischen Mentalisierungsbedingungen und solchen äußeren Umgebungen, in denen eine Mentalisierung nicht möglich ist. Ohne sich explizit auf Medien zu beziehen, verschafft sich jedoch in ihrem Textfluss an zentraler Stelle eine medientechnische Metapher Geltung. Für Fonagy et al. sind die beiden folgenden Aspekte für das Verstehen des beeinträchtigten Mentalisierens entscheidend; zunächst:

> »Erstens können die Muster der Hirnaktivität infolge einer neurochemischen *Umschaltung*, die mit dem Anstieg von emotionalem Stress zusammenhängt (Arnsten 1998, Mayes 2000), von einer flexiblen zu einer automatischen Aktivierung wechseln – das heißt von relativ langsamen, durch den präfrontalen Kortex vermittelten Exekutivfunktionen zu schnelleren, instinkthaften Verhaltensweisen, die durch posteriore kortikale (zum Beispiel parietale) und subkortikale Bereiche (zum Beispiel Amygdala, Hippocampus und Striatum) vermittelt werden.« (Fonagy et al. 2015, S. 37; Hervorhebung J.v.L.)

Der zweite Punkt:

> »Gleichzeitig *geht das Mentalisieren sozusagen ›offline‹*, sobald die dem Selbstschutz dienenden, körperlichen Reaktionen (Flucht-Kampf-Erstarrung) die Kontrolle über das Verhalten übernehmen. Dies ist ›normal‹. Die Fähigkeit, bei drohender Gefahr in einen anderen Funktionsmodus zu wechseln, hat vermutlich den evolutionären Vorteil, die unmittelbar adaptive Verhaltensreaktion auf Gefahr zu optimieren. In interpersonellen Stresssituationen aber, in denen komplexes, kognitiv-emotionales Verhalten (Mentalisieren) optimal wäre, ist dieses automatische Reagieren, gelinde gesagt, unpassend.« (Ebd.; Hervorhebungen J.v.L.)

Der Rückgriff auf den Begriff der Flucht-Kampf-Erstarren-Reaktion (Begriff der Flucht-oder-Kampf-Reaktion begründet von W. Cannon 1915; dt. Cannon 1975; später erweitert; s. den folgenden Abschnitt dieses Beitrags) enthüllt das medial bzw. medientechnisch geprägte Denken der Autoren der Mentalsierungstheorie und ihrer Komplementärzustände: Spätestens wenn das mentalisierende Individuum in den »Offline-Modus« »umschalten« kann (»offline geht«), sobald reale Gefahr droht, drängt sich der Gedanke auf, dass das Mentalisieren wie eine Art psychisches Programm aufzufassen ist, das bei ungestörten zwischenmenschlichen Beziehungen »hochgefahren« wird, wenn das Subjekt dazu in der Lage ist. Wie aber verhält es sich mit dieser Dichotomie, wenn Kinder oder Jugendliche, meist männlich, freiwillig und spielerisch in einen äußeren Flucht-oder-Kampf-Modus schalten, nämlich dann, wenn sie ihre Spielkonsole hochfahren und z.B. »Call of Duty«, »Counter-Strike« oder einen vergleichbaren Shooter spielen, in dem der Flucht-oder-Kampf-Modus – wenngleich im »Real Life« folgenlos, weil spielerisch – praktiziert wird? Handelt es sich hierbei um einen »echten« »Switch« in den Flucht-Kampf-Modus, also um einen Zustand, in dem die Mentalisierung »offline« gegangen ist, oder aus der Perspektive des Ego-Schießenden eher um einen Wechsel in den Als-ob-Modus des digitalen Spiels?

> »Entscheidend ist also der durch interpersonale Situationen aktivierte Grad des emotionalen Arousals, allgemeiner formuliert: der Zeitpunkt, zu dem emotionaler Stress die Schwelle für den ›Switch‹, das Umschalten, von exekutiven (mentalisierenden) zu automatischen (Kampf-oder-Flucht-) Reaktionen triggert, ist je nach Situation variabel. Ebenso wie Arnsten und Mayes nehmen wir an, dass die Schwelle für das Umschalten durch frühe Stress- und Traumaerfahrungen herabgesenkt wird. Sie weist individuelle Schwankungen auf, die mit spezifischen emotionalen Kontexten oder sogar mit der Tageszeit zusammenhängen können.« (Fonagy et al. 2015, S. 38)

Angesichts der neurophysiologisch belegten Mediensucht-Diagnose, der zufolge die Gewöhnung nicht nur an Substanzen wie Zucker, Alkohol, synthetische Drogen, sondern zudem ans Fernsehen und auch an die Nutzung des Internets zu neuronalen Bahnungen führt (Gipson & Kalivas 2016, Weinstein 2017, s.a. Hüther 2009, S. 57 ff.), liegt der Schluss nahe, dass einschlägige Medienerfahrungen auch zu den »frühen Stress- und Traumaerfahrungen« gezählt werden müssen, selbst wenn die Erfahrungen mit den Medien – als »spezifische emotionale Kontexte« verstanden – nicht zwingend traumatische Qualität haben. MRT-Untersuchungen von Kindergartenkindern legen nahe, dass zwischen übermäßigem Konsum von Bildschirmmedien und der Bildung von weißer Gehirnmasse ein negativer Zusammenhang besteht (Hutton et al. 2020). Relevant erscheint mir die »automatische« Aktivierung allerdings nicht nur beim Spielen von gewalthaltigen, explizit den Modus von Flucht-Kampf-Erstarren aktivierenden Computerspielen, sondern auch beim vergleichsweise friedlichen Stöbern in unendlichen Instagram- oder TikTok-Datenbanken.

Tend-and-Befried, FOMO und genderspezifische Mediennutzung

Dieser letzte Hinweis ist in besonderer Weise verständlich, wenn man die Weiterentwicklung, Vertiefung und Erweiterung der den Zustand des Arousal hervorrufenden »Flucht-Kampf«-Systematik um die »Freeze-Flight-Fight-or-Fright«-Sequenzierung (Gray 1988) auf der einen und auf der anderen Seite die »Tend-and-Befriend«-Reaktion (Taylor et al. 2000) hinzuzieht. Die Erweiterung der Reaktionsschemata auf äußere Bedrohungssituationen zur Logik von »Erstarren-Fliehen-Kämpfen-oder-Fürchten« zielt auf eine Neuordnung und Erweiterung des Mentalisierungs-Offline-Zustandes ab, der unter Bedrohungsbedingungen hervorgerufen wird. Dabei wird die Erstarrung als physiologisches »Sich-Totstellen« (»freeze«) dem der Mentalisierung näherstehenden »-or-Fright« (»oder fürchten«) als Folge einer möglichen Entscheidungsunfähigkeit gegenübergestellt. »Sich totzustellen« geschieht in diesem Konzept nicht emotional, sondern ohne Gefühl, während die anschließende Entscheidung, weder zu fliehen noch zu kämpfen, eine »sich einschleichende Angst« nach sich zieht, wenn die traumatisierende Situation überlebt wird. Diese letzte Reaktion ist aber keine automatische mehr, sondern leitet in den Zustand von Mentalisierung über, wenn das Individuum zu einem späteren Zeitpunkt in eine Beziehung zurückkehrt, den Zustand der Starre aber nicht in die Symbolisierung bringt: Das Arousal lässt nach, die im Freeze-Zustand bewältigte Angst bleibt bestehen und mündet in einen chronischen, möglicherweise generalisierten Angstzustand.

Die Weiterentwicklung der »Tend-and-Befriend«-Reaktion steht der Mentalisierung noch sehr viel näher und ist zugleich geschlechtsspezifisch: »tend« (engl. »hüten«, »kümmern«, »beschützen«) bezeichnet das Verhalten von zumeist weiblichen Säugetieren und Vögeln, die mit der Brutpflege befasst sind, sich nach dem Durchlaufen der Freeze-Flight-Zustände bei äußeren Gefahrensituationen in den Schutz des Rudels zu begeben oder bei den Gelegen oder Jungtieren zu bleiben, um sie zu schützen. In der Herde »freunden« sie sich mit anderen Versorgerinnen an, mit denen sie unter Bedingungen, in denen keine äußere Bedrohung bestand, möglicherweise verfeindet waren. Unter diesen Bedingungen wiederum – nach dem Ende der Bedrohung – entsteht zwischen menschlichen Müttern und ihren Nachkommen die Mentalisierungsfähigkeit.

Da vielfach festgestellt wurde, dass sich weibliche und männliche Nutzungsgewohnheiten deutlich voneinander unterscheiden (Mädchen sind stärker von Social-Media-Suchtphänomenen, Jungen eher von Computerspielsucht betroffen), kann vermutet werden, dass zwischen diesen Phänomenen ein Zusammenhang besteht und sich die Ängste bei Mädchen eher darauf beziehen, nicht zur sozialen Gruppe der Peers dazuzugehören, wenn man selbst keine Medienerfahrungen nachweisen kann (FOMO, i. e. »Fear of Missing out«: Angst, etwas zu verpassen). Eine Hypothese lautet hier, dass das »Aufsuchen« eines Spiels, in dem gekämpft wird, im Als-ob-Modus neuronal als Kampf gewertet wird, sich ein spielender Junge also imaginär selbst beweist, dass er stark ist, weil er ja kämpft, auch wenn er es in Wirklichkeit gar nicht tut, während Mädchen in den sozialen Netzwerken in einen digitalen Tend-and-Befried-Modus wechseln, der allerdings nicht mit einem Eintritt in den Zustand der Mentalisierung gleichzusetzen ist. Letzteres bedeutet aber auch, dass es unter Arousal nicht nur Zustände von Mentalisierung und Mentalisierung-Offline gibt, sondern auch Zustände von Angstfreiheit, in denen die Mentalisierungsfunktion »offline geht«, weil nicht komplex sozial interagiert wird. In einem solchen Zustand ist das Individuum dann aber offen für emotionale Botschaften, da die Spiegelneuronen das Gehirn veranlassen, die aus den Medien stammenden, emotionalen Botschaften selbst zu erleben.

Operationalisierung der Mentalisierungsfähigkeit

Dem Mentalisieren als psychische Fähigkeit liegen in der Operationalisierung in der augenblicklichen Form vier »funktionale Polaritäten« zugrunde, die auch neurophysiologisch nachweisbar sind (nach Fonagy et al. 2015, S. 41):

- automatisch vs. kontrolliert,
- äußerlich fokussiert (Kategorie 3) – innerlich fokussiert (Kategorie 4),
- selbstorientiert (Kategorie 5) – fremdorientiert (Kategorie 6),
- kognitiver Prozess (Kategorie 7) – affektiver Prozess (Kategorie 8).

Während der erste Punkt ein Ein-/ bzw. Ausschlusskriterium für den Eintritt in den Mentalisierungszustand bezeichnet, ermöglichen die Punkte 3) bis 8) anhand von sechs zu erhebenden Clustern die Erstellung des Mentalisierungsprofils. Dabei wird jeder Wert umschrieben, die Werte schließen einander nicht aus: So ist es möglich, einen niedrigen Wert sowohl bei der Selbstorientierung als auch bei der Fremdorientierung aufzuweisen, wie es z. B. bei Borderlinern der Fall ist (vgl. Luyten et al. 2015, S. 86).

Bevor ich damit zum empirischen Teil meines Beitrags komme, um anhand einer Fremdbeurteilung bei den drei Vignetten die Kategorien zu bewerten und eigene Kategorien zu entwickeln, seien die kontroversen Aspekte bei der Konfrontation von Medien und Mentalisierungstheorie zusammengefasst:

- Erstens stellt sich die Frage, zu welchem Zustand der Umgang mit Medien zu zählen ist: zum Arousal oder zur Mentalisierung;
- zweitens: Handelt es sich um einen Kontext, der in den Bereich der interpersonellen Erfahrungen gehört?
- Und wie ist es, drittens, um die Möglichkeit bestellt, im Kontext interaktiver Medien zwischen Emotionen und Kognitionen zu differenzieren?
- Viertens ist zu klären, ob exzessiver Medienkonsum auch zu nachträglichen Einschränkungen der Reflexionsfunktion führen kann und, falls ja, bis zu welchem Punkt diese reversibel sind, sodass die Einschränkung wieder überwunden werden kann. Diese Frage betrifft auch die therapeutischen Interventionen, die nötig sind, um eine Mentalisierungsfähigkeit, die möglicherweise durch Medienkonsum gestört worden ist, wiederherzustellen.
- Ein fünfter Fokus liegt auf den unterschiedlichen Strategien männlicher und weiblicher Individuen, den Zustand des Arousals zu überwinden, da sich in der Praxis wiederholt gezeigt hat, dass Jungen eher Videospiele spielen, während Mädchen eher soziale Netzwerke nutzen.
- Sechstens werfen all diese Aspekte zusammen die Frage auf, ob Medienerfahrungen die entwicklungspsychologische Reifung der Mentalisierungsfähigkeit beeinflussen oder behindern können, etwa wenn Kinder bereits ab einem Alter von 5 Jahren regelmäßig Zugang zu pornografischem Bildmaterial haben, wie es mir erst kürzlich von einem Patienten zugetragen wurde.

Dieser Beitrag kann nicht jede der aufgeworfenen Fragen beantworten. Er soll vielmehr dafür sensibilisieren, dass für Medienerfahrungen Ähnliches gilt wie für das Mentalisieren, das »facettenreich« ist »und sowohl durch kontextuelle Faktoren als auch durch individuelle Bindungsunterschiede beeinflusst wird« (Luyten et al. 2015, S. 67). Denn Medienerfahrungen implizieren Beziehungen zu relevanten menschlichen Objekten von unterschiedlichem Status: Es gibt hoch emotionale Medienerfahrungen, in denen andere, dem Individuum persönlich unbekannte Objekte repräsentiert sind (z. B. Filmstars oder Katzen), die im Rapport nicht mit dem Individuum interagieren, und solche, mit denen im Kontext digitaler Spiele gemeinsam gespielt wird (z. B. Gaming-Freunde), es gibt medial vermittelte Beziehungen zu bekannten Objekten, die gerade nicht verfügbar sind (Peers in Messenger-Umgebungen), und vor allem die bereits angedeuteten Beziehungen zu realen

Objekten, mit denen bezüglich des Medienumganges realweltlich kommuniziert wird (Eltern, Lehrer) und die gegebenenfalls selbst medialen Status haben (z. B. Lehrer oder Therapeuten im Lockdown in der Coronapandemie). »Wenn wir die Mentalisierungsfähigkeit eines Patienten zu beurteilen versuchen, müssen wir uns bewusst machen, dass nicht allein Gedanken und Gefühle mentalisiert werden, sondern die gesamte Bandbreite vorstellbarer mentaler Zustände. Dies ist besonders wichtig, wenn es darum geht, die Fähigkeit eines Patienten einzuschätzen, seine eigene innere Welt und die innere Welt anderer Menschen zu erforschen.« (Luyten et al. 2015, ebd.) In diesem Zusammenhang ist einzuwenden, dass Medienkonsum bis heute vielfach auf Mediensuchtphänomene reduziert wird und dass entsprechend andere Untersuchungsinstrumente fehlen, um die mentale Repräsentation von Medien im Kontext von Beziehungen operationalisierbar zu machen.

Um nun zum Ausgangspunkt zurückzukehren, möchte ich anhand von zwei exemplarischen Fällen aus einer mentalisierungstheoretischen Perspektive erneut auf die eingangs aufgeworfene Frage nach der möglichen Bedeutung der Follower und andere, teilweise für Patienten schwierige Spielarten der mentalen Kategorie von digital gestifteten Pseudobeziehungen zurückkommen.

Vignette 1: Tom

Tom ist eines von vier Kindern; alle Kinder – er, ein älterer Bruder, eine jüngere Schwester und ein deutlich jüngerer Bruder – leben noch mit den Eltern in einem Einfamilienhaus zusammen. Er wurde erstmals mit einer Trennungsangststörung in der Therapie vorgestellt, als er 8 Jahre alt war. Seinerzeit konnte bei dem Jungen, der neben Angstsymptomen schwerpunktmäßig ADHS-Symptome zeigte, mit Hilfe einer manualbasierten Kurzzeittherapie (KZT) eine deutliche Reduktion der Angst erreicht werden. Nach 1,5 Jahren wurde er erneut vorgestellt, da er sowohl in der Schule als auch in der Familie deutliche Verhaltensauffälligkeiten zeigte, die die Mutter als »Stänkereien« bezeichnete.

Vor der erneuten Therapie hatte eine computerbasierte Biofeedback-Behandlung stattgefunden; Biofeedback ist eine lerntherapeutische Technik, bei dem einem Individuum seine eigenen körperlichen oder neuronalen Reaktionen über audiovisuelle Medien zurückgemeldet werden (Rief & Birbaumer 2011). Tom hatte eine extrem ausgeprägte Medienaffinität, die von den Eltern teilweise gefördert wurde, indem Belohnungen durch die Gewährung einer

Mediennutzung erfolgten, und auch deswegen nur schwer zu beherrschen war, weil Tom sich über Gebote regelmäßig hinwegsetzte, bis die Mutter einen Tresor anschaffte, in dem die digitalen Spielgeräte aller Kinder nachts eingeschlossen wurden. Teilweise setzte sich Tom nachts allein vor den Fernseher, wenn er aus Albträumen aufgewacht war.

Schon während der ersten Therapie hatte ich mit den Eltern besprochen, dass eine Belohnung des Jungen in Form von Spielzeiten an den digitalen Geräten, von denen es in der – am Stadtrand lebenden – Familie diverse gab, zu größeren Problemen führen würde, wenn diesen Spielzeiten keine lebensnahe Alternative zur Seite gestellt würde. Allerdings war es für Tom schon damals unmöglich, sich regelmäßig an außerschulischen Aktivitäten zu beteiligen, wenn man von der Teilnahme am Kommunionsunterricht absah, zu dem er eigentlich nicht gehen wollte. Er war nicht in der Lage, sich freudig in irgendeine interpersonelle Aktivität zu integrieren.

Die Eltern – vor allem die Mutter – waren mit der familiären Situation, die sie zu Beginn der ersten Therapie scherzhaft als »Lebensexperiment« bezeichneten, deutlich überfordert. Der ältere Bruder wurde wegen eines ADS (Aufmerksamkeitsdefizitsyndrom, aber ohne Hyperaktivität) behandelt, der Vater beteiligte sich zwar an der ersten Therapie, doch es zeigte sich, dass er aufgrund einer eigenen ADHS-Problematik im Erwachsenenalter nur schwer für die Betreuung der Kinder zu gewinnen war, sodass die Mutter praktisch allein für die Erziehung aller Kinder zuständig war. Da Tom schnell in einen Modus des »Stänkerns« wechselte, wenn er nicht bekam, was er haben wollte (häufig den Zugang zu Medien), wurde er von beiden Eltern immer wieder von Familienaktivitäten ausgeschlossen; ihm wurde sogar angedroht, dass er nicht mit in den gemeinsamen Urlaub fahren dürfe.

In der Gegenübertragungsreaktion stellten sich bei mir wiederholt Gefühle von Chaos, Ohnmacht, Ärger und Angst vor Überforderung ein. Im Verlauf der zweiten Therapie kam erschwerend die Coronapandemie hinzu, wodurch die Kontinuität der Therapie gestört wurde; der Junge zeigte beim Home-Schooling deutliche Schwierigkeiten, dem Unterrichtsgeschehen zu folgen. Eine wirkliche schulische Begleitung fand für fast ein ganzes Jahr praktisch gar nicht statt und er war anschließend auch nicht mehr dazu zu bewegen, sich wieder am Präsenz-Unterricht zu beteiligen. Auslöser für die Wiedervorstellung war allerdings eine in der Schule vorgefallene Verhaltensauffälligkeit gewesen, bei der er ein Mädchen tätlich angegriffen hatte, nachdem er von ihm vor der Klasse beleidigt worden war.

In der zweiten Therapie, in der er wiederholt damit prahlte, das für sein Alter noch gar nicht erlaubte Spiel »Fortnite« teilweise mit Wissen der Eltern, teilweise aber auch hinter deren Rücken zu spielen, rückte ich von der zunächst gegebenen Erlaubnis, sein Handy mitzubringen (ihm wurden immer wieder neue Geräte geschenkt, u. a. von den wohlhabenden Großeltern), auf dem er mir auch zeigte, was er spielte (u. a. das Spiel »Brawl Stars«), wieder ab. Im Verlauf der Therapie kam es daraufhin zu so deutlichen Widerständen, dass eine Therapie praktisch nicht mehr möglich war. Er beleidigte mich regelmäßig, prahlte damit, wie toll er sei, obwohl er aufgrund seiner ausgiebigen Besuche auf YouTube z. B. wisse, wie man jongliere, es aber nicht könne. So ähnlich war es mit vielen anderen praktischen Dingen. Versuche, ihn mit Hilfe gemeinsam mit meinem Handy in Stop-Motion-Technik gedrehter Videos, bei denen Lego-Figuren und Fahrzeuge Verfolgungsjagden veranstalteten oder die Figuren gegeneinander kämpften, in eine zwischenmenschliche Beziehung zu bekommen, konnte er emotional nicht in einer Weise besetzen, dass es zur Fertigstellung eines Films kam.

In einer konfrontativen Sitzung gemeinsam mit der Mutter konnte er sich, auf deren Schoß sitzend, öffnen und berichten, dass er, um auszuprobieren, wie das sei, die alten Zigarettenstummel der Großmutter geraucht habe und daraufhin früher eine von körperlichem (offenbar durch das Nikotin ausgelöstem) Ekelgefühl begleitete Angst entwickelt habe, nun tödlich erkrankt zu sein, nachdem eine Großtante an Lungenkrebs gestorben war; solche Ängste bestanden weiterhin. Im Kontext dieser klärenden und entlastenden Verbalisierung seiner verbal unzugänglichen körperlich-emotionalen Zustandsbeschreibungen trat ein mediales Introjekt (van Loh 2021) in Form eines Films ins Bewusstsein, den er in der Phase dieser Erfahrung gemeinsam mit seinem Vater und seinem älteren Bruder gesehen hatte: Er war nicht bereit, mit mir über den Film zu sprechen. Das Ansehen des Films ergab keine inhaltlichen Rückschlüsse.

Nachdem wir uns aufgrund des ersten Lockdowns längere Zeit nicht gesehen hatten (Versuche, ihn in digitale Therapieangebote einzubinden, scheiterten daran, dass er bei einem Zoom-ähnlichen Video-Call immer gleich das Fenster wegklickte, sodass die Verbindung abbrach) und ich in der Intervision mit Kollegen über Tom gesprochen hatte, entschloss ich mich nach der Rückkehr zur Präsenztherapie, das Mitbringen seines Handys wieder zu erlauben. Hintergrund waren zwei Überlegungen: einerseits die Verbesserung der therapeutischen Beziehung, die ich so erreichen wollte, und andererseits Aufschluss über die Medieninhalte, mit denen er befasst war.

Resultat war auf der Beziehungsebene, dass er sofort wieder gerne in die Therapie kam und wir nun ununterbrochen über die Dinge sprachen, die er mit seinem Handy und mit anderen Medien erlebte. Als Berufswunsch gab er inzwischen »YouTuber« an. Er verfolgte auch die Sendungen verschiedener YouTuber, die auf ihren Kanälen Videospiele spielten. Ich ließ mich darauf ein, dass er mir die – ohne die Kenntnis der Eltern erfolgte – Anmeldung bei TikTok zeigte, und eröffnete gemeinsam mit ihm ein eigenes Konto. Wir begannen, uns gemeinsam auszudenken, was für Videos wir produzieren könnten. Er zeigte mir die Videos, die er selbst bereits zuvor hochgeladen hatte, die aus aneinandergereihten Screenshots aus dem Spiel »Fortnite« und Textelementen bestanden, die genau auf die Länge von Musikstücken zugeschnittten waren, die von der Software vorgegeben wurden. So erfuhr ich, dass sich die von ihm hochgeladenen Videos vor allem um so genannte *hints* für andere Fortnite-Spieler drehten, also Informationen, die das Spielerlebnis verbessern sollten. Er war gedanklich und emotional von den medialen Inhalten völlig vereinnahmt. Im weiteren Verlauf kam der steigenden Zahl seiner Follower und Likes eine ständig wachsende Bedeutung zu. Es war mein Eindruck, dass er hierüber auch zu mir in Konkurrenz trat. Auf der digitalen Ebene zeigte er sich sehr kompetent, was den Umgang mit der Technologie anging, aber auch über die Umgangsformen im Netz wusste er zu berichten; er hatte schon einmal die Erfahrung gemacht, dass er von einem anderen, den er nicht persönlich kannte, übers Ohr gehauen worden war. Seine Sprache war mit zunehmendem Alter und größerer Relevanz des Medienkonsums inzwischen stark von internetbezogenen Anglizismen durchsetzt, wenn wir über diese Themen sprachen.

Er war nun zwölfeinhalb Jahre alt. Themen jenseits der genannten Medienzusammenhänge kam, von der Erwähnung einer schwerwiegenden Auseinandersetzung zwischen den Eltern abgesehen, eine deutlich geringere Bedeutung zu. Die Konflikte mit anderen Kindern – sowohl mit Schulkameraden als auch innerhalb der weitläufigen Familie – oder mit Lehrern brachte er von sich aus nicht zur Sprache. Er formulierte keinen eigenen Leidensdruck, auch dann nicht, wenn ihm der Zugang zu Medien aufgrund von Verfehlungen verwehrt war. Allerdings berichtete er mir eines Tages voller Stolz, dass er zusammen mit mehreren Mädchen aus seiner Klasse im Einkaufszentrum unterwegs gewesen sei. Zugleich führte eine punktuell aufgetretene Spinnenphobie dazu, dass er sich dauerhaft weigerte, in seinem Zimmer zu schlafen, und stattdessen im Zimmer seines jüngeren Bruders schlief, der selbst noch im Bett der Mutter nächtigte.

Auf den ersten Blick treten drei Aspekte sehr deutlich hervor. Erstens spielen im Fall dieses Jungen, der, wie klinisch tätige Kollegen bestätigen können, kein Einzelfall ist, digitale Medien in praktisch jedem Lebensbereich und in allen möglichen der oben genannten Arten von Beziehungen eine zentrale Rolle. Zweitens wirkt der Umgang mit Medienkonsum – bzw. dessen interpersonale Regulation – unstrukturiert, regellos und chaotisch. Drittens erscheinen alle Phänomene außerhalb des Medialen als von realweltlichen Phänomenen (z. B. die Spinne in seinem Zimmer, das Rauchen der Zigarettenstummel der Großmutter) völlig getrennt; der Junge scheint über keine Möglichkeiten zu verfügen, diese als aufeinander bezogen oder ineinander integrierbar auffassen zu können – es wirkt so, als handelte es sich um zwei voneinander getrennte Welten. Dabei setzt der Junge die Medien augenscheinlich strukturell dazu ein, um sich selbst zu helfen – nicht nur, um die Beziehung zu seinen Peers herzustellen und zu regulieren, die auch alle »Fortnite« spielen, sondern auch, um seine technischen Fähigkeiten zu verbessern, seine Mediennutzung zu optimieren und vor allem letztlich dazu, die gestörte Beziehung zur Mutter in seinem Sinne zu beeinflussen. Zugleich versucht das Umfeld der Erwachsenen auf inkohärente und inkonsequente Weise, regulierend auf die Mediennutzung des Jungen (und seiner Geschwister) einzuwirken.

Arousal in Bindungsbeziehungen, Arousal bei der Mediennutzung

Anhand dieses Fallbeispiels möchte ich versuchen, ein Mentalisierungsprofil zu erstellen und diese Technik an die Mentalisierung von Medien anzupassen.

Als Erstes stellt sich die Frage nach dem automatischen oder kontrollierten mentalen Modus. Es finden sich vor allem Hinweise auf einen aus der Bindungsbeziehung stammenden Zustand von Arousal; der explizite Hinweis diesbezüglich ist das Wechseln in den Modus des »Stänkerns«, der augenscheinlich das »Umkippen« des Jungen in einen bindungsbezogenen, ambivalenten, hyperaktiven Stressmodus bezeichnet, den Tom interpersonell agiert. In diesen »automatischen« Zustand versetzt, in dem ein Mentalisieren nicht mehr möglich ist, zieht sich der Junge, auch auf Geheiß der Mutter bzw. der Eltern, aus der Beziehung zurück und wendet sich dann, wann immer er kann, den Medien mit dem Ziel zu, sich zu beruhigen; dies bedeutet, dass er einen spielerisch, also im Als-ob-Modus angesteuerten Zustand von Arousal nutzt, um sich bezüglich des aus der Bindungsbeziehung stammenden Bindungsstresses zu beruhigen.

Da derzeit im System der Mentalisierung keine Integration dysfunktionaler Mediennutzung vorliegt, ist es lediglich möglich, zwei andere, strukturelle Pathologien hinzuzuziehen, die im Fall von Tom ebenfalls bestehen: die hyperaktivistische und vor allem die der Substanzabhängigkeiten. Im Kontext der Letzteren heißt es bei Philips et al. (2015, S. 515):

> »So gehen dem Konsumieren häufig dysphorische Gefühle voraus, die der Betroffene nicht zu containen vermag. Interpersonelle Konflikte, die der Suchtkranke nicht erträgt und nicht lösen kann – etwa eine Auseinandersetzung mit der Partnerin –, werden häufig zu Auslösern des Konsums. Rössel (2008) wies darauf hin, dass das für die Konsumepisode typische Verhalten entweder durch den Modus der psychischen Äquivalenz oder den Als-ob-Modus charakterisiert ist.«

Zwar wird bei der Nutzung von Medien keine Substanz konsumiert, sodass das Bewusstsein nicht getrübt wird, jedoch wird das Belohnungssystem auf andere Weise aktiviert und so durch das Spielen auf einem technischen Gerät ein neurochemischer Zyklus eines zweiten Arousal in Gang gesetzt. Tom begegnet dem Zustand von dysphorischem Bindungsbeziehungs-Arousal, indem er sich durch das Spielen von »Fortnite«, also die Nutzung von Medien, in einen Zustand von vorläufig euphorischem Arousal versetzt. Da man annehmen kann, dass die Nutzung von digitalen Medien allgemein beruhigend wirkt (ein französisches Forscherteam aus Anästhesisten wies in einem experimentellen RCT-Aufbau nach, dass für Kinder, denen eine OP bevorsteht, ein 20-minütiges Spielen auf einem Tablet ebenso beruhigend ist wie die Gabe von Midazolam; Marechal et al. 2017), kann im Fall von Tom von einem »Als-ob-Äquivalenz-Paradoxon« gesprochen werden. Damit ist gemeint, dass eine wirkliche Beruhigung im Rahmen einer Bindungsbeziehung bei Tom nicht oder viel zu selten stattfindet. Dieser Zustand von doppeltem Arousal ohne Bewusstseinstrübung ist typisch für alle sozialen Situationen von Kindern (oder Erwachsenen) – also auch für die soziale Umgebung Schule –, in denen die Individuen versuchen, durch die Nutzung von Medien ein mentales Gleichgewicht herzustellen: Der in sozialen Situationen aufkommende Stress-Arousal wird gegebenenfalls nicht abgebaut (z. B. durch körperliche Bewegung: Tom machte gar keinen Sport) oder auch nicht in Bindungsbeziehungen contained und symbolisierbar; vielmehr versucht das Individuum offenbar, ihn durch einen euphorischen Arousal zu neutralisieren – wobei dies ebenso durch das Spielen von eventuell aggressiven Computerspielen wie durch das Scrollen durch Bilddatenbanken oder Videos geschehen kann: Es handelt sich in allen Fällen mutmaßlich um einen doppelten Arousal.

In Toms Fall ist anzumerken, dass es im Grunde nicht mehr möglich ist, von einer Mentalisierung von Medialität zu sprechen, da sich Tom in einem fortgesetzten Zustand von doppeltem Arousal befindet, der durch die beruhigende Erfahrung, die von den digitalen Umgebungen aufgeworfenen Problemstellungen bewältigen zu können, nicht abgebaut werden kann. Tom selbst ist – ähnlich wie der in der Einleitung beschriebene Junge, der befürchtete, seinen Kopf zu verlieren, wenn er das entsprechende Lied hörte – nicht in der Lage, Medien als äußere Zustände mental von realweltlichen zu unterscheiden, in denen komplexe soziale Beziehungen reguliert werden müssen. Beide sind im Als-ob-Äquivalenz-Paradoxon gefangen. Man muss annehmen, dass in solchen Fällen die Beziehung zur primären Bezugsperson im Hinblick auf die frühe Internalisierung einer sicheren Bindung gestört war und ist; eine Bewältigung dieses Problems scheint im Rahmen einer ambulanten Therapie weder durch die Einbeziehung der Medien noch durch deren Ausschluss, sondern nur durch eine angemessene, intensive Behandlung von Mutter und Sohn möglich zu sein.

Sekundäre Mentalisierung: Medien zwischen Kindern und Bezugspersonen

Studien zeigen: Zwischen Bindungsunsicherheit und Mediensucht besteht ein Zusammenhang (Dieris-Hirche et al. 2021; Eichenberg et al. 2017; Eichenberg et al. 2019), was, wie die Autoren und Autorinnen dieser Studien hervorheben, darauf hindeutet, dass bindungsunsichere Menschen versuchen, die intrapsychische Konstitution durch Mediennutzung auszugleichen.

Bei Kindern und Jugendlichen und deren Mediennutzung macht es aus der Forschungsperspektive vor allem Sinn, den Mentalisierungsfokus auf die Eltern bzw. Bezugspersonen zu verlagern, ohne deren praktische Regulationen beim Kind keine Mentalisierungsfähigkeit bezüglich der Medien entstehen kann. Es zeigt sich nämlich, dass Kinder, denen unkontrollierter und unbegrenzter Zugang zu Medien ermöglicht wird, durch die vom Medium ausgehende mentale *Immersion* Schwierigkeiten entwickeln, das Medium wieder zu verlassen. Da in den Therapien inzwischen vermehrt Eltern, die selbst einen relevanten Anteil ihrer Zeit an der Konsole verbringen, ihre Kinder vorstellen, möchte ich – als Beispiel für Elternverhalten – auf einen Tierversuch verweisen, von dem von Philips et al. (2015) im Kontext der Mentalisierungsfähigkeit bei Substanzabhängigkeit berichtet wird:

> »In einem […] Experiment (Mattson et al. 2001) wurden Rattenmütter trainiert, einen bestimmten Käfig aufzusuchen, um Zugang zu ihren Jungen zu erhalten, und einen anderen Käfig, um Zugang zu Kokain zu bekommen. An Tag 8 nach der Geburt zogen die Rattenmütter ihre Jungen dem Kokain vor; an Tag 16 hingegen bevorzugten sie das Kokain.« (Philips et al. 2015, S. 513)

Aus den ethisch fragwürdigen Tierexperimenten von Harry Harlow ist bekannt, dass ohne mütterliche Betreuung aufgewachsene Rhesusaffenjunge keinen Geschlechtstrieb entwickelten und – wenn die Weibchen dennoch eigene Junge gebaren – diese wie Gegenstände behandelten (vgl. Rauh 2008, S. 214 f.).

Ich möchte nun einen weiteren Fall vorstellen, in dem eine Patientin zwischen digitalen und Realweltbezügen die noch offene Frage nach den Followern auf besondere Weise agierte.

Vignette 2: Billie

Billie ist 15, als sie vom Vater vorgestellt wird. Sie verlangt in der Auftaktsitzung sofort, dass dieser den Raum verlassen solle. Es gehe ihr immer wieder sehr schlecht, seit sich ihre Eltern getrennt hätten, damals sei sie in die 3. Klasse gegangen; sie habe eine kleine Schwester, mit der zusammen sie beim Vater lebe, die Mutter sei zu ihrem Freund ans andere Ende der Stadt gezogen. Der Vater sei seit jeher für die Betreuung der Kinder zuständig gewesen, während die Mutter früh wieder arbeiten gegangen sei.

Billie klagt über sozialphobische Probleme in der Schule, der Vater beschreibt selbstverletzendes Verhalten in der Vorgeschichte, Antriebslosigkeit und Rückzug. Auch sei sie in der Grundschule gemobbt worden, ohne den Eltern davon etwas zu erzählen. Sie berichtet in den ersten Sitzungen, sie hätte ihre Eltern darüber in Kenntnis gesetzt, dass sie lesbisch sei, und damit hätten diese auch kein Problem. Sie spielt ausgiebig Computerspiele mit recht hohem Gruselfaktor (so genannte »Horror-Games«, u. a. »Poppy Playtime«), was aus ihrem früheren Faible für die Animé-Ästhetik des japanischen Serie und des gleichnamigen Videospiels »Danganropa« hervorgegangen ist, und schaut mit ihren Freundinnen auch Horrorfilme für Erwachsene, wenn der Vater am Wochenende bei seiner neuen Freundin ist. Auch erfahre ich, dass sie in der Zeit nach dem ersten Corona-Lockdown eine Phase hatte, in der sie Cosplay – hier geht es darum, eine Figur aus einem Manga, Film, Video, Roman etc. möglichst genau, mittels Kostüm oder Verhalten, darzustellen – ausprobiert habe. Dies habe sie aber von einem Tag auf den anderen abgebrochen, nachdem es mit einem der Cosplay-Mädchen, das sie über das Internet kennengelernt hatte, zu einem Konflikt gekommen sei und sie sich von ihm gemobbt gefühlt hätte. Vom Vater ist bekannt, dass auch dieser ausgiebig digitale Spiele spielt, wenn er von der Arbeit nach Hause kommt.

In Zusammenhang mit der Schule berichtet Billie zu Beginn der Therapie von starken Spannungszuständen aufgrund von Leistungsdruck, von selbstverletzendem Verhalten (SVV) und übermäßigem Essen ohne Erbrechen im Anschluss daran. Sie kann glaubhaft machen, dass sie das SVV mit Hilfe der Nutzung einer entsprechenden App auf ihrem Handy noch in der Anfangsphase der Therapie abstellen konnte; dabei war wohl auch hilfreich, dass sich die starke Anspannung in der Situation mit dem Vater deutlich reduzierte, als die jüngere Schwester beschloss, zur Mutter zu ziehen.

Billie konsumiert regelmäßig TV-Serien, teilweise bis zu 30 Episoden von je 50 Minuten Länge an einem Wochenende. In ihrer Klasse ist sie Teil einer Mädchen-Clique, um deren Mitglieder sie sich teils Sorgen macht, wenn sie beginnen, zu Alkohol und Drogen zu greifen, was sie beides nicht konsumiert, ebenso wenig wie Pornos; die japanische Hentai-Porno-Spielart finde sie verstörend. Sie berichtet von einem ablehnenden Verhältnis zu ihrem eigenen Körper, den sie zu dick finde, möchte zugleich aber nicht von ihrem Vater oder anderen diesbezüglich abgewertet werden. Auffällig ist, dass sie die psychischen Lagen von Figuren, die sie in Serien oder Filmen sieht (Filmsprache: »Wants« und »Needs«) teilweise sehr differenziert beschreiben kann, während es ihr zugleich schwerfällt, zur eigenen mentalen Problemlage etwas zu sagen.

Mentalisierungsprofil bei medial mitbedingten Störungen

Billie ist eine Jugendliche mit einer leichten Borderline-Problematik, die, ähnlich wie Tom (Vignette 1), versucht, ihre Schwierigkeiten in der Beziehungsgestaltung – mit ihren Eltern wie auch mit Peers, die sie persönlich kennt, und solchen, die sie über das Internet kennengelernt hat – über ausschließlich digitale Vollzüge (Spiele, TV-Serien) mental auszugleichen. Es kann eine unsicher-ambivalente, potentiell aber keine desorganisierte Bindungsstruktur angenommen werden. Bei ihrem Medienkonsum fällt auf, dass sie, für Mädchen tendenziell untypisch, sowohl Computerspiele spielt als auch TV-Serien schaut.

Grundsätzlich kann man annehmen, dass Computer- oder Videospiele weniger zu Empathie verhelfen als TV-Serien, was sich auch bei Billie zeigt, die dazu in der Lage ist, sich in Figuren aus Filmen/Serien hineinzuversetzen. Bei Tom war es so, dass er vor Filmfiguren eher Angst bekam, weil diese ihren eigenen Motiven folgten, ohne dass er offenbar dazu in der Lage war, sich die Figuren als von ihm selbst getrennt vorzustellen; zudem konnte er sie nicht (im Spiel) kontrollieren.

Aus dem Medienkonsum kann also teilweise auf das Mentalisierungsprofil geschlossen werden. Während bei Tom bei den Items »Anderer« auf der Basis des Beobachteten der Wert als sehr niedrig einzuschätzen ist – er kann sich selbst nicht mental als von anderen getrennt wahrnehmen, auch nicht von fiktiven Personen oder äußeren Objekten (z.B. von mir als Therapeut, seiner Mutter, aber auch der Spinne in seinem Zimmer) –, kann man für Billie annehmen, dass dieser Wert in einem niedrigen mittleren Bereich liegt, da es ihr gut möglich ist, die mentale Struktur von Spielfilmfiguren zu entschlüsseln.

Bei beiden ist der »Selbst«-Faktor niedrig ausgeprägt, bei Tom noch geringer als bei Billie. Da die TV-Serien (hier verstanden als stark verlängerte Filme) sehr viel stärker als die Computerspiele unterschiedliche Arten von Emotionen hervorrufen, kann für Billie in Bezug auf die mentalisierte Affektivität ebenfalls von einem mittleren Wert ausgegangen werden (vor allem in Bezug auf andere), während bei Tom dieser Wert sehr niedrig liegt. Bei beiden liegt der Mentalisierungsgrad bezüglich Kognition wahrscheinlich deutlich höher.

Eine Besonderheit in der Mentalisierungstätigkeit kann aus Billies Versuch herausgelesen werden, anhand des Übergangsphänomens *Cosplay* eine neue Freundin zu finden. Hier scheint sie deutlich stärker auf ein »reales« Außen bezogen zu sein als Tom, der diese Art von mentalen Bestrebungen fast ausschließlich digital veräußerlicht, indem er bei TikTok Videos mit dem Ziel hochlädt, Follower zu gewinnen.

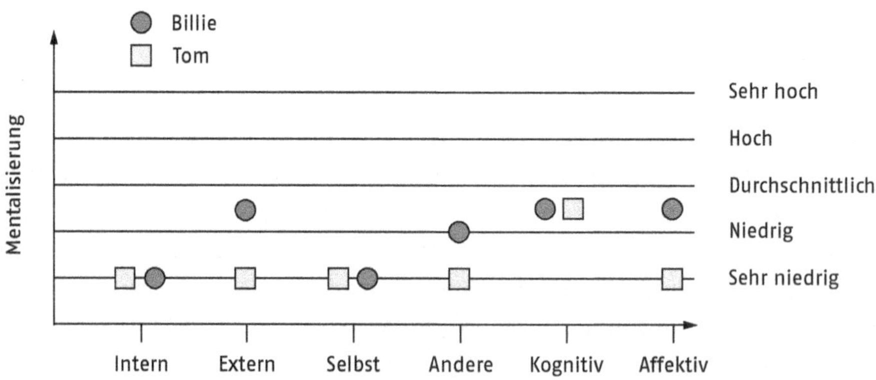

Abb. 1: Die Mentalisierungsprofile von Tom und Billie

In diesen Mentalisierungsprofilen sind imaginäre mentale Inhalte nicht abgebildet, so z. B. »Follower«, die ja keine realen Beziehungen repräsentieren, für einige Individuen (Tom) aber eine wichtige motivationale Triebfeder darstellen können, während sie für andere (Billie) gar keine Rolle spielen. Daraus ergibt sich, dass im Mentalisierungsprofil nicht repräsentiert ist, welche mentale Beziehung die beiden zur Differenz von realen und digitalen Inhalten haben und wie es ihnen gelingt, beide als voneinander getrennt betrachten zu können. Beide erfordern aber in jedem Fall ein je unterschiedliches therapeutisches Handeln.

Über die bestehenden Items des gängigen Mentalisierungsprofils hinaus möchte ich für die Einschätzung der Mentalisierung des Medienbezuges entsprechend vier weitere Kategorien vorschlagen. 1.) die Fähigkeit, den Übergang vom Medium in die reale Welt im Hinblick auf Beziehungen zu regulieren. Dieser soll letztlich ermöglichen, eine Antwort auf die folgenden Fragen zu finden: Schließt die Mentalisierungsfähigkeit des medial-realweltlichen Übergangs bei den *Millenials,* d. h. den ab dem Beginn der 1980er und bis Ende der 1990er Jahre Geborenen, die quasi angeborene Fähigkeit ein, zwischen digitalem und realweltlichem Modus zu differenzieren und zwischen beiden umzuschalten? Wann muss in diesem Bezugssystem von einer eingeschränkten Reflexionsfunktion gesprochen werden? Anders gesagt, setzt sich dieser digital-realweltliche Übergang aus zwei Kategorien zusammen, die die Mentalisierungsfähigkeit des Eintritts in die mediale Sphäre betreffen: das Anfangen (einschalten, online gehen; Kategorie 2) und das Aufhören (ausmachen / abschalten / offline gehen; Kategorie 3). Darüber hinaus steht dieser Zusammenhang in einem weiteren Spannungsfeld (Kategorie 4), nämlich der bereits angesprochenen Unterscheidung von realen (i. e. Eltern, Geschwister, Peers) und imaginären Beziehungen (i. e. Follower).

Diskussion: Die Mentalisierung des Übergangs vom Medium zum Realweltbezug

Es ergeben sich hinsichtlich eines medienbezogenen Mentalisierungsprofils also folgende Kernergebnisse: Medien versetzen das Individuum gegebenenfalls in einen mehr oder weniger stark ausgeprägten Arousalzustand, welcher selbst *keine* direkte Folge eines bindungsbezogenen Arousals ist; beide Arousalzustände werden neurochemisch potentiell unterschiedlich moduliert. Hieraus ergibt sich entsprechender Forschungsbedarf. Denn durch die Nutzung von technischen Medien entsteht eine Dynamik von unterschiedlichen Arousal-Zuständen, die das Individuum dazu einsetzt, die affektiv dysphorischen gegen euphorische Zustände auszubalancieren, um auf diese Weise ein inneres Gleichgewicht herzustellen, das von den interpersonalen Beziehungen unabhängig ist; das gilt vor allem für den dysphorischen Zustand von Langeweile.

Die Frage nach der Mentalisierungsfähigkeit verlagert sich dann im Fall der Nutzung von digitalen Medien auf die Fähigkeit, den Übergang zwischen beiden Sphären (digital/nicht digital) mental zu erkennen und zu regulieren und sich diesbezüglich der möglichen Hinwendung zu menschlichen äußeren Objekten mentalisierend anzupassen. Im Fall von Kindern ist das Beginnen/Aufhören eine Mentalisierungsleistung, die nicht von den Kindern selbst erbracht werden kann, sondern in den Bereich des elterlichen Mentalisierens einzuordnen ist. Auch hier ist unklar, welche Faktoren diese Fähigkeiten dann neurochemisch moderieren, wenn das Kind zusammen mit dem Elternteil in angemessener Weise diese Struktur zwischen Medium, Selbst und Bezugsperson mentalisierend kennengelernt hat.

Fonagy und Target gehen davon aus, dass Individuen unterschiedlich ausgeprägte Mentalisierungsfähigkeiten entwickeln können, die sich auf mehr oder weniger stark ausgeprägte Erfahrungen beziehen, an die sich das Subjekt auch neuroplastisch anzupassen versucht. Ob es sich dabei hinsichtlich der medialen Erfahrung immer und ausschließlich um »stereotype, einfache, konkretistische Beschreibungen auf niedriger Ebene« handelt, wird aus einer pauschal medienkritischen Haltung heraus zwar üblicherweise angenommen, ist aber nicht erwiesen:

> »Diese [Beschreibungen auf niederer Ebene] sind kein Hinweis auf eine Entwicklungshemmung oder Regression; vielmehr lassen sie auf eine bemerkenswert komplexe Fähigkeit schließen, zwei unterschiedliche Funktionsebenen zu koordinieren. Die misshandelnde oder emotional deprivierende Welt, in der sie sich herausgebildet haben, machte die differenzierten Fertigkeiten notwendig, ohne die eine solche Anpassung unmöglich wäre. Daher ist es zweifellos eine unzulässige Vereinfachung, in Bezug auf solche Individuen von einem Defizit oder dem Fehlen einer Fähigkeit zu sprechen. Bei Messungen globaler Fähigkeiten ergeben sich zwischen ihnen und anderen Personen womöglich gar keine Unterschiede.« (Fonagy & Target 2006, S. 374)

Die wiederholt geäußerte Vermutung, Medien, die Gewalt darstellen, verleiteten die diese Medien nutzenden Individuen dazu, selbst in nicht digitalen Umgebungen eher gewalttätig zu agieren (vgl. z. B. Spitzer 2012), suggeriert, dass Medien grundsätzlich pathogen, in jedem Fall aber auch mentalisierend wirken. Diesem impliziten Paradigma folgend habe auch ich weiter oben gemutmaßt, dass Filme oder TV-Serien weniger kognitiv, dafür aber emotionaler strukturiert, die Struktur von digitalen Spielen dagegen stärker auf Kognitionen (Problemlöseverhalten) und zugleich weniger auf emotionale Empathie ausgerichtet sei.

In mehreren metaanalytischen Studien wurde nachgewiesen, dass die Nutzung gewalthaltiger Spiele einen Einfluss auf das Aggressionsverhalten hat (Prescott et al. 2018; von Salisch 2020). Allerdings waren die in mehreren Untersuchungen gefundenen Effekte – je nach Kohorte – nicht mehr im signifikanten Bereich, wenn Alternativerklärungen und das Alter der Heranwachsenden einbezogen wurden; bei der Differenzierung von Kausalzusammenhängen (Sozialisations- versus Selektionseffekte) zeigte sich, dass Jugendliche, die ohnehin zu gewaltsamem Verhalten neigten, eher gewaltsame Spiele wählten, diese auch länger spielten, wodurch die Statistiken verzerrt wurden (von Salisch 2020, S. 121 f.).

Diese Daten deuten darauf hin, dass der Effekt, den Medien auf Heranwachsende haben, weniger stark ausgeprägt ist, als die polemischen Schlussfolgerungen von Spitzer (2012) und anderen suggerieren, er aber auch nicht völlig aus der Luft gegriffen ist. Dass Jugendliche vor allem zu gewalthaltigen Spielen greifen, scheint um das 12. Lebensjahr einen Höhepunkt zu erreichen und bis zum Eintritt ins Erwachsenenalter kontinuierlich weniger zu werden (Burkhardt & Lenhard 2021). Neuronale Belege, die diese Ergebnisse stützen, fokussierten auf Pornografiekonsum (Kühn & Gallinat 2014) bzw. auf die Nutzung von digitalen Spielen im Vorschulalter (Hutton et al. 2020). Aber auch eine genuin auf die Entwicklung der ToM bezogene Untersuchung fand unterschiedliche Effekte: Während das Vorlesen bzw. gemeinsame Anschauen von Filmen die Mentalisierungsfähigkeiten von 4- bis 6-jährigen Kindern in Kanada verbesserte, hatte Fernsehen keinen solchen Einfluss: »we see an association between inferred media exposure and theory-of-mind development for film but not for television« (Mar et al. 2009, S. 76).

Fazit

An den dargestellten Fallbeispielen lassen sich die genannten, uneinheitlichen statistischen Ergebnisse exemplarisch auch unter Rückbezug auf die Zusammenhänge von Bindungsstruktur und exzessiver Mediennutzung nachzeichnen. Aus Sicht des Autors ergibt sich daraus die Notwendigkeit einer Anpassung der Mentalisierungstheorie in Bezug auf alle Arten von medienbezogenen Störungen, um auch diese klinische Pathologie nach den Maßgaben der mentalisierungsbasieren Therapie behandeln zu können. Diese beziehen sich – neben der Erstellung eines individuellen Mentalisierungsprofils von Patienten mit medienbezogenen Störungen – vor allem auf die aus sozialen Beziehungen stammenden, erworbenen Fähigkeiten, den Übergang zwischen Medium und nicht-medialer Welt emotional und kognitiv zu besetzen, damit Heranwachsende lernen, zwischen beiden Sphären ohne Konflikte wechseln zu können bzw. nicht dauerhaft in einer Sphäre die Möglichkeit der Bewältigung unlösbarer Konflikte aus der anderen zu sehen, während die Bezugspersonen – in welcher Form auch immer – möglicherweise versuchen, genau den umgekehrten Weg zu gehen.

Literatur

Arnsten, A. F. T. (1998): The biology of being frazzled. *Science,* 280, S. 1711–1712; doi: 10.1126/science.280.5370.1711.

Baron-Cohen, S., Leslie, A. M. & Frith, U. (1986): Mechanical, behavioural and intentional understanding of picture stories in autistic children. *British Journal of Developmental Psychology,* 4, S. 113–125.

Bateman, A. W. & Fonagy, P. (Hrsg.) (2015): *Handbuch Mentalisieren.* Gießen: Psychosozial-Verlag.

Burkhardt, J. & Lenhard, W. (2021): A meta-analysis on the longitudinal, age-dependent effects of violent video games on aggression. *Media Psychology,* 25 (3), S. 499–512.

Cannon, W. B. (1975): *Wut, Hunger, Angst und Schmerz: Eine Physiologie der Emotionen.* Hrsg. von T. von Uexküll. München u. a.: Urban und Schwarzenberg. (Erste engl. Ausgabe 1915.)

Cuzzolin, F., Morelli, A., Cîrstea, B. & Sahakian, B. (2020): Knowing me, knowing you: Theory of mind in AI. *Psychological Medicine,* 50 (7), S. 1057–1061; doi: 10.1017/S0033291720000835.

DAK-Gesundheit (2020): Mediensucht 2020 – Gaming und Social Media in Zeiten von Corona. https://www.dak.de/dak/bundesthemen/computerspielsucht-2296282.html#/ (dort Download unter »Report«; Zugriff: 6. 3. 2023).

Dieris-Hirche, J., Geisle, B., Bottel, L & te Wildt B. (2021): Problematische und pathologische Bindungsphänomene im Zusammenhang mit internetbezogenen Störungen. Ein systematisches Review. *Nervenheilkunde,* 40 (12), S. 989–1000.

Eichenberg, C., Dyba, J. & Schott, M. (2017): Bindungsstile, Nutzungsmotive und Internetsucht. *Psychiatrische Praxis,* 44 *(1),* S. 41–46; doi: 10.1055/s-0041-110025.

Eichenberg, C., Schott, M. & Schroiff, A. (2019): Comparison of students with and without problematic smartphone use in light of attachment style. *Frontiers in Psychiatry,*10, 681; https://www.frontiersin.org/articles/10.3389/fpsyt.2019.00681/full.

Engzell, P., Freyd, A. & Verhagen, M. (2020): Learning inequality during the COVID-19 pandemic. SocArXivve4z7, Center of Open Science, https://doi.org/10.31235/osf.io/ve4z7. (Zugriff: 24. 10. 2020).

Fonagy, P. & Target, M. (2006): *Psychoanalyse und die Psychopathologie der Entwicklung.* Stuttgart, Klett-Cotta (5. Aufl. 2020).

Fonagy, P., Gergely, G., Jurist, E. L. & Target, M. (2004): *Affektregulierung, Mentalisierung und die Entwicklung des Selbst.* Stuttgart, Klett-Cotta (8. Aufl. 2022).

Fonagy, P., Bateman, A & Luyten, P (2015): Einleitung und Übersicht. In: A. W. Bateman & P. Fonagy (Hrsg.), *Handbuch Mentalisieren.* Gießen: Psychosozial-Verlag, S. 23–66.

Fonagy, P., Luyten, P., Moulton-Perkins, A., Lee, Y., Warren, F., Howard, S., Ghinai, R., Fearon, P., & Lowyck, B. (2016): Development and validation of a self-report measure of mentalizing: The Reflective Functioning Questionnaire. *PLoS One,* 11 (7), e 0158678; doi:10.1371/journal.pone.0158678.

Gipson, C. & Kalivas, P. (2016): Neural basis of drug addiction. In: D. De Micheli, A. L. M. Andrade, E. A. da Silva & M. L. O. de Souza Formigoni (Hrsg.), *Drug abuse in adolescence.* Cham: Springer, S. 37–56; https://doi.org/10.1007/978-3-319-17795-3_4.

Gray, J. A. (1988): *The psychology of fear and stress.* 2. Aufl. New York, NY: Cambridge University Press.

Hüther, G. (2009): *Biologie der Angst.* Göttingen: Vandenhoeck und Ruprecht.

Hutton, J., Dudley, J., Horowitz-Kraus, T., DeWitt, T. & Holland, S. (2020): Associations between screen-based media use and brain white matter integrity in preschool-aged children. *JAMA Pediatrics,* 174 (1), e193869; doi: 10.1001/jamapediatrics.2019.3869.

Krupenye, C., Kano, F., Hirata, S., Call, J. & Tomasello, M. (2016): Great apes anticipate that other individuals will act according to false beliefs. *Science,* 354 (6308), S 110–114.; doi: 10.1126/science.aaf81.

Kühn, S. & Gallinat, J (2014): Brain structure and functional connectivity associated with pornography consumption. The brain on porn. *JAMA Psychiatry,* 71 (7), S. 827–834;. doi:10.1001/jamapsychiatry.2014.93.

Lutze, K. (2021): Grundannahmen des Mentalisierungskonzepts. *Kinder- und Jugendlichen-Psychotherapie,* 52 (192), S. 457–75.

Luyten, P., Fonagy, P., Lowyck, B. & Vermonte, R. (2015): Beurteilung des Mentalsierens. In: A. W. Bateman & P. Fonagy (Hrsg.), *Handbuch Mentalisieren.* Gießen: Psychosozial-Verlag, S. 67–89.

Mar, R. A., Tackett, J. L. & Moore, C. (2009): Exposure to media and theory-of-mind development in preschoolers. *Cognitive Development,* 25 (1), S. 69–78; https://doi.org/10.1016/j.cogdev.2009.11.002.

Marechal, C., Berthiller, J., Tosetti, S., Cogniat, B., Desombres, H., Bouvet, L., Kassai, B., Chassard, D. & de Queiroz Siqueira, M. (2017): Children and parental anxiolysis in paediatric ambulatory surgery: A randomized controlled study comparing 0.3 mg kg–1 midazolam to tablet computer based interactive distraction. *British Journal of Anaesthesia,* 118 (2), S. 247–253; https://www.bjanaesthesia.org/article/S0007-0912(17)30086-7/pdf (Zugriff: 9.3.2023)

Mattson, B. J., Williams, S., Rosenblatt, J. S. & Morrell, J. I. (2001): Comparison of two positive reinforcing stimuli: Pups and cocaine throughout the postpartum period. *Behavioral Neuroscience,* 115 (3), S. 683–94.

Mayes, L. C. (2000): A developmental perspective on the regulation of arousal states. *Seminars in Perinatology,* 24 (4), S. 267–279; doi: 10.1053/sper.2000.9121.

Philips, B., Kahn, U. & Bateman, A. W. (2015): Spezifische Anwendungen: Drogensucht. In: A. W. Bateman & P. Fonagy (Hrsg.), *Handbuch Mentalisieren.* Gießen: Psychosozial-Verlag, S. 507–525.

Prescott, A. T., Sargent, J. D. & Hull, J. G. (2018): Metaanalysis of the relationship between violent video game play and physical aggression over time. *Proceedings of the National Academy of Sciences of the United States of America,* 115 (40), S. 9882–9888.
Rauh, H (2008): Vorgeburtliche Entwicklung und frühe Kindheit. In: R. Oerter & L. Monntada (Hrsg.), *Entwicklungspsychologie.* 6. Aufl. Weinheim, Basel: Beltz PVU, S. 149–224.
Rief, W. & Birbaumer, N. (Hrsg.) (2011): *Biofeedback. Grundlagen, Indikationen, Kommunikation, Vorgehen.* 3., vollst. überarb. und erw. Auflage. Stuttgart: Schattauer.
Rössel, J. (2008): Conditions for the explanatory power of life styles, *European Sociological Review,* 24 (2), S. 231–241; https://doi.org/10.1093/esr/jcm046.
Rothmund, J., Schreier, M. & Groeben, N. (2001): Fernsehen und erlebte Wirklichkeit I: Ein kritischer Überblick über die Perceived Reality-Forschung. *Zeitschrift für Medienpsychologie,* 13, S. 33–44; https://econtent.hogrefe.com/doi/10.1026//1617-6383.13.1.33.
Six, U. (2008): Medien und Entwicklung. In: R. Oerter & L. Montada, L. (Hrsg.), *Entwicklungspsychologie.* 6. Aufl. Weinheim, Basel: PVU, S. 885–909.
Spitzer, M (2012): *Digitale Demenz.* München: Droemer.
Taylor, S., Klein, L., Lewis, B., Gruenewald, T., Gurung, R. & Updegraff, J. (2000): Biobehavioral responses to stress in females: tend-and-befriend, not fight-or-flight. *Psychological Review,* 107 (3), S. 411–29; doi: 10.1037/0033-295x.107.3.411.
van Loh, J. (2018): *Digitale Störungen bei Kindern und Jugendlichen.* Stuttgart: Klett-Cotta.
van Loh, J. (2021): Mediale Introjekte. *Kinderanalyse,* 29, S. 124–149; doi: 10.21706/ka-29-2.
van Loh, J. (2022): Digitale Übergangsphänomene. *Kinder- und Jugendlichen-Psychotherapie,* 53 (194), S. 203–221.
von Salisch, M. (2020): Beschäftigung mit gewalthaltigen Computerspielen und offen aggressives Verhalten bei Kindern und Jugendlichen: Ein Literaturüberblick zur Wirkrichtung. *Praxis der Kinderpsychologie & Kinderpsychiatrie,* 69 (2), S. 109–125.
Weinstein, A. (2017): An update overview on brain imaging studies of internet gaming disorder. *Frontiers in Psychiatry,* 8, 185; https://doi.org/10.3389/fpsyt.2017.00185.
Wimmer, H. & Perner, J. (1983): Beliefs about beliefs: Representation and constraining function of wrong beliefs in young children's understanding of deception. *Cognition, 13,* S. 103–128; doi: 10.1016/0010-0277(83)90004-5.
Winnicott, D. (2019): Spielen – Schöpferisches Handeln und die Suche nach dem Selbst. In: Ders: *Vom Spiel zur Kreativität.* 16. Aufl. Stuttgart: Klett-Cotta, S. 65–77.

BEATE PRIEWASSER UND ANTONIA DINZINGER

Smartphones – wie sehr stressen die ständigen Unterbrechungen unsere Babys?

Einleitung

Vor rund 20 Jahren tauchten in unserer Gesellschaft die ersten internetfähigen Telefone – die »Smartphones« – auf. Über das Telefonieren hinaus boten sie neue Möglichkeiten der Nutzung, die sich fortwährend erweiterten. Inzwischen verwenden zwei Drittel der Weltbevölkerung Smartphones (Kemp 2022), welche über eine Fülle von Funktionen und Nutzungsmöglichkeiten verfügen und dementsprechend vielfältig eingesetzt werden (prozentuale Häufigkeiten der durchschnittlichen Nutzung im Folgenden nach: Smartphone-Nutzung weltweit im Überblick 2022), z. B. als Foto- und Videokamera (90 %) sowie Suchmaschine (79 %), zum Musikhören (69 %), Nachrichtenlesen (69 %), um sich in sozialen Netzwerken zu bewegen (68 %), für Navigations- und Kartendienste (64 %), für Kurznachrichtendienste wie Telegram und WhatsApp (62 %), zum Verschicken/Empfangen von SMS (58 %), E-Mails (53 %), zum Online-Banking (46 %), für Gesundheits-Apps (45 %), Online-Shopping (43 %) und Dating-Dienste (22 %) oder Ticket-Funktion (17 %).

Das Smartphone ist durch diese mannigfaltigen Funktionen inzwischen mit nahezu allen Aspekten unseres Lebens verwoben und fast ständig präsent – im beruflichen Kontext genauso wie in Freizeit und Familie. Manche sprechen sogar davon, dass es zu einem erweiterten Teil des eigenen Selbst wurde (Belk 2013), mit dem wir emotional so verbunden sind, dass der Verlust oder die vorübergehende Unerreichbarkeit Verunsicherung und Angst auslösen kann (León-Mejía et al. 2021).

Angesichts dessen überrascht es nicht, dass das Phänomen des medialen Multitaskings (Cardoso-Leite et al. 2015) inzwischen zum Alltag gehört. Damit gemeint ist die Verwendung von mehreren Medien und/oder Anwendungen gleichzeitig: Der digitale Austausch erfolgt parallel, z. B. über mehrere Kurznachrichtendienste, wobei es häufig daneben auch noch Begegnungen oder Aufgaben im realen Umfeld gibt. Der Aufbau von Medienkompetenz, also Hilfestellungen für einen gesunden Umgang mit digitalen Medien, kann mit den schnellen technologischen Entwicklungen nicht Schritt halten.

Immer mehr junge Menschen sind mittlerweile sogenannte »digital natives«, d. h. sie werden in eine Welt geboren, in der sie bereits vom Lebensbeginn an mit den vielfältigen Features von Smartphones aufwachsen. Es ist anzunehmen, dass heute auch die meisten Eltern mindestens ab dem Jugendalter selbst ein Smartphone besaßen und daher mit Multitasking und den damit einhergehenden technologischen Ablenkungen vertraut sind (Carrier et al. 2015). Auch für die Elternschaft ist – unabhängig vom zusätzlichen Faktor der Smartphone-Nutzung – ein Multitasking kennzeichnend, was hohe Anforderungen an die elterliche Aufmerksamkeits- und Stressregulation stellt.

Da insbesondere Säuglinge ihre Bedürfnisse vorerst nur über feine Zeichen der Befindlichkeit ausdrücken können, stehen Eltern täglich vor der Herausforderung, diese zu erkennen, um darauf ko-regulierend einwirken zu können. Viele Studien zeigen, dass sich eine gute Abstimmung zwischen Elternteil und Kind in der Interaktion auf die weitere Entwicklung des Kindes positiv auswirkt (Fay-Stammbach et al. 2014; Malmberg et al. 2015; Rodrigues et al. 2021). Kann diese Abstimmung auch angesichts technologischer Unterbrechungen und medialer Ablenkung gelingen? Studien legen nahe, dass die elterliche Aufmerksamkeit in der Interaktion mit dem Kind unter der Verwendung von Smartphones leidet (Abels et al. 2018; Elias et al. 2020; Kildare & Middlemiss 2017). Die Frage liegt nahe, ob dies die Qualität der Eltern-Kind-Beziehung oder gar die langfristige kindliche Entwicklung negativ beeinflusst.

Gleichzeitig sollten positive Aspekte, die Smartphones mit sich bringen, berücksichtigt werden, denn die mobilen Geräte verfügen auch über viele potentiell hilfreiche Funktionen in Zusammenhang mit der Betreuung von Säuglingen und Kindern. Eltern haben mit dem Smartphone neue Möglichkeiten, sich Informationen rund um die Elternschaft schnell und einfach zu beschaffen, sich die familiäre Organisation des Alltags zu erleichtern, soziale Kontakte zu pflegen oder sich von als unangenehm oder eintönig empfundenen elterlichen Tätigkeiten abzulenken. Das Smartphone könnte also für Eltern auch eine entlastende Funktion haben und Stress reduzieren, sodass sie dadurch sogar feinfühliger im Umgang mit den Kindern sein könnten. Beide Aspekte spielen zusammen, wenn es darum geht die Auswirkungen der elterlichen Smartphone-Nutzung auf die kindliche Entwicklung einzuschätzen.

Im Folgenden beleuchten wir deshalb zunächst die Gründe für die elterliche Smartphone-Nutzung. Anschließend beschreiben wir die problematischen Aspekte und die möglichen Auswirkungen auf die Interaktion mit dem Kind, um den Beitrag dann mit praktischen Hinweisen in Bezug auf die Sensibilisierung von Eltern für diese Themen zu beschließen.

Gründe für die elterliche Smartphone-Nutzung: Warum verwenden Eltern in der Gegenwart von Babys und Kleinkindern das Smartphone?

Da Smartphones inzwischen über so viele attraktive Möglichkeiten für Nutzerinnen und Nutzer verfügen, ist es nicht überraschend, wenn Eltern berichten, dass wichtige Bereiche ihres Lebens damit verbunden sind (Radesky et al. 2016). Eltern nutzen Medien aus einer Vielzahl von Gründen, z.B. um mit der Außenwelt in Verbindung zu bleiben, um mit Verwandten und Freunden Kontakt zu halten, um sich selbst zu belohnen oder um den als stressig oder langweilig empfundenen elterlichen Aufgaben zu entkommen (McDaniel 2019). Eltern berichten auch über die Einbindung des Smartphones in die Interaktion mit den Kindern, z.B. werden sie zur gemeinsamen Unterhaltung und Entspannung oder zum sozialen Austausch mit anderen verwendet (Knitter & Zemp 2020). Darum sind auch die Gründe vielfältig, die Eltern dazu veranlassen können, das Smartphone im Beisein ihrer Kinder zu benutzen. Unter Umständen geschieht dies häufiger und länger, als sie es eigentlich möchten, z.B. wenn die Nutzung zu einer starken Gewohnheit geworden ist, wenn Gerätebenachrichtigungen aufgrund von beruflichem oder sozialem Druck nicht ignoriert werden können oder wenn es verwendet wird um Langeweile, Einsamkeit oder Stress bei elterlichen Aufgaben zu reduzieren (McDaniel 2019). Im Folgenden werden drei häufige Gründe für die Nutzung des Smartphones im Beisein der Kinder näher beleuchtet (Torres et al. 2021; Wolfers 2021).

Informationssuche

»Als ich bei meiner Kleinen gestern so einen eigenartigen Hautausschlag entdeckt habe, habe ich angefangen im Internet zu suchen, was das sein könnte. Ich habe dann nach einiger Suche zwar etwas gefunden, war mir aber nicht sicher, ob es wirklich das Gleiche ist. Darum habe ich dann ein Foto gemacht von der Hautstelle und es in das Baby-Forum gepostet und auch gleich noch an eine Freundin geschickt und sie gefragt, ob sie das kennt. Vielleicht ist es ja harmlos und es gibt Hausmittel. Sonst muss ich zum Kinderarzt, da wollte ich vorher noch die Meinung anderer hören und vielleicht danach noch mal genauer googeln. Da war ich dann aber insgesamt schon immer wieder viel am Handy, weil, dann sind nach einiger Zeit auch Antworten gekommen und Fragen an mich, die ich beantworten musste … und am Ende haben mich die Antworten im Forum dann irgendwie noch unsicherer gemacht, weil nichts richtig gepasst hat.«

Jede und jeder kennt das – wenn schnell eine Information benötigt wird, greift man zum Smartphone. Eltern geht es dabei z. B. um Fragen zu Gesundheit, Entwicklung und Erziehung des Kindes oder um Möglichkeiten zu gemeinsamen Familienaktivitäten, die über Suchmaschinen und einschlägige Eltern-Websites wie Blogs und Foren recherchiert werden. Obwohl auch Bücher benutzt werden, bevorzugen die meisten Eltern in Stresssituationen für rasche Informationen Internetressourcen, weil diese einfach und schnell zugänglich sind.

Soziale Unterstützung und Kontakt

»Also, die Kinder sehen ihre Großeltern manchmal länger nicht, weil, meine Eltern leben in Italien und die Eltern meines Mannes in der Schweiz und wir hier. Und auch unsere Geschwister haben dort ihre Familien. Für mich ist es deshalb wichtig und schön, dass wir immer wieder mal videotelefonieren oder einfach mal eine Videobotschaft schicken können. Sicher ist dadurch auch das Handy in unserem Familienleben öfter präsent und ich bin vielleicht deshalb auch immer wieder viel am Schreiben und Antworten, was uns dann manchmal in dem Moment als Familie eigentlich nicht so guttut, weil ich nicht ganz präsent bin dann. Gestern hat die Oma z. B. eine Videonachricht geschickt mit Genesungswünschen, weil ich ihr geschrieben habe, dass wir krank sind. Das gibt mir ein gutes Gefühl, doch irgendwie mit ihnen verbunden zu sein. Manchmal schreib ich auch zwischendurch, z. B. weil gerade alles so anstrengend ist mit den Kindern, eine ganz kurze Nachricht oder einfach nur ein paar Emoticons an meine Schwestern in unsere WhatsApp-Gruppe. Dann kommt oft auch gleich eine Antwort zurück, und das erleichtert mich irgendwie, dass ich nicht allein bin. Ich kann dann oft auch gleich wieder viel besser in der Situation mit den Kindern sein, die mich vorher so genervt haben.«

Eltern berichteten weiter, dass sie ihr Telefon benutzen, wenn sie emotionale Unterstützung aus dem sozialen Umfeld benötigen. Besonders attraktiv macht das Smartphone hier die schnelle und unmittelbare Möglichkeit zu kommunizieren. Unabhängig von der räumlichen Entfernung kann etwa in Stresssituationen sofort mit Personen kommuniziert werden, von denen emotionale Unterstützung oder wichtige Informationen zur Entlastung zu erwarten sind. Gespräche per Telefon werden dabei den Textnachrichten über Instant-Messenger vorgezogen und soziale Netzwerke spielen in diesem Zusammenhang nur eine untergeordnete Rolle (Wolfers 2021). Der Austausch mit Freunden, Familie und insbesondere mit anderen Eltern verringert das Gefühl der Einsamkeit und birgt die Chance, emotionalen Rückhalt zu erfahren, was zur »Normalisierung« der eigenen Erfahrungen und damit zur Entspannung von Eltern beitragen kann.

Rückzug zum Stressabbau

> »Ganz ehrlich, wenn ich die ganze Zeit nur mit den Kindern bin, fange ich manchmal an, mich zu langweilen, und es nervt mich, dass sich immer alles nach den Bedürfnissen der Kinder richten muss. Es gibt kaum Gelegenheit, mit anderen Erwachsenen zu reden, und ich habe das Gefühl, ich verpasse das Leben. Ich funktioniere dann schon irgendwie, aber ich werde grantig auf die Kinder, was mir dann aber auch wieder leidtut. Wenn ich dann am Handy einfach nur schnell z. B. die Social-Media-Websites scrolle und von anderen lese oder Werbung ansehe und vielleicht was einkaufe, dann entspannt mich das wieder. Da bekomme ich das Gefühl: ›Ich habe auch noch ein eigenes Leben neben den Kindern‹, und ich mag dann auch wieder lieber mit den Kindern sein. Außer es passiert, dass ich dann viel länger am Handy bin, als ich wollte, dann habe ich danach ein schlechtes Gewissen und denk mir dann auch oft, dass ich als Elternteil einfach versage.«

Wenn das Gefühl aufkommt, Zeit für sich selbst zu brauchen, dient das Smartphone den Eltern zur Ablenkung im Sinne eines virtuellen Rückzugs zur kurzfristigen Erholung von stressreichen Situationen mit den Kindern. Bei der Fülle an Medienoptionen, die über Smartphones verfügbar sind, ist es leicht, sich von der Technologie ablenken zu lassen, z. B. über soziale Netzwerke, Online-Spiele und andere Unterhaltungsinhalte im Web. Diese Ablenkungen erlauben Eltern, sich kurzfristig aus Situationen zu lösen bzw. davon abzukoppeln, und ermöglichen so zumindest ein kurzfristiges Erleben von Autonomie und ein Gefühl des

»Für-sich-Seins«, wenn diese Bedürfnisse auf andere Weise gerade nicht erfüllt werden können.

An diesen Beispielen wird sehr deutlich: Die Verwendung des Smartphones kann für Eltern Vorteile und Entlastung bringen, umfasst zugleich aber auch problematische Aspekte, die dazu führen können, dass Eltern häufiger und länger am Smartphone sind, als sie es eigentlich möchten, und die Nutzung deshalb zusätzlichen Stress auslöst.

Problematische Aspekte des Smartphones

Technoferenz – Smartphones unterbrechen Interaktionen

Das Smartphone erzeugt eine Konkurrenz der Aufmerksamkeit zwischen realen und digitalen sozialen Interaktionen, weshalb sich laufend neue Normen hinsichtlich eines angemessenen Umgangs mit den technologie-induzierten Unterbrechungen der Echtzeit-Kommunikation entwickeln. Das Phänomen dieser technologie-induzierten Unterbrechungen wird als *Technoferenz* bezeichnet (McDaniel 2015; McDaniel & Coyne 2016). Die Auswirkungen von Technoferenz auf die Eltern-Kind-Interaktion und -Beziehung werden aktuell in vielen Studien untersucht.

Elterliche Technoferenz ist definiert als die regelmäßig eintretende Unterbrechung der Echtzeit-Kommunikation, der Interaktionen oder der gemeinsam verbrachten Zeit zwischen Familienmitgliedern aufgrund der Nutzung von Technologie durch die Eltern (McDaniel & Radesky 2017). Durch die akustischen, taktilen und visuellen Signale des Smartphones, aber auch durch die bloße Attraktivität der Inhalte von Apps wird die Aufmerksamkeit von der realen Situation, in der wir uns gerade befinden, abgezogen und auf digitale Inhalte gelenkt. Dadurch entstehen immer wieder unterschiedlich lange Zeiträume, in denen ein Elternteil während der familiären Interaktionen seine Aufmerksamkeit auf ein technologisches Gerät richtet. Diese Unterbrechungen können das Gefühl einer Einmischung in die familiäre Interaktion von außen hervorrufen und beeinflussen maßgeblich die elterliche Verfügbarkeit während familiärer Routinehandlungen z. B. beim gemeinsamen Essen oder dem Füttern eines Babys (Vik et al. 2021).

Absorption – Smartphones absorbieren unsere Aufmerksamkeit

Während sich die Technoferenz auf die Unterbrechung der Interaktion an sich bezieht, beschreibt die *Absorption* den Effekt der völligen Abwendung vom Kommunikationspartner und der Hinwendung zum Gerät. Digitale Anwendungen sind häufig bewusst so konzipiert, dass sie die Aufmerksamkeit ihrer Nutzerinnen und Nutzer binden und dafür sorgen, dass diese möglichst viel Zeit damit verbringen. Dies kann dazu führen, dass Interaktionspartner ihre Aufmerksamkeit aus der Situation nicht nur kurzfristig abziehen, sondern oft über längere Zeiträume auf das Gerät und seine zahlreichen Ablenkungen und Möglichkeiten fixiert sind.

In der Eltern-Kind-Interaktion verringert diese vollständige Abwendung eines Elternteils vom Kind die elterliche Aufmerksamkeit und Reaktionsfähigkeit den Kindern gegenüber und wirkt sich dadurch negativ auf Interaktionen mit ihnen aus – was Kinder aller Altersgruppen betrifft (McDaniel & Radesky 2018). Dabei scheint die Tendenz zur kognitiven Absorption der Eltern durch ihre Geräte mit Einbußen der Interaktionsqualität einherzugehen, die größer sind als die durch die Häufigkeit der Unterbrechungen (Braune-Krickau et al. 2021). Das würde bedeuten, dass es vermutlich weniger störend für den feinfühligen Umgang mit dem Kind ist, wenn das Smartphone zwischendurch kurz »gecheckt« wird, als wenn die elterliche Aufmerksamkeit über längere Phasen vom Smartphone absorbiert ist.

Multitasking – Smartphones brauchen kognitive Ressourcen

Multitasking ist der Versuch, zwei Tätigkeiten parallel auszuführen (Madore & Wagner 2019). Das ist ein in Zusammenhang mit Arbeitsplatz, Schule, Haushalt und insbesondere der Elternschaft sehr häufiges Phänomen (Craig & Brown 2016; Zaiceva & Zimmermann 2011). Beispiele dafür sind, wenn wir essen und gleichzeitig fernsehen, wenn wir die Wäsche aufhängen und gleichzeitig die Kinder beaufsichtigen, wenn wir Auto fahren und dabei telefonieren usw. Der Begriff Multitasking ist irreführend, denn wenn man versucht, zwei Aufgaben parallel auszuführen, führt das zumeist dazu, dass man immer wieder zwischen den Aufgaben wechselt oder die Erledigung einer Aufgabe nicht abschließt, um die andere anzugehen. Handelt es sich bei zumindest einer der beiden Tätigkeiten um Routineaufgaben, die wenig kognitive Ressourcen erfordern, kann das zeitweise funktionieren. Sobald aber kognitiv oder emotional anspruchsvollere Tätigkeiten ins Spiel kommen, brauchen wir fast immer länger, um eine Aufgabe abzuschließen, und machen dabei mehr Fehler, als wenn wir bei einer Aufgabe bleiben. Unser Gehirn ist dafür ausgelegt, sich auf die Ausführung einer Aufgabe zu konzentrieren (Madore & Wagner 2019). Darum führt die Ausführung von mehreren Aufgaben zur selben Zeit oft zu erhöhtem Stress, Ineffizienz, verminderter Arbeitsqualität und geringerer Zufriedenheit (z. B. Chen & Yan 2016a; Chen & Yan 2016b; Dindar & Akbulut 2016; Fox et al. 2009; van der Schuur et al. 2015, Madore & Wagner 2019).

Interview- und Beobachtungsstudien legen nahe, dass das Smartphone vermehrt zu Multitasking der Eltern führt und dies mit Einschränkungen in der Interaktion mit dem Kind verbunden ist: Eltern finden es schwierig, die Signale ihrer Kinder genau zu interpretieren und darauf zu reagieren, wenn sie durch ihr Gerät abgelenkt sind und die Aufmerksamkeit zwischen dem Gerät und der Betreuung ihrer Kinder teilen müssen. Dies wird deshalb als schwierig und stressreich empfunden, weil sowohl das Telefon als auch die Kinder sie emotional beanspruchen (Radesky et al. 2016). Beobachtungsstudien zeigen, dass die elterliche Telefonnutzung tatsächlich mit weniger verbalen Interaktionen, einer geringeren Reaktionsfähigkeit der Eltern – die zeitverzögert oder gar nicht auf die Kinder reagieren – und manchmal sogar mit härteren elterlichen Reaktionen verbunden ist (Abels et al. 2018; Hiniker et al. 2015; Radesky et al. 2014; Vanden Abeele et al. 2020). Multitasking mit Smartphones könnte demnach die Aufmerksamkeit und die emotionale Verfügbarkeit der Eltern für ihre Kinder einschränken.

Bedeutung der elterlichen Aufmerksamkeit und emotionalen Verfügbarkeit für die Entwicklung von Kindern

Säuglinge, Kleinkinder und Vorschulkinder sind in ihrer Entwicklung auf ein Gegenüber angewiesen, das ihre Bedürfnisse erkennt, reguliert und mit ihnen in emotionalen Austausch tritt. Dabei spielt die Art und Weise, wie eine Bezugsperson diese Interaktionen gestaltet, eine wichtige Rolle. Die Forschung hat die elterliche Feinfühligkeit in der Interaktion mit dem Kind als einen für Bindungs- und soziale Entwicklung ausschlaggebenden Faktor identifiziert (Ainsworth et al. 1974). Elterliche Feinfühligkeit bezieht sich auf die Fähigkeit, die Signale des Kindes wahrzunehmen, sie richtig zu deuten und prompt und angemessen darauf zu reagieren (Ainsworth et al. 1974).

Das Konzept der Feinfühligkeit wurde später um dyadische Merkmale der emotionalen Verfügbarkeit erweitert (Biringen et al. 2014). Damit gemeint sind die emotionale Präsenz und Reaktionsfähigkeit der Bezugsperson und ihre »Einstimmung« auf die Gefühle des Kindes (Emde 2000). Dabei geht es nicht nur darum, auf negative Gefühle der Not (wie Traurigkeit oder Wut) zu reagieren, sondern auch darum, positive Gefühle (wie Interesse oder Freude) miteinander zu teilen. Durch die Offenheit für die emotionalen Signale des Kindes bekommt die Bezugsperson Informationen darüber, was das Kind fühlt, braucht oder will, und erhält von diesem außerdem Rückmeldung darüber, wie gut ihr Verhalten seinen Bedürfnissen entsprochen hat. Über die rezeptive Präsenz der Bezugsperson kann das Kind also einerseits kommunizieren, wie es ihm geht, andererseits kann es dem Elternteil Feedback geben und ihm z. B. zeigen, dass es eine gemeinsame Aktivität genießt. Dadurch kann ein gegenseitiger emotionaler Austausch entstehen, der für beide Seiten abwechslungsreich, interessant, dynamisch und befriedigend ist.

Langfristig hat sich elterliche Feinfühligkeit als wichtigster Prädiktor für eine gesunde körperliche und mentale kindliche Entwicklung etabliert. So zeigen Kinder feinfühliger Eltern beispielsweise weniger externalisierende und internalisierende Verhaltensauffälligkeiten, eine bessere kognitive Entwicklung und entwickeln häufiger eine sichere Bindung zu ihren Eltern (Braungart-Rieker et al. 2001; Cooke et al. 2022; McMahon et al. 2022; van der Voort et al. 2014).

Wenn Eltern in der Interaktion mit dem Kind hingegen nur eingeschränkt feinfühlig und emotional verfügbar sind, wie es z. B. bei psychischen Erkrankungen der Fall sein kann (Bernard et al. 2018), beeinflusst das die elterliche Fähigkeit zur Ko-Regulation, was sich wiederum negativ auf die Entwicklung der kindlichen Selbstregulationsfähigkeiten (Lobo & Lunkenheimer 2020; Dosman & Gallagher 2022) und den Bindungsaufbau zwischen Eltern und Kindern (Śliwerski et al. 2020) auswirkt.

Um emotional verfügbar zu sein und die kindlichen Signale zu erkennen, richtig zu interpretieren und relativ prompt darauf zu reagieren, ist ein gewisses Maß an Aufmerksamkeit für das Kind notwendig. Das bedeutet aber nicht, dass Feinfühligkeit nur dann gegeben wäre, wenn die Bezugsperson ununterbrochen mit der vollen Aufmerksamkeit beim Kind ist. Bereits Säuglinge und Kleinkinder sind in der Lage, Interaktionsunterbrechungen mit ihren Bezugspersonen zu kompensieren und dabei wichtige Mechanismen der emotionalen Selbstregulation zu erlernen (Tronick et al. 1978). Grundlegend für diesen Lernprozess ist aber, dass die Bezugsperson – meistens und relativ zeitnah – bemerkt, wenn die Unterbrechung beim Kind Stress auslöst, und dessen Gefühle feinfühlig aufgreift und ko-reguliert.

Angesichts der Häufigkeit, mit der solche Unterbrechungen aufgrund der Nutzung des Smartphones durch die Eltern auftreten, ist es wichtig zu untersuchen, ob deren Aufmerksamkeit für das Kind dadurch so stark reduziert wird, dass sich damit Feinfühligkeit und emotionale Verfügbarkeit situativ verringern. Aus dem bekannten »Still-Face-Experiment« von Tronick et al. (1978) wissen wir, dass Säuglinge im Alter von 1–4 Monaten mit großem Stress reagieren, wenn sie mit plötzlicher Unaufmerksamkeit vonseiten der Eltern konfrontiert sind. Könnte die Smartphone-Nutzung von Eltern im Beisein ihrer Säuglinge und Kleinkinder bei den Eltern ein Fehlen von Responsivität bewirken, welches dem im Still-Face-Experiment ähnelt, und damit erhöhten Stress bei ihren Kindern erzeugen? Welche Folgen hätte die häufige Stress-Exposition durch die elterliche Nutzung des Smartphones auf die Kinder, insbesondere auf die Entwicklung ihrer Emotionsregulation und Bindung? Beeinträchtigt die Smartphone-Nutzung die entwicklungspsychologisch zentralen Prozesse der gegenseitigen Abstimmung bezüglich der Beziehungsgestaltung wie z. B. die Face-to-face-Kommunikation, die Blickkoordination und die geteilte Aufmerksamkeit?

Im Folgenden soll der aktuelle Forschungsstand zu diesen Fragen zusammengefasst werden.

Auswirkungen der Smartphone-Verwendung auf die Eltern-Kind-Interaktion

Auch wenn das Forschungsgebiet noch sehr jung ist, gibt es inzwischen vermehrt Hinweise darauf, dass die elterliche Smartphone-Nutzung in Anwesenheit ihrer Kinder die Feinfühligkeit in der Eltern-Kind-Interaktion beeinträchtigt.

Negative Einflüsse auf die Interaktion – kann die Verwendung des Smartphones die elterliche Feinfühligkeit reduzieren?

In einer systematischen Literaturrecherche aus dem Jahr 2022 wurden die bisherigen Studienergebnisse zu den Auswirkungen der Smartphone Nutzung in Gegenwart von Babys und Kleinkindern auf die Qualität der Eltern-Kind-Interaktion (11 Studien), der Eltern-Kind-Beziehung (7 Studien) und der sozial-emotionalen und kognitiven Entwicklung des Kindes (5 Studien) zusammengefasst (Mikić & Klein 2022).

Wie schon Studien mit älteren Kindern gezeigt haben, erweist sich auch bei Babys und Kleinkindern, dass die Qualität der Eltern-Kind-Interaktion während der Nutzung von Smartphones eingeschränkt ist. Sowohl Beobachtungsstudien, in denen das natürliche Verhalten am Spielplatz, in der Familie, beim Stillen oder Essen erfasst wurde, als auch Befragungen und experimentelle Laborstudien kommen zum Ergebnis, dass Eltern, die mit dem Smartphone beschäftigt sind, weniger feinfühlig und responsiv gegenüber den Bedürfnissen ihrer Kinder sind. Dabei ist die längere Dauer mit mehr Einschränkungen verbunden als die Häufigkeit der Nutzung. Seitens der Eltern sieht man verzögerte Reaktionen, weniger Blickkontakt, weniger Sprechen mit dem Kind und weniger kognitive Stimulation. Die Frage, inwieweit sich die Ablenkung durch das Smartphone in Bezug auf die Einschränkungen in der Interaktion mit dem Kind von anderen Arten der Ablenkung unterscheidet, ist aber noch nicht geklärt. Denn auch wenn Eltern in andere, nicht digitale Tätigkeiten vertieft sind, reduziert das ihre Feinfühligkeit und emotionale Verfügbarkeit. Das Besorgniserregende am Smartphone ist jedoch, dass sich dadurch die Häufigkeit von Unterbrechungen dramatisch erhöht (Technoferenz) und damit auch die Wahrscheinlichkeit steigt, dass Eltern sich häufiger über längere Phasen in die durch das Smartphone zugänglichen Inhalte vertiefen (Absorption).

Um die Folgen der Einschränkung elterlicher Feinfühligkeit während der Smartphone-Nutzung beurteilen zu können, widmen wir uns nun der Frage, wie die Kinder auf die plötzlichen Unterbrechungen und das Sich-Abwenden der Eltern reagieren. Das Verhalten von Babys und Kleinkinder lässt sich vor allem zwei Kategorien zuordnen: erhöhtem negativen Affekt und selbstberuhigenden Verhaltensweisen. Auf physiologischer Ebene zeigt sich eine Erhöhung ihrer Herzrate, was darauf hindeutet, dass sie Stress erleben, wenn die Eltern aufgrund des Smartphones aus dem Kontakt gehen und ihre Aufmerksamkeit auf das Gerät gelenkt ist. Dazu wurde bisher nur eine Studie veröffentlicht (Rozenblatt-Perkal et al. 2022). Eine noch unveröffentlichte Studie, die wir am Institut für Early Life Care in Salzburg durchgeführt haben, kommt zu denselben Ergebnissen. Auch bei unserer Studie war eine erhöhte Herzrate bei den Kindern messbar, während die Eltern sich mit dem Smartphone beschäftigten, verglichen mit dem ungestörten Spiel. Rozenblatt-Perkal et al. (2022) fanden außerdem, dass die Smartphone-Nutzung eine stärkere Stressreaktion hervorruft, als wenn die Bezugsperson dadurch abgelenkt ist, dass sie mit einer anderen Person spricht.

Inwieweit mit der elterlichen Smartphone-Nutzung dauerhafte Auswirkungen auf die Affektregulation der Kinder verbunden sein könnten, ist noch unklar. Bisherige Befunde deuten darauf hin, dass sich die Stressreaktion und der negative Affekt des Kindes nach der Smartphone-Nutzung auch schnell wieder reduzieren und sich die Kinder auch in einem gewissen Maß an die Situation gewöhnen und anpassen könnten. Um also über die Auswirkungen auf die kindliche Affektregulation tatsächlich Aussagen treffen zu können, sind Langzeitstudien nötig.

Ganz ähnlich verhält es sich auch in Bezug auf die Auswirkungen auf die Eltern-

Kind-Beziehung. Die wenigen vorliegenden Studien kommen zu ganz unterschiedlichen Ergebnissen und lassen noch keine Aussage zu. Noch weniger Studien gibt es zu den Auswirkungen auf die sozial-emotionale und kognitive Entwicklung des Kindes. Hier ist aber die Tendenz etwas eindeutiger, und Mikić und Klein (2022) kommen zum Schluss, dass die elterliche Technoferenz das Lernen der Kinder zu beeinträchtigen scheint, z. B. das Imitationslernen und ihre Fähigkeit zur Aufmerksamkeit. Aber natürlich wird auch hier weitere Forschung, insbesondere Langzeitstudien, benötigt, um Aussagen über negative Folgen für die kindliche Entwicklung treffen zu können.

Dabei wäre es wichtig, bestimmte elterliche Nutzungsmuster zu identifizieren. Denn eine nicht unplausible Interpretation der bisher gefundenen Zusammenhänge ist, dass die Eltern-Kind-Interaktionen nicht durch die Verwendung des Smartphones an sich verschlechtert werden, sondern dass die Art und Weise ausschlaggebend ist, wie Eltern das Smartphone im Beisein ihrer Kinder nutzen. Die Nutzungsweise könnte bereits zugrunde liegende Beziehungsprobleme widerspiegeln, die auch in analogen Interaktionen vorhanden sind. In ähnlicher Weise könnte man argumentieren, dass das, was als Auswirkungen der elterlichen Smartphone-Nutzung betrachtet wird, eher Folge eines grundsätzlichen Fehlens von Feinfühligkeit des betreffenden Elternteils ist und weniger mit der Telefonnutzung selbst zusammenhängen würde (Mikić & Klein 2022; Tharner et al. 2021).

Zu den negativen Einflüssen zählt außerdem, dass sich auch die Eltern selbst durch die Nutzung des Smartphones im Beisein der Kinder oder in der Familie belastet fühlen. In einer Untersuchung von Radesky et al. (2016) berichten Eltern, dass sie sich durchweg im Zwiespalt fühlen, wenn sie das Telefon im Beisein ihrer Kinder verwenden; dass sie sich durch die Menge an Benachrichtigungen und Informationen überlastet fühlen; dass die ständige Erreichbarkeit sie erschöpft; dass sie es schwierig finden, kognitiv zwischen dem, was sie am Smartphone gerade tun, und den Interaktionen vor Ort zu wechseln; dass sie widersprüchliche Gefühle haben, wenn sie ihr Telefon zum Rückzug benutzen; und dass sie glücklicher sind, wenn sie ihr Telefon während der Zeit mit ihrer Familie nicht verwenden.

Die Forschung zur elterlichen Handynutzung im Beisein der Kinder untersuchte bisher hauptsächlich die negativen Einflüsse des Smartphones auf die Familien. Kann das Smartphone auch in positiver Weise Einfluss auf die Eltern-Kind-Interaktion nehmen?

Positive Einflüsse auf die Interaktion – kann die Verwendung des Smartphones den elterlichen Stress reduzieren?

Wann empfinden Eltern die Smartphone-Nutzung mit oder im Beisein der Kinder als für ihr Elternsein, die Interaktion mit den Kindern und das Familienleben im Allgemeinen positiv? Dazu gibt es vergleichsweise noch wenige Studien. Neben einer auf Interviews beruhenden Studie (Radesky et al. 2016), welche die wahrgenommenen Vorteile einer Nutzung des Smartphones erfasst, gibt es aktuell nur eine systematische Übersichtsarbeit, die acht Studien zu positiven Aspekten der elterlichen Smartphone-Nutzung für Eltern-Kind-Interaktionen zusammenfasst (Knitter & Zemp 2020). Eltern berichten von Vorteilen der Smartphone-Nutzung im Beisein der Kinder in folgenden Bereichen:

- Das Smartphone erleichtert Eltern den Zugang zu vielfältigen Ressourcen und vereinfacht die Organisation des Familienlebens. Dies schließt z. B. die schnelle Suche nach einem bestimmten Standort bei der Organisation eines Familienausflugs ein oder die einfachere Kommunikation mit Schulen oder Ärzten. Es werden aber auch andere hilfreiche Informationen eingeholt, z. B. zur Unterstützung bei der Kindererziehung.
- Die gemeinsame Verwendung diverser Anwendungen bringt Spaß und Unterhaltung in die Interaktion. Auch gemeinsames Lernen findet statt, z. B. wenn Informationen zu einem Thema gesucht und gefunden werden, über das gerade gesprochen wurde. Das Smartphone wird auch verwendet, um Fotos zu machen. Diese kann man sich später zusammen ansehen, sich an die gemeinsamen Momente erinnern und diese miteinander besprechen.
- Das Smartphone wird verwendet, um emotionale Belastungen der Elternschaft wie Stress, Einsamkeit oder Langeweile zu reduzieren. Es ermöglicht Eltern z. B. Unterhaltung und Momente der Entspannung während monotoner Tätigkeiten wie dem Füttern. Es erleichtert den Zugang zu sozialer Unterstützung durch den Austausch mit anderen Eltern und Freunden, gibt ein Gefühl der Sicherheit in Notfällen und ermöglicht die Verbindung mit entfernten Familienmitgliedern.

Für die Eltern scheint das Smartphone also direkte und indirekte Vorteile und Erleichterungen zu bringen, die sie bei der Bewältigung von stressreichen Situationen, die im Zusammenhang mit der Elternschaft entstehen, auch in Anspruch nehmen (McDaniel & Radesky 2018; Wolfers 2021; Torres et al. 2021). Ob die Nutzung des Smartphones den elterlichen Stress aber tatsächlich reduzieren kann, haben nur wenige Studien bisher untersucht. Sollte sich zeigen, dass Smartphones bzw. die Anwendungen, die damit jederzeit sehr einfach verfügbar sind, erfolgreich zur Bewältigung elterlicher Belastungen beitragen, könnte sich die Nutzung wiederum positiv auf die elterlichen Kompetenzen auswirken und so die negativen Auswirkungen vielleicht zum Teil kompensieren.

Torres et al. (2021) und Wolfers (2021) haben Eltern befragt, unter welchen Umständen die Nutzung des Smartphones erfolgreich zu ihrer Stressregulation beiträgt und unter welchen das nicht oder weniger der Fall ist. Die Eltern nannten als vorrangige Motive für die Nutzung des Smartphones in Stresssituationen die Informationssuche, Ablenkung und das Einholen von emotionaler Unterstützung.

Es wurde berichtetet, dass die Nutzung des Telefons zur Informationssuche den Stress zwar häufig, aber nicht immer reduziert. Eine wichtige Bedingung für die stressreduzierende Wirkung einer Informationssuche mittels Smartphone scheint zu sein, dass die gefundenen Quellen die eigene, bereits vor der Suche bestehende Einstellung oder Intuition unterstützen. Ist dies nicht der Fall und entsprechen die gefundenen Informationen nicht den eigenen Überzeugungen, kann das verunsichern und zu einer »Verstrickung« in ein weiteres Suchen nach Bestätigung führen. In solchen Fällen wurde die Strategie als ineffektiv erlebt, denn der Stress wurde dadurch aufrechterhalten oder sogar verstärkt.

Die Nutzung des Smartphones, um soziale Unterstützung zu finden, wurde vor allem dann als stressreduzierend erlebt, wenn darauf auch eine unmittelbare Reaktion folgte. Grundsätzlich könnten die Informationssuche und die Suche nach sozialer Unterstützung adaptive Verhaltensweisen sein, die Eltern in Stresssituationen tatsächlich gut helfen können. Dies schlussfolgern Torres et al. (2021) insbesondere auch deshalb, weil diese Arten der Nutzung, verglichen mit der Nutzung zur Ablenkung, möglicherweise einen sanfteren Eingriff in die Interaktion mit dem Kind darstellen und mit weniger Belastungen für die Eltern-Kind-Beziehung einhergehen.

Wie entlastend ist schließlich das dritte elterliche Motiv, der vorübergehende Rückzug in die virtuelle Welt? Eltern berichteten, dass der geistige und emotionale Rückzug von der aktuellen Situation mittels Smartphone das akute Stressgefühl, die negativen Gefühle dem Kind gegenüber und Langeweile im Zusammenhang mit den elterlichen Routineaufgaben reduziert. Sie berichten aber auch über »Fallstricke«, die mit dieser Art der Nutzung verbunden sind. Sie wird nämlich nur dann als wirksam erlebt, wenn die Dauer des »virtuellen Rückzugs« reguliert wird und nicht entgleitet. Denn die Gefahr, sich zu sehr in die Inhalte des Smartphones zu vertiefen und es dann länger als geplant zu verwenden, ist groß. In diesen Fällen berichten Eltern von Schuldgefühlen, die sie im Anschluss an die Nutzung belasten.

Die tatsächliche Wirksamkeit der Smartphone-Nutzung zur Reduzierung von Stress muss durch zukünftige Studien noch genauer untersucht werden. Denn die Verwendung des Smartphones als »Ventil« für elterlichen Stress geht häufig auch mit einem problematischen Nutzungsverhalten einher, was wiederum zu vermehrten technologiebedingten Unterbrechungen der Eltern-Kind-Interaktionen führt und so die kindliche Entwicklung belasten könnte (Uzundağ et al. 2022; McDaniel 2021). Dabei wird vermutet, dass insbesondere die passive Nutzung (wie beim virtuellen Rückzug) eine maladaptive Strategie ist, um den Stress in Zusammenhang mit den Kindern zu vermeiden (Radesky et al. 2016). McDaniel (2021) postuliert, dass Depressionen und Stress die wichtigsten Gründe dafür sind, dass Eltern sich stärker durch mobile Geräte ablenken. Ein größeres Ausmaß an Ablenkung wirkt sich negativ auf die Qualität der Kindererziehung aus. Es ist also wichtig zu bedenken, dass elterlicher Stress häufig mit einer problematischen Smartphone-Nutzung verbunden ist, was wiederum die Häufigkeit von technologiebedingten Unterbrechungen der Eltern-Kind-Interaktionen erhöht (Uzundağ et al. 2022).

Wichtige Fragen sind also noch weitgehend unerforscht: Wie erfolgreich ist die elterliche Nutzung mobiler Medien zur Stressbewältigung kurz- und langfristig, unter welchen Umständen ist welche Art der Nutzung erfolgreich und wie wirkt sich das jeweils auf die Interaktion und Beziehung zum Kind aus? Die Antworten auf diese Fragen sind für eine ausgewogene Einschätzung im Hinblick darauf notwendig, wie sich die elterliche Smartphone-Nutzung auf die Kinder auswirkt.

Was können wir schlussfolgern?

Auch wenn wir wissen, dass die Nutzung des Smartphones im Hinblick auf die elterliche Aufmerksamkeit und Zuwendung zu ihren Kindern zu Einschränkungen führt, kann man über die langfristigen Auswirkungen auf die kindliche Entwicklung und die Eltern-Kind-Beziehung noch keine endgültige Aussage treffen. Für diese Einschätzung muss eine Vielzahl von Faktoren berücksichtigt werden, die ebenfalls Einfluss nehmen. Dazu zählen der Kontext der elterlichen Smartphone-Nutzung mit Faktoren wie der Häufigkeit und Dauer der Nutzung, die Gründe für die Nutzung, der Zeitpunkt der Nutzung, die Einstellung der Eltern zu Smartphones und die elterliche Feinfühligkeit, mit der die Nutzung gestaltet wird.

Es muss in Betracht gezogen werden, dass sich durch die verschiedenen Arten der Nutzung zugleich positive, negative und neutrale Auswirkungen ergeben und die tatsächlichen Konsequenzen als eine Kombination aus all dem gesehen werden sollten. Die aktuellen Forschungsergebnisse legen nahe, dass potentiell negative Auswirkungen auf das Kind dann zu erwarten sind:

- wenn die Verwendung sehr häufig ist und die Interaktionen mit dem Kind oft durch eine Smartphone-Nutzung unterbrochen werden,
- und/oder wenn die elterliche Feinfühligkeit sichtbar dadurch eingeschränkt ist, weil z. B. während der Nutzung die Bedürfnisse des Kindes nicht mehr wahrgenommen werden oder sich die Reaktion auf kindliche Signale entscheidend verzögert.

Dem gegenüber stehen aber auch potentiell unterstützende Funktionen, die das Smartphone für Eltern haben kann. Es erleichtert z. B. den Zugang zu sozialer Unterstützung und zu anderen Ressourcen, die positiv zu einem sensibleren Umgang mit dem Kind beitragen können, weil die Eltern dadurch in der Lage sind, sich in einer Situation besser zu verhalten, z. B. wenn es nach dem Austausch mit einer Vertrauensperson über Textnachrichten zu weniger impulsiven Reaktionen wie dem Anschreien des Kindes kommt.

Sowohl die bisherigen Ergebnisse als auch die noch offenen Fragen, die auf einen weiteren Forschungsbedarf hinweisen, sind in die Entwicklung von Richtlinien zur Smartphone-Nutzung einzubeziehen und bieten wichtige Hilfestellungen für die Beratung von Eltern.

Implikationen für die praktische Arbeit – wie können wir Eltern beraten?

McDaniel (2020) empfiehlt, Eltern dabei zu begleiten, sich »gesunde digitale Gewohnheiten« anzueignen, um dadurch die verbleibenden negativen Aspekte der Smartphone-Nutzung möglichst gering zu halten. Es gilt, gemeinsam zu erarbeiten, ob die Verhaltensmuster, die sich in Bezug auf die Verwendung des Smartphones zumeist unbewusst entwickelt haben, dem eigenen Wohlbefinden tatsächlich zuträglich sind und wie sie sich auf das Wohlbefinden der Kinder und der Familie auswirken. Diese Muster und insbesondere die Gründe für das Nutzungsverhalten zu erkennen und in weiterer Folge gegebenenfalls zu verändern, ist nicht einfach und gelingt leichter mit der Begleitung durch ein unterstützendes und nicht wertendes oder gar verurteilendes Gegenüber. McDaniel (2020) macht Vorschläge, welche Themen bei der Begleitung oder Beratung von Eltern im Sinne des Aufbaus eines »gesunden« Umgangs mit dem Smartphone in Anwesenheit der Kinder besprochen werden können:

1. *Unterstützung beim Aufbau von Bewusstheit hinsichtlich der eigenen Verhaltensmuster und der zugrunde liegenden Bedürfnisse:* Finden Sie zusammen mit den Eltern heraus, wann sie was genau mit dem Gerät machen, wenn sie es im Beisein ihrer Kinder benutzen, um gemeinsam die Gründe für die Nutzung besser zu verstehen. Dabei ist die Motivation des »Verstehenwollens« (und nicht des »Verändernwollens«) wichtig. Was steht hinter dem Wunsch, gerade in diesem Moment aufs Handy zu schauen? Welcher Grund liegt dahinter oder welches Bedürfnis wird gestillt?
   Zum Beispiel können Sie Eltern anregen, über folgende Fragen zu reflektieren: Was mache ich am Handy, wenn ich es in Anwesenheit meiner Kinder benutze? Aus welchem Grund schaue ich genau jetzt auf mein Handy? Wie fühle ich mich vor und nach der Nutzung?
2. *Unterstützung beim Aufbau von alternativen Strategien, um diese Bedürfnisse zu stillen:* Wenn den Eltern bewusst geworden ist, welches Bedürfnis durch die Verwendung des Smartphones gestillt werden soll, können Sie effektive Strategien anbieten, wie Eltern auf anderen Wegen zu dem kommen, was sie brauchen. Gemeinsam kann überlegt werden, wie die Art der Nutzung verändert werden kann, oder aber auch, ob es besser wäre, sie punktuell ganz einzustellen. Im letzten Fall ist es für den Erfolg von zentraler Bedeutung, dass die Nutzung durch eine andere Aktivität oder Strategie effektiv ersetzt werden kann, ansonsten nimmt man den Eltern möglicherweise die einzige Strategie zur Befriedigung dieses Bedürfnisses.
   Zum Beispiel können Sie Eltern anregen, über diese Fragen zu reflektieren: »Möchten Sie die Art und Weise, wie Sie das Handy verwenden, ändern – in welchen Situationen oder zu welchen Zeiten und Anlässen? Vielleicht könnte es unterstützend für Sie sein, einen kurzen Anruf zu tätigen, statt eine Nachricht zu schreiben, was sonst oft dazu geführt hat, dass Sie danach noch andere Nachrichten anschauen und beantworten?«
3. *Unterstützung beim Aufbau von klaren Grenzen für die Nutzung des Smartphones:* Mit einer wertschätzenden Grundhaltung können Sie den Eltern vermitteln, dass es wichtig ist, klare Regeln für die Verwendung von Smartphones

in Anwesenheit ihrer Kinder zu haben. Es ist sinnvoll, gemeinsam einen individuellen Plan zu erarbeiten, dessen Einhaltung realistisch ist. Mit klaren Regeln können die elterlichen Ablenkungen durch die Smartphone-Nutzung minimiert werden, wodurch der Beziehungsaufbau zum Kind unterstützt werden könnte.

Zum Beispiel könnte mit den Eltern ausgearbeitet werden: »In welchen Bereichen im Haus ist es realistisch und umsetzbar, handyfreie Zonen einzurichten? Wann am Tag könnte man handyfreie Zeiten einrichten, die auch wirklich eingehalten werden können? Was könnte Sie daran hindern, das umzusetzen?«

4. *Den Eltern erklären, welch zentrale Bedeutung die feinfühlige Betreuung für die kindliche Entwicklung hat:* Helfen Sie den Eltern – ohne Ängste zu schüren oder die potentiellen Auswirkungen der Gerätenutzung überzubewerten – dabei, zu verstehen, warum sie die Nutzung des Smartphones überprüfen und gegebenenfalls verändern sollten. Vermitteln Sie ihnen, wie wichtig es für eine gute Entwicklung von Säuglingen und Kindern ist, dass die Bezugspersonen ihre Bedürfnisse erkennen und rechtzeitig und angemessen darauf reagieren, zumindest die meiste Zeit. Dabei wird die gelegentliche Ablenkung durch ein Smartphone wahrscheinlich keinen Schaden verursachen, die häufige und länger anhaltende Ablenkung könnte aber die Bindung zum Säugling oder Kleinkind beeinträchtigen und möglicherweise auch Verhaltensprobleme des Kindes verstärken.

   Zum Beispiel könnten Sie in diesem Sinne mit den Eltern besprechen: »Wenn Sie durch Ihr Smartphone abgelenkt sind, können Sie nur eingeschränkt feinfühlig auf die Bedürfnisse Ihres Kindes eingehen. Es ist nicht schlimm, wenn Sie hin und wieder abgelenkt sind und manchmal nicht rechtzeitig reagieren können. Wiederholte Muster der Unaufmerksamkeit können sich aber negativ auf die Beziehung zwischen Ihrem Kind und Ihnen auswirken, was unter Umständen auch einen negativen Einfluss auf das Verhalten und die generelle Entwicklung Ihres Kindes haben kann.«

Neben diesen Anregungen von McDaniel (2020) lassen sich noch weitere Themen ableiten, die im Kontext der Beratung von Eltern besprochen werden können. Dabei ist natürlich immer darauf zu achten, ob Psychopathologien wie z. B. eine Depression vorliegen, die andere Behandlungen erfordern.

Bewusstheit schaffen für Technoferenz und Absorption

Die Phänomene Technoferenz und Absorption können mit den Eltern besprochen werden, um Bewusstheit dafür zu schaffen, dass das Smartphone unsere Aufmerksamkeit gewissermaßen selbständig auf sich lenkt und uns unter Umständen »verstrickt«, ohne dass wir das beabsichtigen oder überhaupt bemerken. Die Verwendung von Smartphones führt nicht selten zu Unterbrechungen sozialer Interaktion, die dann wiederum mit einer völligen Immersion in die digitale Welt verbunden sein können. Deshalb ist es hilfreich, das Gerät so zu konfigurieren, dass die Selbstregulation erleichtert wird.

Erarbeiten Sie gemeinsam Strategien, wie man Technoferenz und Absorbierung minimieren kann. Eltern könnten sich z. B. bewusst dafür entscheiden, jene Anwendungen, die sie sehr stark absorbieren, zu löschen oder die akustischen, taktilen und visuellen Signale auszustellen, um den Zeitpunkt der Nutzung selbstbestimmt festlegen zu können.

»Ist es Ihnen auch schon einmal passiert, dass Sie eigentlich nur kurz etwas auf dem Smartphone nachschauen wollten, aber dann viel mehr Zeit damit verbracht haben als nötig, weil Sie ganz absorbiert wurden? Es ist eine typische Eigenschaft von Smartphones, dass wir die Kontrolle über unser Nutzungsverhalten zeitweise verlieren, weil wir z.B. unbewusst von einer Anwendung zur nächsten übergehen. Nach solchen Phasen fühlen sich Menschen oft leer und frustriert, weil sie das Gefühl haben, fremdbestimmt zu sein. Eltern haben auch oft Schuldgefühle, wenn sie das Smartphone länger als nötig verwenden. Wenn man dagegen selbst über die Dauer, den Zeitpunkt und die Art der Nutzung bestimmt, ist das für viele Menschen ein gutes Gefühl der Selbstbestimmung. Was könnten Sie tun, um weniger oft vom Smartphone abgelenkt zu werden? Was könnte Ihnen helfen, sich wieder aus der Nutzung zurückzuziehen, nachdem Sie das, was Sie tun wollten, erledigt haben?«

Bewusstheit dafür schaffen, dass »Multitasking« anstrengend ist und Stress erzeugt

Mit den Eltern kann besprochen werden, dass Multitasking eine zusätzliche Anstrengung bedeutet. Das Smartphone zieht mit seinen Anwendungen die Aufmerksamkeit auf sich, während in der realen Welt ebenso Aufmerksamkeit gefordert ist. Der damit verbundene ständige Wechsel führt dazu, dass wir uns gestresst fühlen. Vergleichen Sie die Befindlichkeit beim Multitasking mit der beim Monotasking, um zu verdeutlichen, dass die Smartphone-Nutzung im Beisein der Kinder die Anstrengung in manchen Situationen vergrößern kann.

»Als Elternteil passiert Ihnen das wahrscheinlich sehr häufig im Alltag, dass sie immer wieder von einer Tätigkeit ablassen müssen, weil Ihr Kind Sie braucht. Bestimmt haben Sie bemerkt, wie anstrengend es sein kann, wenn man andauernd zwischen zwei Aufgaben – z.B. Homeoffice und Kinderbetreuung – hin und her wechselt. Das liegt daran, dass unser Gehirn darauf ausgelegt ist, dass wir uns nur auf eine Sache wirklich voll konzentrieren können. Wenn wir also versuchen, unsere Aufmerksamkeit auf zwei oder mehr Aufgaben aufzuteilen, dann führt das nicht nur dazu, dass wir mehr Fehler machen, sondern auch dazu, dass wir uns gestresst fühlen. Als Elternteil müssen Sie an sich schon häufig Ihre Aufmerksamkeit teilen, mit dem Smartphone wird das noch mehr, denn es zieht die elterliche Aufmerksamkeit noch zusätzlich auf sich. Darum kann es sein, dass das Smartphone zu einem zusätzlichen Stressor in der Familie wird. Haben Sie solche Situationen schon erlebt? Können Sie sich vorstellen, dass es auch entlastend für Sie sein könnte und Ihnen Ruhe bringt, wenn Sie das Smartphone in manchen Situationen für eine gewisse Zeit nicht verwenden?«

Mögliche Probleme in Zusammenhang mit der Informationssuche thematisieren

Erarbeiten Sie bewusste Ausstiegsszenarien, wenn die Informationssuche nicht ergiebig ist, sowie alternative Informationsquellen, denen vertraut wird und die ebenfalls schnell erreichbar sind.

»Das Smartphone kann sehr hilfreich sein, wenn wir schnell etwas suchen. Wenn das einfache Dinge sind wie z.B. ein Standort und eine Route dorthin, dann klappt das oft schnell und unkompliziert. Wenn es aber um andere Informationen geht wie z.B. Erziehungsfragen oder Gesundheitsfragen, dann kann es leicht passieren, dass man auf viele unterschiedliche Informationen und Meinungen trifft, die dann umso mehr verunsichern. In solchen Situationen neigen wir oft dazu, immer weiter und weiter zu suchen. Dabei werden wir aber oft noch unsicherer und bleiben am Ende einer langen Suche unzufrieden zurück. Haben Sie das auch schon einmal erlebt? Was hätte Ihnen damals helfen können, früher auszusteigen? Hätte es andere Möglichkeiten gegeben, sich die Information zu holen – wem hätten Sie in dieser Angelegenheit vertraut? Woran könnten Sie in Zukunft bemerken, wenn Sie beginnen, sich bei der Suche nach Information zu verlieren? Was könnte Ihnen dann die Motivation geben, damit aufzuhören? Wie könnten Sie sich in dem Moment an das erinnern, was wir besprochen haben?«

Mögliche Probleme zum virtuellen Rückzug bei Stress thematisieren
Schaffen Sie ein Bewusstsein dafür, wie stark die digitalen Räume besonders in Zeiten von Stress anziehend sein können, z. B. weil sie unser Belohnungssystem ansprechen. Erarbeiten Sie gemeinsam alternative Strategien, wie auf schwieriges Verhalten eines Kindes reagiert werden kann, sowie alternative Möglichkeiten, den elterlichen Stress situativ und langfristig zu reduzieren.

»Ich glaube, alle Eltern haben von Zeit zu Zeit den Wunsch, sich kurz aus dem Familienleben zurückzuziehen, besonders dann, wenn es gerade nicht so rund läuft. Vielleicht kennen Sie das Bedürfnis auch. In solchen Momenten ist es sehr verlockend, sich mit dem Smartphone abzulenken. Aus der Forschung wissen wir inzwischen, dass dann unser Belohnungssystem im Gehirn aktiviert wird und wir uns gleich besser fühlen, während wir uns mit dem Smartphone beschäftigen. Das erhöht die Wahrscheinlichkeit, dass wir uns immer dann, wenn es – z.B. mit den Kindern – stressig wird, mit dem Smartphone ablenken. Leider ist das oft damit verbunden, dass die Kinder sich immer mehr in einer Weise verhalten, die Ihre Aufmerksamkeit auf sie lenkt. Das kann also ein richtiger Teufelskreis werden. Vielleicht möchten Sie gemeinsam überlegen, welche anderen Möglichkeiten wir finden, was Sie in solchen Momenten tun können, damit der Stress für Sie und die Kinder weniger wird.«

Auf Basis der aktuellen Befundlage ist es für die Arbeit mit Eltern zu empfehlen, die Auswirkungen der elterlichen Nutzung des Smartphones in Anwesenheit der Kinder differenziert zu betrachten und nicht pauschal jede Art der Nutzung zu problematisieren. Eltern sind mit sehr eindeutigen gesellschaftlichen Normen in Bezug auf die Smartphone-Nutzung im Beisein von Kindern konfrontiert; sie setzen sich zudem auch häufig selbst deshalb unter Druck und kritisieren sich für die Verwendung des Smartphones (Wolfers 2021). Eine wertschätzende und nicht urteilende Arbeitshaltung ist Voraussetzung, um die individuellen Gründe für die Nutzung herauszuarbeiten und bewusstzumachen. Das Nutzungsverhalten der Eltern zu verurteilen würde den elterlichen Stress weiter erhöhen und könnte darüber hinaus verhindern, dass potentiell positive Aspekte der Nutzung wirksam werden.

Für die fachliche Haltung in der Arbeit mit Eltern folgt daraus, dass die Nutzung des Smartphones nicht per se als für das Kind schädlich anzusehen ist. Als für die Familienbegleitung und -beratung zentrale Aufgabe kann gesehen werden, den Eltern möglichst fundierte Informationen zur Verfügung zu stellen und sie über neue und möglicherweise noch unbekannte Phänomene wie Technoferenz und Absorbierung aufzuklären. Dies gibt ihnen die Möglichkeit, eine informierte und selbstbestimme Entscheidung zu treffen, in welcher Weise sie das Smartphone in den Familienalltag integrieren wollen.

Literatur

Abels, M., Vanden Abeele, M., Van Telgen, T. & Van Meijl, H. (2018): Nod, nod, ignore: An exploratory observational study on the relation between parental mobile media use and parental responsiveness towards young children. In: E. M. Luef & M. M. Marin (Hrsg.), *The talking species*. Graz: Uni-Press Graz Verlag, S. 195–228.

Ainsworth, M. D. S., Bell, S. M. & Stayton, D. F. (1974): Bindung zwischen Mutter und Kind und soziale Entwicklung: »Sozialisation« als Ergebnis gegenseitigen Beantwortens von Signalen. In: K. E. Grossmann & K. Grossmann (Hrsg,), *Bindung und menschliche Entwicklung*. Stuttgart: Klett-Cotta 2003, S. 242–279.

Belk, R. W. (2013): Extended self in a digital world. *Journal of Consumer Research*, 40 (3), S. 477–500; https://doi.org/10.1086/671052.

Bernard, K., Nissim, G., Vaccaro, S., Harris, J. L. & Lindhiem, O. (2018): Association between maternal depression and maternal sensitivity from birth to 12 months: A meta-analysis. *Attachment & Human Development*, 20 (6), S. 578–599; https://doi.org/10.1080/14616734.2018.1430839.

Biringen, Z., Derscheid, D., Vliegen, N., Closson, L. & Easterbrooks, M. A. (2014): Emotional availability (EA): Theoretical background, empirical research using the EA Scales, and clinical applications. *Developmental Review*, 34 (2), S. 114–167; https://doi.org/10.1016/j.dr.2014.01.002.

Braune-Krickau, K., Schneebeli, L., Pehlke-Milde, J., Gemperle, M., Koch, R. & Wyl, A. (2021): Smartphones in the nursery: Parental smartphone use and parental sensitivity and responsiveness within parent-child interaction in early childhood (0–5 years): A scoping review. *Infant Mental Health Journal*, 42 (2), S. 161–175; https://doi.org/10.1002/imhj.21908.

Braungart-Rieker, J. M., Garwood, M. M., Powers, B. P. & Wang, X. (2001): Parental sensitivity, infant affect, and affect regulation: Predictors of later attachment. *Child Development*, 72 (1), S. 252–270; https://doi.org/10.1111/1467-8624.00277.

Cardoso-Leite, P., Green, C. S. & Bavelier, D. (2015): On the impact of new technologies on multitasking. *Developmental Review*, 35, S. 98–112; https://doi.org/10.1016/j.dr.2014.12.001.

Carrier, L. M., Rosen, L. D., Cheever, N. A. & Lim, A. F. (2015): Causes, effects, and practicalities of everyday multitasking. *Developmental Review*, 35, S. 64–78; https://doi.org/10.1016/j.dr.2014.12.005.

Chen, Q. & Yan, Z. (2016a): Does multitasking with mobile phones affect learning? A review. *Computers in Human Behavior*, 54, S. 34–42; https://doi.org/10.1016/j.chb.2015.07.047.

Chen, Q. & Yan, Z. (2016b): Corrigendum to »Does multitasking with mobile phones affect learning? A review«. *Computers in Human Behavior*, 64, S. 938; https://doi.org/10.1016/j.chb.2016.07.023.

Cooke, J. E., Deneault, A. A., Devereux, C., Eirich, R., Fearon, R. M. P. & Madigan, S. (2022): Parental sensitivity and child behavioral problems: A meta-analytic review. *Child Development*, 93 (5), S. 1231–1248; https://doi.org/10.1111/cdev.13764.
Craig, L. & Brown, J. (2016): The multitasking parent: Time penalties, dimensions, and gender differences. In: C. M. Kalenkoski & G. Foster (Hrsg.), *The economics of multitasking*. New York: Palgrave Macmillan, S. 33–59; https://doi.org/10.1057/9781137381446_4.
Dindar, M. & Akbulut, Y. (2016): Effects of multitasking on retention and topic interest. *Learning and Instruction*, 41, S. 94–105; https://doi.org/10.1016/j.learninstruc.2015.10.005.
Dosman, C. & Gallagher, S. (2022): Parenting principles primer. *Paediatrics & Child Health*, 27 (6), S. 327–332; https://doi.org/10.1093/pch/pxac033.
Elias, N., Lemish, D., Dalyot, S. & Floegel, D. (2020): »Where are you?« An observational exploration of parental technoference in public places in the US and Israel. *Journal of Children and Media*, 15 (3), S. 376–388; https://doi.org/10.1080/17482798.2020.1815228.
Emde, R. N. (2000): Next steps in emotional availability research. *Attachment & Human Development*, 2 (2), S. 242–248; https://doi.org/10.1080/14616730050085590.
Fay-Stammbach, T., Hawes, D. J. & Meredith, P. (2014): Parenting influences on executive function in early childhood: A review. *Child Development Perspectives*, 8 (4), S. 258–264; https://doi.org/10.1111/cdep.12095.
Fox, A. B., Rosen, J. & Crawford, M. (2009): Distractions, Distractions: Does instant messaging affect college students' performance on a concurrent reading comprehension task? *CyberPsychology & Behavior*, 12 (1), S. 51–53; https://doi.org/10.1089/cpb.2008.0107.
Hiniker, A., Sobel, K., Suh, H., Sung, Y. C., Lee, C. P. & Kientz, J. A. (2015): Texting while parenting. How adults use mobile phones while caring for children at the playground. In: *Proceedings of the 33rd Annual ACM Conference on Human Factors in Computing Systems*, New York, NY: ACM, S. 727–736; https://doi.org/10.1145/2702123.2702199.
Johnson, D. & Hertlein, K. (2019): Parents' perceptions of smartphone use and parenting practices. *The Qualitative Report*, 24 (6), 14; https://nsuworks.nova.edu/tqr/vol24/iss6/14/.
Kemp, S. (2022): *Digital 2022: Global Overview Report*. DataReportal – Global Digital Insights; https://datareportal.com/reports/digital-2022-global-overview-report (Zugriff: 21. 3. 2023).
Kildare, C. A. & Middlemiss, W. (2017): Impact of parents mobile device use on parent-child interaction: A literature review. *Computers in Human Behavior*, 75, S. 579–593; https://doi.org/10.1016/j.chb.2017.06.003.
Knitter, B. & Zemp, M. (2020): Digital family life: A systematic review of the impact of parental smartphone use on parent-child interactions. *Digital Psychology*, 1 (1), S. 29–43; https://doi.org/10.24989/dp.v1i1.1809.
León-Mejía, A. C., Gutiérrez-Ortega, M., Serrano-Pintado, I. & González-Cabrera, J. (2021): A systematic review on nomophobia prevalence: Surfacing results and standard guidelines for future research. *PLoS One*, 16 (5), e0250509; https://doi.org/10.1371/journal.pone.0250509.
Lobo, F. M. & Lunkenheimer, E. (2020): Understanding the parent-child coregulation patterns shaping child self-regulation. *Developmental Psychology*, 56 (6), S. 1121–1134; https://doi.org/10.1037/dev0000926.

Madore, K. P. & Wagner, A. D. (2019): Multicosts of multitasking. *Cerebrum* (Dana Foundation), https://www.dana.org/article/multicosts-of-multitasking/ (Zugriff: 21.3.2023).
Malmberg, L. E., Lewis, S., West, A., Murray, E., Sylva, K. & Stein, A. (2015): The influence of mothers' and fathers' sensitivity in the first year of life on children's cognitive outcomes at 18 and 36 months. *Child: Care, Health and Development*, 42 (1), S. 1–7; https://doi.org/10.1111/cch.12294.
McDaniel, B. T. (2015): »Technoference«: Everyday intrusions and interruptions of technology in couple and family relationships. In: C. J. Bruess (Hrsg.), *Family communication in the age of digital and social media*. New York. u. a.: Peter Lang, S. 228–244.
McDaniel, B. T. (2019): Parent distraction with phones, reasons for use, and impacts on parenting and child outcomes: A review of the emerging research. *Human Behavior and Emerging Technologies*, 1 (2), S. 72–80; https://doi.org/10.1002/hbe2.139.
McDaniel, B. T. (2020): Technoference: Parent mobile device use and implications for children and parent-child relationships. *Zero To Three*, 41 (2), S. 30–36.
McDaniel, B. T. (2021): The DISRUPT: A measure of parent distraction with phones and mobile devices and associations with depression, stress, and parenting quality. *Human Behavior and Emerging Technologies*, 3 (5), S. 922–932; https://doi.org/10.1002/hbe2.267.
McDaniel, B. T. & Coyne, S. M. (2016): Technology interference in the parenting of young children: Implications for mothers' perceptions of coparenting. *The Social Science Journal*, 53 (4), S. 435–443; https://doi.org/10.1016/j.soscij.2016.04.010.
McDaniel, B. T. & Radesky, J. S. (2018): Technoference: Parent distraction with technology and associations with child behavior problems. *Child Development*, 89 (1), S. 100–109; https://doi.org/10.1111/cdev.12822.
McMahon, G. E., Treyvaud, K., Spencer-Smith, M. M., Spittle, A. J., Lee, K. J., Doyle, L. W., Cheong, J. L. & Anderson, P. J. (2022): Parenting and neurobehavioral outcomes in children born moderate-to-late preterm and at term. *The Journal of Pediatrics*, 241, S. 90–96; https://doi.org/10.1016/j.jpeds.2021.10.038.
Mikić, A. & Klein, A. M. (2022): Smartphone-Nutzung in Gegenwart von Babys und Kleinkindern: Ein systematisches Review. *Praxis der Kinderpsychologie und Kinderpsychiatrie*, 71 (4), S. 305–326; https://doi.org/10.13109/prkk.2022.71.4.305.
Nakić Radoš, S. (2021): Parental sensitivity and responsiveness as mediators between postpartum mental health and bonding in mothers and fathers. *Frontiers in Psychiatry*, 12, 723418; https://doi.org/10.3389/fpsyt.2021.723418.
Radesky, J. S., Kistin, C. J., Zuckerman, B., Nitzberg, K., Gross, J., Kaplan-Sanoff, M., Augustyn, M. & Silverstein, M. (2014): Patterns of mobile device use by caregivers and children during meals in fast food restaurants. *Pediatrics*, 133 (4), S. 843–849; https://doi.org/10.1542/peds.2013-3703.
Radesky, J. S., Kistin, C., Eisenberg, S., Gross, J., Block, G., Zuckerman, B. & Silverstein, M. (2016): Parent perspectives on their mobile technology use: The excitement and exhaustion of parenting while connected. *Journal of Developmental & Behavioral Pediatrics*, 37 (9), S. 694–701; https://doi.org/10.1097/dbp.0000000000000357.
Rodrigues, M., Sokolovic, N., Madigan, S., Luo, Y., Silva, V., Misra, S. & Jenkins, J. (2021): Paternal sensitivity and children's cognitive and socioemotional outcomes: A meta-analytic review. *Child Development*, 92 (2), S. 554–577; https://doi.org/10.1111/cdev.13545.
Rozenblatt-Perkal, Y., Davidovitch, M. & Gueron-Sela, N. (2022): Infants' physiological and behavioral reactivity to maternal mobile phone use – An experimental study. *Computers in Human Behavior*, 127, 107038; https://doi.org/10.1016/j.chb.2021.107038.

Śliwerski, A., Kossakowska, K., Jarecka, K., Świtalska, J. & Bielawska-Batorowicz, E. (2020): The effect of maternal depression on infant attachment: A systematic review. *International Journal of Environmental Research and Public Health*, 17 (8), 2675; https://doi.org/10.3390/ijerph17082675.

Smartphone-Nutzung weltweit im Überblick (2022): *Fokus* (Smart Media Agency AG, Zürich); https://fokus.swiss/business/it/digitalisierung/smartphone-nutzung-zahlen/ (Zugriff: 21. 3. 2023).

Tharner, A., Mortensen, A. H., Holmsgaard, E. M. & Væver, M. S. (2021): Mothers' smartphone use and mother-infant interactive behavior in the postpartum period. *Pediatric Research*, 91 (1), S. 8–11; https://doi.org/10.1038/s41390-021-01451-4.

Torres, C., Radesky, J., Levitt, K. J. & McDaniel, B. T. (2021): Is it fair to simply tell parents to use their phones less? A qualitative analysis of parent phone use. *Acta Paediatrica*, 110 (9), S. 2594–2596; https://doi.org/10.1111/apa.15893.

Tronick, E., Als, H., Adamson, L., Wise, S. & Brazelton, T. B. (1978): The infant's response to entrapment between contradictory messages in face-to-face interaction. *Journal of the American Academy of Child Psychiatry*, 17 (1), S. 1–13; https://doi.org/10.1016/s0002-7138(09)62273-1.

Uzundağ, B. A., Oranç, C., Keşşafoğlu, D. & Altundal, M. N. (2022): Relations among self-reported maternal stress, smartphone use, and mother-child interactions. *Journal of Child and Family Studies*, 31 (11), S. 3058–3068; https://doi.org/10.1007/s10826-022-02371-5.

Vanden Abeele, M. M., Abels, M. & Hendrickson, A. T. (2020): Are parents less responsive to young children when they are on their phones? A systematic naturalistic observation study. *Cyberpsychology, Behavior, and Social Networking*, 23 (6), S. 363–370; https://doi.org/10.1089/cyber.2019.0472.

Van der Schuur, W. A., Baumgartner, S. E., Sumter, S. R. & Valkenburg, P. M. (2015): The consequences of media multitasking for youth: A review. *Computers in Human Behavior*, 53, S. 204–215; https://doi.org/10.1016/j.chb.2015.06.035.

van der Voort, A., Juffer, F. & Bakermans-Kranenburg, M. (2014): Sensitive parenting is the foundation for secure attachment relationships and positive social-emotional development of children. *Journal of Children's Services*, 9 (2), S. 165–176; https://doi.org/10.1108/jcs-12-2013-0038.

Vik, F. N., Grasaas, E., Polspoel, M. E. M., Røed, M., Hillesund, E. R. & Øverby, N. C. (2021): Parental phone use during mealtimes with toddlers and the associations with feeding practices and shared family meals: A cross-sectional study. *BMC Public Health*, 21 (1), 756; https://doi.org/10.1186/s12889-021-10757-1.

Wolfers, L. N. (2021): Parental mobile media use for coping with stress: A focus groups study. *Human Behavior and Emerging Technologies*, 3 (2), S. 304–315; https://doi.org/10.1002/hbe2.252.

Zaiceva, A. & Zimmermann, K. F. (2011): Do ethnic minorities »stretch« their time? UK household evidence on multitasking. *Review of Economics of the Household*, 9 (2), S. 181–206; https://doi.org/10.1007/s11150-010-9103-4.

ELISABETH DENZL UND PAULA BLECKMANN

Bildschirmmedien im Fokus der Elternzusammenarbeit

Grundlagen, Herausforderungen und ein ressourcenorientierter Handlungsweg für die frühpädagogische Praxis

Einführung

> »Es ist nicht einfach, dieses brisante Thema [Bildschirmmedienkonsum Medienwirkungsforschung, E.D/P.B.] erfolgreich in die Fachwelt und dann in die Eltern-Öffentlichkeit zu bringen. Fundierte Kenntnisse, Feinfühligkeit und Differenziertheit sind dafür eine gute Ausrüstung.« (GAIMH 2022, S. 35)

Medienbildung darf sich nicht nur auf die aktive Medienarbeit durch Kinder begrenzen, für eine gelingende Medienbildung ist es vielmehr unerlässlich, an medienbildnerischen Prozessen von Kindern beteiligte Akteure und Akteurinnen einzubeziehen: Kinder sind darauf angewiesen, dass die erwachsenen Bezugspersonen in ihrem Leben wichtige und nachhaltige Weichenstellungen treffen, mit denen die Erwachsenen sie auf dem Weg hin zu medienmündigen Persönlichkeiten begleiten; *Medienmündigkeit* meint dabei einen langfristigen Prozess hin zu einer aktiven, dosierten, kritischen, reflektierenden und technischen Versiertheit im Umgang mit Medien (ohne und mit Bildschirm) sowie die Abwägung von Chancen und Risiken, auch im Sinne einer Abschätzung der Technikfolgen (Bleckmann 2014; Pörksen & Frenzel 2020; Simanowski 2021).

In diesem Sinne ist *medienbezogene Elternzusammenarbeit*, also die Kooperation zwischen pädagogischen Fachkräften und Eltern mit Fokus auf Medienbildung bzw. -erziehung und Medienumgang (z. B. Nutzungsverhalten, Ausstattung), ein wesentlicher Bestandteil kindlicher Medienbildung in der Frühpädagogik.

Diese Kooperation verläuft nicht immer problemlos, da mögliche Potentiale und Risiken von Medien – und insbesondere von Bildschirmmedien – im Alltag mit Kindern für die erwachsenen Bezugspersonen in Familie und Bildungseinrichtungen (wie z. B. Kindertagesstätten, heilpädagogische Tagesstätten, schulvorbereitende Einrichtungen) nahe beieinanderliegen. Das oft emotionsgeladene Thema »Medien« kann viele Konfliktpotentiale bergen: Was, wenn die Haltungen und Zielvorstellungen in puncto Medienbildung bei Fachkräften und Eltern unterschiedlich sind? Wenn ein (zu) hoher elterlicher Bildschirmmedienkonsum Gegenstand der Elternzusammenarbeit ist? Oder wenn die Fachkräfte in der Familie einen problematischen oder gar das Kindeswohl gefährdenden Medienumgang wahrnehmen?

Wie kann diesen Herausforderungen begegnet werden und können Botschaften für einen gesunden Medienumgang im Sinne des Kindes vermittelt werden, ohne dass dabei die Interaktion zwischen Eltern und Fachkräften belastet und die Beziehung gefährdet ist, vielmehr im Sinne des Kindes gemeinsam agiert werden kann?

Der folgende Beitrag bezieht sich auf Kinder im Alter von 0–6 Jahren sowie deren Familien und die betreffenden Bildungseinrichtungen; er fokussiert bildschirmbezogene Thematiken in der Elternzusammenarbeit. Auf Grundlage wissenschaftlicher Erkenntnisse der Medienwirkungsforschung werden Grundlagen und Problematiken medienbezogener Elternzusammenarbeit thematisiert und wird in einem ressourcenorientierten Handlungsweg (s. Abb. 1, S. 185) vorgestellt, wie man Herausforderungen in der frühpädagogischen Praxis begegnen kann. Dies wird exemplarisch anhand von Fallbeispielen verdeutlicht.

Die Rolle von Bildschirmmedien in der Lebenswelt von Kindern

Die folgenden Angaben bieten einen Einblick in den Alltag von Kindern und Familien und zeigen deutlich, dass Bildschirmmedien hier eine zunehmende Rolle spielen. Längere Zeiten mit Bildschirmmedien im familiären Kontext waren u. a. Folgen von Maßnahmen im Zuge der Corona-Pandemie, insbesondere bei Familien in prekärer finanzieller Situation (Langmeyer et al. 2020). An ausgewählten Ergebnissen der miniKIM-Studie (Feierabend et al. 2015; Kieninger et al. 2021) sollen Ausgangslage und pandemiebedingte Veränderungen exemplarisch dargestellt werden.

Info-Box

Von 2014 bis 2020[19] verlängerte sich die tägliche Bildschirmzeit im familiären Setting bei 2- bis 3-jährigen Kindern von 38 Minuten um 74 % auf 66 Minuten/Tag und bei 4- bis 5-jährigen Kindern von 65 Minuten um 60 % auf 104 Minuten/Tag an. Und auch die elterliche Bildschirmmediennutzung der befragten Haupterziehenden wies in der Befragung 2020 einen Höhepunkt mit einer geschätzten täglichen Nutzungsdauer von Bildschirmmedien[20] von 442 Minuten täglich auf.

2020 verfügten 19 % der 2- bis 5-jährigen Kinder über einen (Kinder-)Computer oder Laptop (2014: 9 %), 14 % über einen Fernseher (2014: 5 %) sowie 14 % über ein Tablet (2014: 1 %). In 100 % der Haushalte gab es 2020 Internet, 97 % der Haushalte verfügten über ein Handy/Smartphone und ein Fernsehgerät, 90 % der Haushalte hatten einen Laptop/PC zur Verfügung. In Kindertageseinrichtungen dagegen war die Ausstattung mit Geräten, die in der pädagogischen Arbeit eingesetzt wurden, nach Angaben der befragten Eltern deutlich geringer: Die häufigsten Geräte waren 2020 Hörmedien (z. B. iPod), 41 % der Befragten gaben an, dass keines der abgefragten Geräte eingesetzt wurde.

Gleichzeitig zeigen die Ergebnisse der Befragung 2020 auch, dass es – nach Angaben der Haupterziehenden – die liebste Aktivität von Kindern über alle abgefragten Altersgruppen hinweg war, draußen zu spielen, und die abgefragten Bildschirmaktivitäten erst nach u. a. »Buch anschauen/vorgelesen bekommen« auf den Plätzen 6 bis 10 landeten.

---

19 Kumulierte Angabe aller in den miniKIM-Studien 2014 und 2020 abgefragten Items von Bildschirmmedien; *abgefragte Items 2014*: Fernsehen, PC-/Online-/Konsolenspiele, Internet, Handy-/Smartphone-Spiele, Tablet-/PC-Spiele; *abgefragte Items 2020*: Klassisches Fernsehen, Pay-Streamingdienste, kostenfreie Videoportale, Online-Angebote der TV-Sender, sonstige Internetnutzung, digitale Spiele; Feierabend et al. (2015); Kieninger et al. (2021). – Zur Abkürzung miniKIM: Seit 1999 untersucht die Studienreihe KIM (Kinder + Medien, Computer + Internet) das Medienverhalten der 6- bis 13-Jährigen, seit 2012 erweitert um die Befragung der Haupterziehenden von 2- bis 5-Jährigen (miniKIM) (Feierabend et al. 2015, S. 3).

20 Kumulierte Angabe der in der miniKIM-Studie 2020 abgefragten Items von Bildschirmmedien: Internet (privat), Internet (beruflich), klassisches Fernsehen, Pay-Streamingdienste, Online-Angebote der TV-Sender, digitale Spiele, kostenlose Videoportale.

Medienwirkungsforschung in Familie und Bildungseinrichtung[21]

> »Möchte man Medienwirkung verstehen und in eine sinnvolle Medienerziehung umsetzen, ist es essenziell, sich am Kind und dessen entwicklungsphasenabhängigen Bedürfnissen für eine gesunde Entwicklung zu orientieren.« (Mößle & Föcker 2021, S. 3)

Für eine sinnvolle Erfassung der Nutzung von Bildschirmmedien, auch als Grundlage für Anstrengungen in der Medienwirkungsforschung, ist eine differenzierte Analyse unter verschiedenen Gesichtspunkten notwendig: Das »CAFE Consortium« (Comprehensive Approach of Family Media Exposure; Barr et al. 2020) ergänzt die zuvor in etwas anderer Form vorgeschlagene Erfassung der Bildschirmmediennutzung und -exposition nach Bleckmann und Mößle (2014; die Punkte 1–4 der folgenden Aufzählung) um einen weiteren Punkt, die individuellen Eigenschaften des Kindes:

- *Wer nutzt:* Handelt es sich um eine Nutzung durch das Kind selbst oder durch die Bezugspersonen?
- *Zeit:* Wie lange ist die Gesamtnutzungszeit – mit nicht unterbrochenen Zeitintervallen?
- *Inhalt:* Welche Inhalte mit welcher Darbietungsform werden genutzt?
- *Funktion:* Welche Funktionen/Ziele hat die Nutzung innerhalb der Familie/Kita, z. B. Stimmungsregulation, Babysitterfunktion, Druckmittel?
- *Kind:* Welche Prädispositionen sowie veranlagungs- und erfahrungsbedingten Eigenschaften bringt das einzelne Kind mit?

Die in diesem Beitrag überblickartig dargestellten Erkenntnisse der Medienwirkungsforschung bilden die Grundlage für eine medienbezogene Elternzusammenarbeit und dienen als Handlungshilfe für die Formulierung von Zielen, Empfehlungen sowie die Gestaltung pädagogischen Handelns.

Das vergleichsweise junge Forschungsfeld weist für das Feld der frühen Kindheit teils lückenhafte Befunde auf. Für die folgende Übersicht über Ergebnisse der

21 Die im Folgenden beschriebenen Ergebnisse der Medienwirkungsforschung beziehen sich nicht auf Kinder mit besonderem Förderbedarf, für welche die Rolle und Bedeutung von Bildschirmmedien in Hinblick auf Förderung und Teilhabe gesondert betrachtet werden muss.

Medienwirkungsforschung (s. Tab. 1) wurden Studien und Übersichtsarbeiten (u. a. GAIMH 2022; Mackay et al. 2022; McDaniel 2019; McDaniel 2020) auf Qualität und Aussagekraft hin geprüft, jedoch kein systematisches Review durchgeführt (letzte Recherche: 20. 12. 2022). Die Ergebnisse wurden sodann in drei Bereiche der Medienwirkungsforschung (Brown 2011; u. a. McDaniel & Radesky 2018) unterteilt:

- *Foreground media exposition:* Mediennutzung durch das Kind als primär Nutzendem;
- *Background media exposition:* Medien im Hintergrund bzw. passive Mediennutzung;
- *Technoference:* Mediennutzung von Eltern bzw. Bezugspersonen im Beisein des Kindes.

Im Folgenden werden ausgewählte Ergebnisse der Medienwirkungsforschung zur »Foreground media exposition«, »Backgroundmedia exposition« bzw. »Technoference« sowie zu den Funktionen von Bildschirmmedien in den Settings »Familie« und »Bildungseinrichtung« ausgeführt sowie Empfehlungen formuliert.

Tab. 1: Übersicht über Ergebnisse der Medienwirkungsforschung in der frühen Kindheit

Setting	Entwicklungsbereiche	Foreground media exposition	Background media exposition	Technoference
In der Familie	körperlich	–*	■	■
	sprachlich	–* (+)	–*	(–)
	kognitiv	–* (+)	■	(–)
	psychosozial	–* (0)	–*	–*
In der Bildungseinrichtung	körperlich	■	■	■
	sprachlich	(+)	■	■
	kognitiv	(+)	■	■
	psychosozial	■	■	■

■ = keine Untersuchungen; + = Nachweis positiver Auswirkungen, – = Nachweis negativer Auswirkungen, 0 = Nachweis kein Zusammenhang; ( ) Symbole in Klammern bedeuten jeweils, dass die Ergebnisse eine eingeschränkte Aussagekraft aufgrund von geringer Studienqualität haben; * Symbole mit Sternchen bedeuten jeweils, dass die Ergebnisse eine hohe Aussagekraft aufgrund von hoher Studienqualität haben.

Kinderperspektive: »Foreground media exposition«

In der Familie

Es gibt zahlreiche empirische Belege dafür, dass übermäßige Bildschirmmedienexposition bei jungen Kindern negative Auswirkungen auf die psychosoziale (z. B. Auffälligkeiten im Sozialverhalten), sprachliche (z. B. Verzögerung der Sprachentwicklung), kognitive (z. B. exekutive Funktionen, mathematische Kompetenzen) und körperliche (z. B. Schlafstörungen, Übergewicht, Verzögerung der Bewegungsentwicklung) Entwicklung haben kann (s. zusammenfassend u. a. GAIMH 2022; Mößle & Föcker 2021). Für viele der genannten Wirkbereiche ist die Haupterklärung für diese negativen Effekte die *time displacement hypothesis* (Mößle 2012). Bildschirme wirken demnach als »Zeiträuber«. Durch mehr Zeit am Bildschirm verbringt das Kind weniger Zeit mit potentiell entwicklungsförderlichen, alle Sinne und die Bewegung ansprechenden, Aktivitäten, wohingegen Bildschirmmedien mit Auge und Ohr (und ggf. etwas Haptik) nur wenige Sinne ansprechen (Koch et al. 2017).

In der Bildungseinrichtung

Die Auswirkungen der Nutzung von Bildschirmmedien in Bildungseinrichtungen (Kitas oder Schulen) ist nach derzeitigem Kenntnisstand mit der Ausnahme von Auswirkungen auf kognitive Leistungen (oft: Schulnoten) wenig untersucht, wobei auch in diesem Bereich die Ergebnisse nicht eindeutig positiv sind (Hattie 2009; Zierer 2018). Vernachlässigt wird dabei die Forschung nach langfristigen direkten und indirekten Auswirkungen von Bildschirmmedien in Kitas und Schulen auf andere Entwicklungsbereiche (s. Tab. 1). Zum Einsatz von Bildschirmmedien in der vorschulischen Kinderbetreuung zeigt eine systematische Übersichtsarbeit von 2014 jedoch, dass ein hoher Bildungsgrad der Pädagoginnen und Pädagogen mit einer kürzeren Bildschirmzeit von Kindern korreliert (Vanderloo 2014).

Empfehlungen

Zwar sind weiterführende, qualitativ hochwertige und insbesondere längsschnittliche Studien notwendig, um tiefergehende Implikationen erkennen und Empfehlungen geben zu können. Studien hoher Qualität (im Setting Familie) weisen jedoch deutlich auf negative Auswirkungen einer »Foreground media exposition« auf die kindliche Entwicklung hin, sodass folgende »Daumenregeln« (Mößle 2012) eine Orientierung hinsichtlich des Umgangs mit der Bildschirmmedienexposition von Kindern geben können:

Die Bilanz von Chancen und Risiken hängt ab …

1. … *vom Alter des Nutzenden:* je jünger, desto schlechter;
2. … *von der Dauer der Nutzung:* je länger, desto schlechter;
3. … *von Alltags- vs. Laborsetting:* Die Wirkung im Alltag ist negativer als jene, die aufgrund von experimentellen Studien vermutet werden könnte;
4. … *vom Zeitraum der Erfassung von Folgen:* kurzfristig besser, langfristig schlechter;
5. … *von Verarbeitungshilfen:* Die unbegleitete kindliche Nutzung ist schlechter.

Für Kinder unter 3 Jahren ist nach der Meinung von Expertinnen und Experten keine Bildschirmnutzung empfohlen, bei Kindern im Alter von 3–6 Jahren max. 30 Minuten am Tag.[22] Betrachtet man die o. g. Bildschirmnutzungszeiten von Kindern (vgl. Info-Box), so sieht man, dass die Empfehlungen deutlich überschritten werden. Entsprechend fordert die GAIMH (2022) – neben der Orientierung der individuellen Nutzung an diesen Empfehlungen – auch verhältnispräventive Maßnahmen auf staatlicher Ebene, u. a. in Form einer Kontrolle der Werbung für Bildschirmmedienprodukte für Kinder unter 3 Jahren (GAIMH 2022, S. 6, 40 f.).

Erwachsenenperspektive: »Background media exposition« und »Technoference«

In der Familie

Im Gegensatz zu etwa einem halben Jahrhundert Forschungstradition bei der »Foreground exposition« werden »Technoference« und »Background media exposition« im Familiensetting erst seit einigen Jahren, nun aber auch vermehrt, untersucht. Die Erforschung der Bildschirmmediennutzung durch erwachsene Bezugspersonen in Beisein des Kindes und die Auswirkungen dieser Nutzung auf Kinder hat u. a. durch vermehrtes digitales Homeoffice im Zuge der Covid-19-Pandemie an Relevanz gewonnen.

In experimentellen Beobachtungsstudien korrelieren die Unterbrechung von Aufmerksamkeit oder das Fehlen ungeteilter Aufmerksamkeit und Abgelenktsein durch elektronische Geräte mit reduzierter verbaler und non-verbaler Kommunikation und geringerem Blickkontakt (u. a. Radesky et al. 2015), weitere Untersuchungen mit Querschnittsdaten zeigen Entwicklungsverzögerungen, z. B. exter-

22 Gemäß der Bundeszentrale für gesundheitliche Aufklärung (BZgA 2019): 0–3 Jahre: 0 Min.; 3–6 Jahre: max. 30 Min. täglich; 6–10 Jahre: max. 45–60 Min. täglich; nach Bitzer et al. (2014): 0–3 Jahre: max. 8 Min. täglich; 4–6 Jahre: max. 30 Min. täglich; 7–12 Jahre: max. 62 Minuten täglich.

nalisierendes Verhalten (Alvarez Gutierrez & Ventura 2021; Corkin et al. 2021; McDaniel & Radesky 2018; Reed et al. 2017; Sundqvist et al. 2020).

Insbesondere für Kleinstkinder (0–3 Jahre) zeigen sich in qualitativ hochwertigen Studien aussagekräftige Ergebnisse in Bezug auf »Technoference« und »Background media exposition«: Bereits ein im Hintergrund laufender Fernseher bewirkt weniger aufmerksames Verhalten von Bezugspersonen (Kirkorian et al. 2009). Dabei wurde die Dimension des Inhalts – also *was* im Hintergrund lief – nicht berücksichtigt.

Eine Beobachtungsstudie von Wolfers et al. (2020) lässt eine Korrelation zwischen der längeren Smartphone-Nutzung durch die Eltern und einer geringeren elterlichen Feinfühligkeit erkennen. In Deutschland wurden in der BLIKK-Studie bei verstärkter Nutzung von Bildschirmmedien durch die Eltern im Beisein des Kindes vermehrt Anzeichen für eine geringere Bindungsqualität (Fütter- und Einschlafstörungen) berichtet (Riedel et al. 2017). Andere Studien zeigen einen negativen Zusammenhang zwischen »Technoference« und kindlicher Sprachentwicklung (Morris et al. 2022). Außerdem kann das Kind durch die unvermittelte Abwendung der Eltern, die sich ihrem Smartphone zuwenden, irritiert und verunsichert werden (GAIMH 2022). Auch hier greift als Erklärung die *time displacement hypothesis*: Je mehr eine Bezugsperson etwa mit dem Smartphone verbringe, desto weniger »Quality time« habe sie mit ihrem Kind. Dass etwa eine verstärkte Nutzung von Bildschirmmedien vermehrt zu Problemen in der Eltern-Kind-Interaktion führen kann, schließt jedoch nicht aus, dass auch bestehende Herausforderungen im Erziehungsalltag zu einer vermehrten elterlichen Bildschirmmediennutzung führen können. Eine Studie von McDaniel und Radesky (2018) etwa zeigt, dass die Beeinträchtigung der Eltern-Kind-Interaktion durch Elternstress, resultierend aus externalisierendem Verhalten des Kindes, eine verstärkte »Technoference« erwarten lässt.

In der Bildungseinrichtung

Die Bildschirmmediennutzung von anderen Bezugspersonen wie Tagesmüttern oder Kita-Fachkräften im Beisein von Kindern könnte ähnliche Auswirkungen haben – jedoch liegen hierzu nach derzeitigem Kenntnisstand bislang keine empirischen Studien vor.

Empfehlungen

Die GAIMH (2022, S. 35) formuliert eine klare Empfehlung für die Nutzung von Bildschirmmedien in Familien: »Es besteht Einigkeit, dass die Bildschirmzeit verkürzt werden soll und dass dies eine schwierige Aufgabe ist.«

Und auch wenn es keine ausreichende Studienlage für fundierte Aussagen zur Medienwirkungsforschung in Bildungseinrichtungen gibt, so ist doch davon auszugehen, dass auch hier ein sehr bewusster Umgang mit Bildschirmmedien durch Fachkräfte in Gegenwart kleiner Kinder (»Technoference«/»Background media exposition«) für deren gesunde Entwicklung wichtig ist. Es gilt zu berücksichtigen, dass Eltern durch die Nutzung von Bildschirmmedien in Bildungseinrichtungen – neben einer zusätzlichen Erhöhung der (nach Meinung von Expertinnen und Experten oftmals ohnehin schon zu hohen) Bildschirmmedienzeiten der Kinder durch die Summierung der Bildschirmmedienzeit in der Familie und der in der Bildungseinrichtung –, implizit oder auch explizit die Botschaft »Tablets/PCs sind gut für die Entwicklung und Bildung« vermittelt werden kann. Dadurch dürfte von Eltern die Einschränkung der Nutzung auch zu Hause als weniger notwendig erachtet – und entsprechend weniger umgesetzt – werden (Unblack the Box 2020).

Darüber hinaus führt die Expertise der Autorinnen und Autoren des Positionspapiers »Digitale Medien und frühe Kindheit« (GAIMH 2022) sie zu der Haltung, dass – auch vor dem Hintergrund einer möglichen Förderung durch digitale Medien – für kleine Kinder keine erhöhte Bildschirmmediennutzung in Familie oder Kita zu empfehlen ist: »Die lebendige Interaktion mit Bezugspersonen und die Ermöglichung der Exploration der Umgebung sind für die gesamte Entwicklung essentiell und ausreichend. Gerechte Bildungschancen werden immer wieder als Argument für den Einsatz digitaler Medien in den ersten Lebensjahren gerade in Krippen und Kindergärten angeführt. Dabei wird außer Acht gelassen, dass eine sichere Bindung an die Bezugsperson die Spiel- und Explorationsfreude unterstützt und frühe Formen des Lernens ermöglicht.« (GAIMH 2022, S. 21)

Funktionen von Bildschirmmedien

Diese vertiefende Ausführung der Ergebnisse der Medienwirkungsforschung zeigt, dass eine Reflexion und auch Reduktion der Nutzung von Bildschirmmedien durch Familie und Eltern (und Fachkräfte?) ein zentraler Baustein für die gesunde Entwicklung von Kindern ist. Doch die folgende Auseinandersetzung mit den hinter der Nutzung stehenden Funktionen zeigt zudem, dass es nicht ausreicht, eine bloße Forderung nach einer Reduktion der Bildschirmmedienzeit zu formulieren.

In der Familie

In vielen Familien sind Bildschirmmedien ein wichtiger Bestandteil des Alltags (z.B. Homeoffice), sie bergen Vorteile (z.B. für die Bewältigung des Familienalltags) und erfüllen für das Familiengefüge wichtige Funktionen. Eine (kurzfristige) subjektive Funktionalität aus Sicht der Eltern und eine mögliche negative Auswirkung auf die kindliche Entwicklung widersprechen sich nicht. Und deshalb soll in einem nächsten Schritt der Frage nach dem *Warum,* also dem Grund für ein bestimmtes etabliertes Nutzungsverhalten, nachgegangen werden (»The importance of considering the reason for and type of use«, McDaniel 2020, S. 6 im Link).

Radesky et al. (2016; Sampling: Eltern 0- bis 8-jähriger Kinder) arbeiteten vor dem Hintergrund dieser Frage nach dem *Warum* folgende Funktionen von Bildschirmmedien im Familiengefüge heraus:

- Erleichterungen in vielen Lebensbereichen (z.B. Arbeit, Informationssuche);
- Unterhaltung/»etwas zu tun haben« bei Langeweile in Erziehungssituationen;
- Emotionsregulation (z.B. bei Einsamkeit, Depression) und Unterstützung suchen;
- virtuelle Flucht vor Stress im Erziehungsalltag (z.B. weinendes Kind);
- Gewohnheit, die sich über einen längeren Zeitraum etabliert hat.

McDaniel (2020; Sampling: Eltern 3- bis 6-jähriger Kinder) fokussierte in einer Studie die von Eltern berichteten positiven Zwecke einer Smartphone-Nutzung:

- Spannungsabbau in Krisensituationen;
- Erinnerung an die positiven Eigenschaften ihres Kindes;
- Erinnerung an die positiven Aspekte des Elternseins;
- Suche nach Strategien für effektivere Elternschaft;
- Suche nach Ideen für Arten der Beschäftigung mit ihrem Kind.

Und auch für Mütter nach den Geburten ihrer Kinder hatten Smartphones laut einer Untersuchung von von Wyl et al. (2021) aus deren Sicht wichtige Funktionen, z.B. das Aufrechterhalten von Beziehungen zu Familien sowie Freundinnen und Freunden oder die Hilfe beim Einholen von Informationen bezüglich der Versorgung des Kindes.

In der Bildungseinrichtung

Auch in Bezug auf Bildungseinrichtungen kann man sich die Frage stellen, welche Funktionen Bildschirmmedien dort übernehmen. Aufgrund mangelnder empirischer Untersuchungen können hier jedoch nur Überlegungen formuliert werden: Digitale Medien werden in Kitas oft mit der Zielsetzung der Medienkompetenzförderung, kognitiven Förderung oder Erkundung der digitalen Welt (s.u.a. Reichert-Garschhammer et al. 2020) etabliert. Doch welche Funktionen erfüllen Bildschirmmedien in Kitas (zudem)? Sind diese ähnlich wie im Familiensetting? Können sie auch in Kitas etwa als Babysitter, zur Belohnung/Bestrafung, Ablenkung oder als Streitschlichter fungieren?

Empfehlungen

McDaniel (2020, S.6 im Link) beschließt seine Aufzählung der Funktionen von Bildschirmmedien für Eltern mit der Aussage: »[…] parent phone use often serves to gratify a need or fulfills a purpose, and we cannot forget this when intervening or working with parents, nor can we treat all phone use as the same.« Diese Aussage macht deutlich, wie wichtig sowohl für die Zusammenarbeit mit Eltern als auch für die Intervention bei dysfunktionalem Bildschirmmedienkonsum der Blick auf dessen Funktionen ist.

Die GAIMH (2022, S.37) konkretisiert hier weiter, dass eine grundsätzlich wertschätzende und ressourcenorientierte Haltung gegenüber den Eltern – auch und gerade bei Vorliegen eines problematischen familiären Mediengebrauchs – ein essentieller Schlüssel für Zusammenarbeit und Intervention ist.

(Bildschirm-) Medienbezogene Elternzusammenarbeit

Die Kooperation zwischen Fachkräften und Eltern bzw. Bezugspersonen von Kindern ist nach Fröhlich-Gildhoff (2013) ein wesentliches Bestimmungsmoment moderner Frühpädagogik.

Die in diesem Beitrag getroffene Begriffswahl »Elternzusammenarbeit« steht in Abgrenzung zu einem Verständnis, das lange »durch eine autoritäre und bewahrpädagogische Haltung gekennzeichnet« war (Peucker et al. 2017, S.191); in den letzten Jahrzehnten hat sich ein Wandel hin zu einer Erziehungspartnerschaft und Elternzusammenarbeit vollzogen. Vomhof (2017) ging in einer Studie in Bezug auf Sprachfördermaßnahmen der Frage nach, ob die Kooperation in der Praxis nach diesem partnerschaftlichen Verständnis umgesetzt wird, und arbeitete heraus, dass zwar auf Einstellungsebene und Ebene des »expliziten Wissens« Fachkräfte dieses Verständnis teilen, implizite Wissensbestände jedoch eine teils hierarchische und von einer Machtbeziehung geprägte Struktur zwischen Pädagoginnen und Pädagogen sowie den Eltern offenbaren.

Doch gerade für Elternzusammenarbeit im Kontext der herausfordernden Thematik »Medienerziehung« bekräftigt die GAIMH (2022, S. 6) die Bedeutung von Verständnis und Vertrauen: »Es geht dabei nicht um Kritik an den Eltern, sondern darum, sie über die verschiedenen Einflussmöglichkeiten digitaler Medien auf die Entwicklung von Kindern zu informieren und eigene Ressourcen und Alternativen für einen medienfreien/medienreduzierten Alltag zu entdecken. [...] Auf der Basis einer vertrauensvollen Beziehung zwischen Eltern, Kind und professioneller Begleitung können Reflexion und Veränderung beginnen.«

Ergebnisse der MünDig-Studie (Bleckmann et al. 2022), in der medienbezogene Einstellungen von Eltern und Fachkräften an reformpädagogischen Bildungseinrichtungen[23] untersucht wurden, zeigen, dass auch aus Elternsicht diese professionelle Begleitung gewünscht wird. Die Angaben von Kita-Eltern (n = 965–1025) zeigen, dass sie es mehrheitlich sinnvoll finden, von z. B. Fachkräften dazu angeregt zu werden, im Beisein des Kindes auf ihre eigene Mediennutzung zu achten (0–2 Jahre: durchschnittlich 62 %; 3–6 Jahre: durchschnittlich 87 %). Und auch die Unterstützung durch Fachkräfte bei Absprachen zur Medienerziehung zwischen Eltern aus verschiedenen Familien wird mit zunehmendem Alter des Kindes als sinnvoll angesehen (0–2 Jahre: durchschnittlich 31 %; 3–6 Jahre durchschnittlich 61 %). Etwas weniger Eltern sehen ihre Unterstützung bei der Gestaltung von bildschirmfreier Freizeit als sinnvoll an (über 50 % erachten dies für Kinder ab 3 Jahren als sinnvoll). Und gleichzeitig geben die befragten Eltern (n = 1118–1119) an, sich auch mehr medienbezogene Elternzusammenarbeit zu wünschen: Mehr als ein Drittel (35 %) der Eltern gibt an, dass medienbezogene Elternzusammenarbeit aus ihrer Sicht in den an der Befragung beteiligten reformpädagogischen Kitas »zu selten« stattfände (»genau richtig«: 34 %; »zu oft«: 1 %; »weiß nicht«: 30 %).

Die Ergebnisse dieser Studie im Kontext der Reformpädagogik lassen zwar nur bedingt Rückschlüsse auf die Wünsche und Einstellungen der Elternschaft in der frühpädagogischen Bildungslandschaft im Allgemeinen zu, jedoch kann man grundsätzlich von einer vorhandenen Bereitschaft der Eltern zu medienbezogener Elternzusammenarbeit ausgehen.

23 Befragt wurden in der Studie Fachkräfte aus Waldorf-Kitas und -Schulen, Montessori-Kinderhäusern und -Schulen sowie Natur- und Waldkindergärten.

Vorstellung eines ressourcenorientierten Handlungswegs für die medienbezogene Elternzusammenarbeit

Im Folgenden stellen wir einen von uns erarbeiteten Handlungsweg vor, der Fachkräften in frühpädagogischen Bildungseinrichtungen auf eine ressourcen- und lösungsorientierte Weise Orientierung und Unterstützung beim Umgang mit Herausforderungen und Problemen in der medienbezogenen Elternzusammenarbeit geben soll. Dabei werden keine konkreten Handlungen oder Lösungen vorgegeben, sodass so Individualität, besondere Situationen und Bedürfnisse Platz finden können. Es wird ein schrittweise gehbarer »Weg« vorgestellt, wie Fachkräfte bildschirmbezogenen Herausforderungen in Bezug auf das Kind bzw. die Familie begegnen können (s. Abb. 1, S. 185).

Auf die Erfassung der problematischen Ausgangslage folgen die ersten zwei Schritte (*Selbstprüfung – Perspektivwechsel*), um die vorherrschende problematische Situation differenziert fassen und verstehen zu können (*»Problem verstehen«*). Diese münden in den dritten Schritt – *Haltung* –, in dem, als Dreh- und Angelpunkt auf dem Weg, auch aus dem Prozess des Problemverstehens heraus, eine Auseinandersetzung über die persönliche und pädagogische Haltung, mit der die Elternzusammenarbeit angegangen werden soll, erfolgt. Drei weitere Schritte sollen dann zum *»Lösungen-Schaffen«* beitragen: *Anregung elterlicher Reflexion – Identifikation von (familiären) Ressourcen – Gemeinsames Stärken von Bildschirm-Alternativen.*

Dabei ist darauf hinzuweisen, dass der Weg nicht allein in dieser Handlungsabfolge gegangen werden muss, und dass es vielmehr möglich ist, die Schritte situationsabhängig zu wiederholen sowie vor- und zurückzugehen. Einzelne Schritte können dabei mehr oder weniger Anstrengung erfordern und damit auch mehr oder weniger zeitintensiv sein.

Mit Hilfe einer Sammlung von in Rahmen wiedergegebenen Impulsfragen, die den sechs Schritten zugeordnet sind,[24] werden diese »belebt« und es wird konkret veranschaulicht, wie mit ihnen in der pädagogischen Praxis gearbeitet werden kann. Diese spezifisch und offen formulierten Fragen sollen Fachkräfte darin unterstützen:

---

24 Im Rahmen des Dissertationsprojekts von Elisabeth Denzl werden die Impulsfragen evaluiert und weiterentwickelt. Die Leserinnen und Leser sind eingeladen, mit diesem Fragenkatalog in die frühpädagogische Praxis zu gehen und Anmerkungen und Kritik an den Fragen gerne an elisabeth.denzl@alanus.edu oder paula.bleckmann@alanus.edu zurückzumelden.

- einen praktischen Zugang zu den zuvor angestellten theoretischen und konzeptionellen Überlegungen sowie empirischen Erkenntnissen der Medienwirkungsforschung herzustellen;
- medienbezogene Elternzusammenarbeit zu reflektieren und weiterzuentwickeln;
- Stärken und Hürden in der Elternzusammenarbeit wahrzunehmen und zu benennen;
- wertschätzend in einen Dialog zu treten, eigene Einstellungen zu prüfen und in den fachlichen Austausch zu gehen.

An zwei Fallbeispielen wird der vorgestellte Handlungsweg abschließend exemplarisch veranschaulicht.

1. Schritt: Selbstprüfung

Beim ersten Schritt geht es darum, dass sich auch die Fachkraft – mit ihrer eigenen Medienbiografie – als Teil der Elternzusammenarbeit versteht, dass sie deshalb eine Selbstprüfung in den Prozess miteinbezieht und auch ihr eigenes (Bildschirm-)Mediennutzungsverhalten reflektiert. »Eine kritische Betrachtung des eigenen Gebrauchs sollte dem Kontakt mit Eltern im fachlichen Kontext vorausgehen. […] Dieser eigene Prozess der Konfrontation und Reflexion entspricht dem der Eltern bei Begleitung, Beratung und Therapie.« (GAIMH 2022, S. 35)

Introspektion: Was macht das mit mir? Es geht darum, die eigenen Gefühle und Bedürfnisse wahrzunehmen, zu sortieren und zu reflektieren.

Bedarfserkennung: Was brauche ich? Es ist wichtig, die eigenen Möglichkeiten, aber auch Grenzen zu kennen und sich gegebenenfalls selbst Hilfe in Form von Beratung, Supervision oder Fortbildung zu holen.

Impulsfragen

- ☐ Wie reflektiere ich meinen eigenen Bildschirmmedienkonsum?
- ☐ Was löst das Verhalten der Familie bei mir aus?
- ☐ Bin ich mit meinem eigenen Bildschirmmediennutzungsverhalten den Eltern ein gutes Vorbild?
- ☐ Welche Funktion hat meine eigene Bildschirmmediennutzung (Stressbewältigung, Kontaktpflege)?
- ☐ Wie kann ich realistische Ziele setzen, um mich vor Frustration zu schützen?

- ☐ Wo kann ich mir Hilfe/Unterstützung (z. B. Supervision) und weiterführende Informationen holen?
- ☐ ...?

2. Schritt: Perspektivwechsel

Im zweiten Schritt stellt sich die Frage: »Wie geht es den Eltern?« Hier geht es darum, sich empathisch in die Situation, Nöte und Bedürfnisse der Eltern hineinzuversetzen.

Kurzfristige Funktionen verstehen: Warum handeln die Eltern so? Welche Bedürfnisse werden so befriedigt? Was für die einen ein Problem ist, ist für die anderen eine Lösung. Hier ist es wichtig, sich die o. g. möglichen Funktionen, die Bildschirmmedien für die Eltern selbst bzw. im Erziehungskontext oder für die Kinder haben können, zu vergegenwärtigen, um Verständnis für die Situation und das Handeln der Eltern entwickeln zu können.

Impulsfragen

- ☐ Wie viel weiß ich über die Mediennutzung des Kindes im privaten Setting bzw. der Eltern in Beisein des Kindes?
- ☐ Welche Bedürfnisse der Eltern, der Familie bzw. der Kinder stehen hinter der (dysfunktionalen) Nutzung der Bildschirmmedien?
- ☐ Welche Funktionen haben Bildschirmmedien im Familienalltag (z. B. Belohnung, »Babysitter«)? Wie können wir mehr über diese Funktionen in Erfahrung bringen?
- ☐ Wie können wir eine Offenheit gegenüber uns (kulturell) fremd erscheinenden Verhaltensmustern bewahren?
- ☐ Was brauche ich, um mich besser in die Eltern einfühlen zu können?
- ☐ ...?

3. Schritt: Haltung

Wie möchte ich den Eltern begegnen? In diesem Schritt soll die eigene Haltung, mit der Fachkräfte an die Elternzusammenarbeit herangehen, fokussiert werden: Inwieweit stimmen hier explizites Verständnis von Elternzusammenarbeit und implizite Handlungen (oben beschriebene Diskrepanz, s. Vomhof 2017) überein oder nicht? Grundsätzliche, für medienbezogene Elternzusammenarbeit notwendige und gewinnbringende Aspekte der Haltung sind dabei eine nicht belehrende, kritisch-beobachtende, wissenschaftlich begründete Grundhaltung (GAIMH 2022, S. 41 f.), um eine wertschätzende, verständnisvolle, feinfühlige und gleichzeitig professionelle Zusammenarbeit mit den Eltern zu schaffen.

Impulsfragen

- ☐ Wie würde ich mir wünschen, dass mit mir gesprochen würde, wenn ich selbst in der Rolle von Mutter/Vater wäre?
- ☐ Wie kann ich die Eltern für die Problematiken, die mit elterlichem Bildschirmmedienkonsum im Beisein ihrer Kinder verbunden sind, sensibilisieren – ohne zu belehren?
- ☐ »Make it a little less bad«: Gebe ich Eltern das Gefühl, dass auch schon kleine Schritte (z. B. etwas weniger Bildschirmzeit) wichtig sind und ich ihre Anstrengung dafür wertschätze?
- ☐ Was sollte die Rolle der Kinder bei der Sensibilisierung von Eltern für deren eigenen Konsum von Bildschirmmedien sein? Falls Kinder beteiligt sind: Bis zu welchem Punkt partizipieren sie bei dem Thema und wann werden sie »instrumentalisiert«?
- ☐ …?

4. Schritt: Anregung elterlicher Reflexion

Die GAIMH (2022, S. 35) weist darauf hin, dass »neue Selbsterkenntnisse« sowohl bei Eltern als auch bei Fachkräften als belastend erlebt werden können: Sie »können als Kränkung, Einschränkung und Kontrolle erlebt werden und primär Widerstand oder Ablehnung hervorrufen.« Deshalb ist es wichtig, sich insbesondere in diesem Schritt mit der eigenen Haltung auseinanderzusetzen und den Eltern mit Verständnis, Empathie und Wertschätzung zu begegnen.

Elterliche Introspektion: Wie ging es den Eltern als Kind? In diesem Schritt zur Lösungsfindung sollen die Eltern zur Selbstreflexion angeregt werden. Welche Medienbiografie haben sie? Wie haben sie ihre Bezugspersonen in ihrer Kindheit erlebt? Die eigene Reflexion soll dazu führen, dass sich die Eltern an das eigene Kind-Sein erinnern, daran, welche Erlebnisse und Erfahrungen als Kind wichtig und schön waren und welche vielleicht nicht – und das auch in Bezug auf Bildschirmmedien.

Elterlicher Perspektivwechsel: Wie geht es dem Kind? Was braucht das Kind? In einem weiteren Prozess im Rahmen der Selbstreflexion steht der Perspektivwechsel der Eltern – mit Blick auf das Kind – im Zentrum. Wie geht es dem Kind in der derzeitigen Situation mit Bildschirmmedien? Was braucht es? Was muss sich ändern, damit sich das Kind wohl fühlt?

Impulsfragen

- ☐ Was macht das Kind besonders gerne (Aktivitäten ohne/mit Bildschirm)?
- ☐ Was haben die Eltern früher gerne gespielt? Haben sie das eher alleine gemacht oder mit ihren Eltern? Waren das eher Aktivitäten ohne oder mit Bildschirm? Wann haben die Eltern sich als Kind besonders frei gefühlt?
- ☐ Was machen die Eltern jetzt besonders gerne? Wann fühlen sie sich besonders energievoll?
- ☐ Wann haben die Eltern in letzter Zeit eine schöne Zeit mit ihrem Kind erlebt? Und wie sieht das aus der Sicht des Kindes aus?
- ☐ ...?

5. Schritt: Identifikation von (familiären) Ressourcen

Es geht bei diesem Schritt um das, was schon da ist: das Gute, das sowohl in der Familie als auch in der Bildungseinrichtung »schlummert«. Die Schatzsuche geht los: Was gibt es bereits im Leben der Familie, der Kinder und im beruflichen Alltag der Pädagoginnen und Pädagogen, das bei einer Lösungsfindung helfen kann?

Impulsfragen

- ☐ Welche Ressourcen gibt es in der Familie?
- ☐ Gibt es Momente im familiären Alltag, in denen schwierige Situationen, die sonst den Einsatz von Bildschirmmedien erfordern, auch ohne Bildschirmmedien gut funktionieren?
- ☐ Welche weiteren wertvollen Bezugspersonen außerhalb des Elternhauses hat das Kind? Wie können die Beziehungen zu diesen ausgebaut werden?
- ☐ Was brauchen Eltern, um ihre Ressourcen im Hinblick auf bildschirmmedienfreie Aktivitäten zu aktivieren?
- ☐ ...?

6. Schritt: Gemeinsames Stärken von Bildschirm-Alternativen

Welche Alternativen können Eltern gemeinsam mit der Fachkraft entwickeln, um Funktionen/Bedürfnisse, die vormals durch einen dysfunktionalen Umgang mit den Medien erfüllt/befriedigt wurden, durch sinnvolle Möglichkeiten zu ersetzen? Wie können Eltern ihre Ressourcen (*Schritt* 5) aktivieren, und wie können ihnen Fachkräfte dabei mit ihren Ressourcen helfen? Die Anregungen zur medienfreien Eltern-Kind-Interaktion mit Spiel, Bewegung, vielfältigen Sinneseindrücken sowie der Aufbau von Kontakten der Eltern untereinander vermitteln Sicherheit und das Gefühl von Selbstwirksamkeit und Kompetenz.« (GAIMH 2022, S. 38)

Impulsfragen

- ☐ Wie unterstütze ich Eltern dabei, ihre Ressourcen im Hinblick auf bildschirmmedienfreie Zeit zu aktivieren?
- ☐ Welche Möglichkeiten zur Eingrenzung von Technik bietet die Technik (z. B. Kinderschutzsoftware auf den Geräten von Eltern, »time management software«, »time monitoring«)?
- ☐ Kann ich Eltern bei der Weitervermittlung/Anbindung an Vereine, Programme für Patenschaften etc. unterstützen?
- ☐ Welche Aktivitäten zum Ausgleich für einen häufig digital reizüberfluteten Alltag biete ich bereits in der Kita an? Können die Kinder diese auch ohne Zutun der Eltern zu Hause weiterführen?
- ☐ ...?

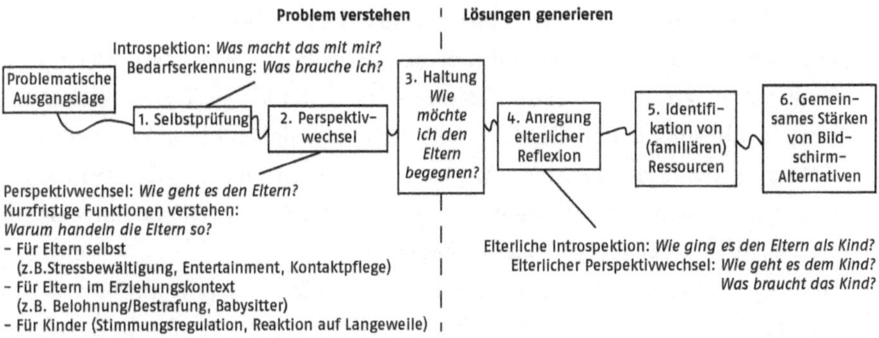

Abb. 1: Ressourcenorientierter Handlungsweg in der (bildschirm-)medienbezogenen Elternzusammenarbeit »Problem verstehen – Lösungen schaffen«

Fallbeispiel 1: Foreground media exposition

Mirjam ist ein offenes und kommunikatives Kind. Sie ist fünf Jahre alt, geht in die Vorschule und soll im nächsten Jahr eingeschult werden. In letzter Zeit ist Mirjam vermehrt unruhig und unkonzentriert.

Zusammen mit einem 3-jährigen Bruder lebt Mirjam mit ihren Eltern in einer geräumigen Wohnung in einer Großstadt.

Die wohlsituierten Eltern von Mirjam sind liebevoll und sehr um ihre Tochter bemüht und möchten sie, so gut es geht, auf die Schule vorbereiten. Beide Eltern sind berufstätig.

Mirjam geht nun das vierte Jahr in die Kita, täglich bis 16:00 Uhr. Die Fachkräfte kennen die Familie sehr gut und erleben bisher eine sehr gute Zusammenarbeit.

Die Eltern haben sich zur vorschulischen Förderung ein Lerntraining am Laptop heruntergeladen, auf dem Mirjam nun täglich ca. 45–60 Minuten nach dem Kindergarten erste Rechen- und Leseaufgaben löst. Zusätzlich dürfen die Geschwister vor dem Einschlafen noch zwei Folgen der Zeichentrickserie »Peppa Wutz« anschauen.

Selbstprüfung: Die Fachkräfte im Kindergarten berichten auf Nachfrage von negativen emotionalen Reaktionen ihrerseits auf Mirjam und ihre Familie (»Das ist wirklich nervig, wie aufgedreht Mirjam in letzter Zeit ist. Da bin ich manchmal mit meiner Geduld am Ende«). Außerdem beobachten die Fachkräfte gute Lernfortschritte von Mirjam im Vorschulprogramm des Kindergartens, sehen sie damit sehr gut auf die Schule vorbereitet und können deshalb keinen »Mehrwert« des Lerntrainings am Laptop erkennen. Sie lesen sich nochmals aktuelle Studien und Empfehlungen in Bezug auf *Foreground media exposition* und kognitive Entwicklung durch und sehen ihre Einschätzung dadurch bestätigt.

Perspektivwechsel: Die Eltern wünschen sich die bestmöglichste Vorbereitung ihres Kindes auf die Schule und möchten Mirjam den Schulstart erleichtern. Sie haben Angst, ihr Kind könne etwas verpassen und werde vielleicht insgesamt in Elternhaus und Kindergarten nicht ausreichend kognitiv gefördert. Das Lernprogramm greift diese Angst auf. Da den Eltern wenig Zeit zur Förderung zur Verfügung steht, erscheint ihnen ein solches Programm, an welches sie die Aufgabe delegieren können, als geeignet.

Haltung: Die Fachkräfte verstehen und wertschätzen den Wunsch und das Bemühen der Eltern, ihrem Kind die besten Voraussetzungen für die Schule zu ermöglichen. Sie treten den Eltern nicht mit einem Vorwurf – dass die Bildschirmmedienzeit ihres Kindes deutlich zu hoch sei – entgegen.

Elterliche Reflexion: Die Fachkräfte regen die Eltern zur Reflexion an: Wie haben sie selbst ihre Vorschulzeit erlebt? Wie wurden sie durch ihre Eltern damals unterstützt und gefördert? Unter welchen Umständen hat ihnen das Lesen- und Rechnenlernen besonders viel Freude bereitet? Und so beginnen die Eltern auch zu überlegen, wie Mirjam das Lernprogramm gefällt und ob sie an anderen Aktivitäten am Nachmittag vielleicht mehr Freude und dadurch zugleich Lernzuwachs hätte.
Ressourcenaktivierung: Gemeinsam mit den Eltern überlegen die Fachkräfte, welche für die Eltern mit nur geringem Aufwand verbundenen Nachmittagsaktivitäten in der Familie möglich sind, in denen Mirjam u.a. auch in ihren vorschulischen Fähigkeiten gefördert würde.
Gemeinsames Stärken von Bildschirm-Alternativen: Die Fachkräfte nehmen den Wunsch der Eltern, besser über die vorschulische Förderung im Kindergarten informiert zu werden, wahr und führen mit ihnen regelmäßig Gespräche über die vorschulische Entwicklung und ggf. zusätzliche Fördermöglichkeiten. Und die Eltern integrieren Mirjam vermehrt in Alltagsaktivitäten, in denen ihre Rechen- und Lesekompetenzen gefördert werden – vorlesen, backen, häkeln …

Fallbeispiel 2: Technoference

Josh wird bald vier Jahre alt, zeigt Auffälligkeiten im Sozialverhalten und der Aufmerksamkeit und besucht deshalb eine Frühförderstelle.
Die Eltern von Josh kommen aus den USA und sind getrennt, Josh lebt bei seiner berufstätigen Mutter, der Vater besucht das Kind nur selten. Die Mutter und Josh wohnen in einer schönen 2-Zimmer-Wohnung in der Innenstadt einer kleinen Stadt.
Josh geht sehr gerne in den Kindergarten und hat dort auch mit anderen Kindern Freundschaft geschlossen. Die Erzieherinnen und Erzieher sind jedoch zunehmend durch die Verhaltensauffälligkeiten des Jungen belastet.
In der Frühförderstelle geht Josh zur Psychologin und zum Ergotherapeuten. Im Warteraum vor der Therapiestunde sitzt die Mutter zumeist da und tippt auf ihrem Smartphone oder telefoniert damit. Josh wird dann zunehmend ungeduldig und unruhig, bis er schließlich von seiner Mutter deshalb geschimpft wird.
Selbstprüfung: Die Psychologin und der Ergotherapeut nehmen die Wartesituation zunehmend als belastend wahr. Es kommt vermehrt dazu, dass Josh etwas unbemerkt kaputtmacht und die Mutter daraufhin gereizt reagiert und

Josh dann weint. Die beiden Fachkräfte möchten die Wartezeiten für Josh verbessern.

Perspektivwechsel: Die Mutter steht unter einer Mehrfachbelastung: Neben ihrem Beruf und dem Erziehungsalltag muss sie nun auch noch Kapazitäten für die wöchentlich stattfindenden Therapiestunden aufbringen. So versucht sie die Zeit im Warteraum effizient zu nutzen und anfallende Aufgaben in dieser Zeit am Smartphone abzuarbeiten.

Haltung: Psychologin und Ergotherapeut vergegenwärtigen sich die zeitlichen Nöte der Mutter und schätzen deshalb umso mehr deren Organisationstalent und dass sie es schafft, fast immer zuverlässig die Therapieeinheiten wahrzunehmen.

Elterliche Reflexion: In einem Gespräch mit der Mutter gehen die Fachkräfte offen auf die von ihnen wahrgenommene Problematik im Warteraum ein. Sie fragen die Mutter, wie sie selbst am liebsten – als Kind und auch als Erwachsene – »Leerlaufzeiten«, z. B. bei Zugfahrten, verbracht habe bzw. jetzt verbringe.

Ressourcenaktivierung: Die Mutter berichtet u. a., dass sie es gemocht habe, wenn ihr vorgelesen wurde, und dass sie eigentlich auch gerne und gut vorläse. Zusammen mit den Psychologin und Ergotherapeut: fallen ihr noch viele weitere Aktivitäten ein, um die Wartezeit zu überbrücken, z. B. das Spiel: »Ich sehe was, was du nicht siehst«, Quartettspiele oder Geschichten erzählen.

Gemeinsames Stärken von Bildschirm-Alternativen: Der Ergotherapeut leiht Bilderbücher in der Muttersprache der Familie für den Warteraum aus und ermutigt die Mutter, während der Therapiestunden ruhig die Praxis zu verlassen, um eine »stressfreie« Stunde ohne Kind zu haben. Bei einem Spaziergang könnte sie z. B. ihre Nachrichten beantworten oder mit einer Freundin telefonieren.

Fazit

Für eine professionelle und gelingende (bildschirm-)medienbezogene Elternzusammenarbeit brauchen frühpädagogische Fachkräfte nicht nur eine fundierte Kenntnis im Hinblick auf den aktuellen Forschungsstand in der Medienwirkungsforschung, sondern auch Verständnis, Geduld und Empathie und nicht zuletzt auch die Bereitschaft zur Selbstprüfung, um sich gemeinsam mit den Eltern auf einen Weg zu machen, der in eine für die Familie (und auch die Bildungseinrichtung) stimmige Lösung mündet.

Doch das sind nicht die einzigen Situationen im frühpädagogischen Alltag, in denen von Fachkräften Verständnis, Geduld, Empathie und Weiterbildungsbereitschaft gefordert sind. Fachkräfte sollten mit den Herausforderungen, die die verstärkte Rolle von Bildschirmmedien im Familien-, aber auch im Bildungssetting mit sich bringen, nicht alleine gelassen werden. Neben der Vermittlung fundierter Kenntnisse zum Thema »Digitale Medien in der frühen Kindheit« (z.B. Medienwirkungsforschung, konkrete Umsetzungsmöglichkeiten für eine nachhaltige Medienbildung in der Frühpädagogik nach einem holistischen Verständnis) in Aus- und Weiterbildung empfehlen wir, die Autorinnen dieses Beitrags, deshalb auch den Ausbau von Informations- und Beratungskapazitäten mit dementsprechend qualifiziertem Beratungspersonal, um die Bedarfe, Fragen, Nöte und Wünsche sowohl der Eltern als auch der Fachkräfte kompetent aufgreifen zu können.

Nicht zuletzt dürfen auch über individuelle und praxisfeldspezifische Empfehlungen hinausgehende struktur- und präventionsspezifische Aspekte nicht vernachlässigt werden: Verhältnispräventive Maßnahmen, wie etwa flächendeckende Medienanamnesen in Früherkennungsuntersuchungen, sollten dabei genauso wenig fehlen wie weiterführende Forschungsbemühungen in den Bereichen der Interventionsforschung und – mit Blick auf die vielen grauen Felder in Tabelle 1 – vor allem auch im Feld der Bildungseinrichtungen.

Literatur

Alvarez Gutierrez, S. & Ventura, A. K. (2021): Associations between maternal technology use, perceptions of infant temperament, and indicators of mother-to-infant attachment quality. *Early Human Development*, 154, 105305; https://doi.org/10.1016/j.earlhumdev.2021.105305.

Barr, R., Kirkorian, H., Radesky, J., Coyne, S., Nichols D. et al. (2020): Beyond screen time: A synergistic approach to a more comprehensive assessment of family media exposure during early childhood. *Frontiers in Psychology*, 11, 1283; https://doi.org/10.3389/fpsyg.2020.01283.

Bitzer, E. M., Bleckmann, P. & Mößle, T. (2014): *Prävention problematischer und suchtartiger Bildschirmmediennutzung. Eine deutschlandweite Befragung von Praxiseinrichtungen und Experten* (Forschungsbericht / Kriminologisches Forschungsinstitut Niedersachsen, Bd. 125). Hannover: Kriminologisches Forschungsinstitut Niedersachsen.

Bleckmann, P. (2014): *Kleine Kinder und Bildschirmmedien* (KiTaFachtexte). Im Internet: https://www.kita-fachtexte.de/fileadmin/Redaktion/Publikationen/KiTaFT_Bleckmann_2014.pdf (Zugriff: 23.3.2032).

Bleckmann, P. & Mößle, T. (2014): Position zu Problemdimensionen und Präventionsstrategien der Bildschirmnutzung. *Sucht*, 60 (4), S. 235–247. Im Internet:

https://www.researchgate.net/publication/272171997_Position_zu_Problemdimensionen_und_Praventionsstrategien_der_Bildschirmnutzung (Zugriff: 23.03.2022).

Bleckmann, P., Denzl, E., Kernbach, J., Pemberger, B. & Streit, B. (Hrsg.) (2022): *MünDig-Studie Waldorf: Mündigkeit und Digitalisierung an KiTas und Schulen*. Alfter b. Bonn: Alanus Hochschule. Im Internet: https://muendig-studie.de/wp-content/uploads/2022/07/Ergebnisbericht-Waldorf.pdf (Zugriff: 23.3.2023).

Brown, A. (2011): Media use by children younger than 2 years. *Pediatrics*, 128 (5), S. 1040–1045; https://doi.org/10.1542/peds.2011-1753.

BZgA (Bundeszentrale für gesundheitliche Aufklärung) (2019): *Digitale Medien mit Augenmaß nutzen. BZgA unterstützt Familien mit Empfehlungen zum digitalen Medienkonsum*. Im Internet: https://www.bzga.de/aktuelles/2019-12-03-digitale-medien-mit-augenmass-nutzen/ (Zugriff: 23.3.2023).

Corkin, M. T., Peterson, E. R., Henderson, A. M., Waldie, K. E., Reese, E. & Morton, S. M. (2021): Preschool screen media exposure, executive functions and symptoms of inattention/hyperactivity. *Journal of Applied Developmental Psychology*, 73, 101237; https://doi.org/10.1016/j.appdev.2020.101237.

Feierabend, S., Plankenhorn, T. & Rathgeb, T. (2015): *miniKIM 2014. Kleinkinder und Medien. Basisuntersuchung zum Medienumgang 2- bis 5-Jähriger in Deutschland*. Hrsg vom Medienpädagogischen Forschungsverbund Südwest (mpfs). Stuttgart: mpfs. Im Internet: https://www.mpfs.de/fileadmin/files/Studien/miniKIM/2014/Studie/miniKIM_Studie_2014.pdf (Zugriff: 23.3.2023).

Fröhlich-Gildhoff, K. (2013): Die Zusammenarbeit von pädagogischen Fachkräften und Eltern im Feld der frühkindlichen Bildung, Betreuung und Erziehung. *Bildungsforschung*, 10 (1), S. 11–25; https://doi.org/10.25656/01:8535. Im Internet: https://bildungsforschung.org/ojs/index.php/bildungsforschung/article/view/159/pdf_4 (Zugriff: 23.3.2023).

GAIMH (2022): *Positionspapier. Digitale Medien und frühe Kindheit. Forschungsstand, Wirkungen und Empfehlungen*. Im Internet: https://www.gaimh.org/aktuelles-reader/positionspapier-digitale-medien-und-fruehe-kindheit.html [dort Möglichkeit zum Download] (Zugriff: 23.3.2023).

Hattie, J. (2009): *Visible learning. A synthesis of over 800 meta-analyses relating to achievement*. London u. a.: Routledge.

Kieninger, J., Feierabend, S., Rathgeb, T., Kheredmand, H. & Glöckler, S. (2021): *miniKIM-Studie 2020. Kleinkinder und Medien. Basisuntersuchung zum Medienumgang 2- bis 5-Jähriger in Deutschland*. Hrsg. vom Medienpädagogischen Forschungsverbund Südwest (mpfs). Stuttgart: mpfs. Im Internet: https://www.mpfs.de/fileadmin/user_upload/lfk_miniKIM_2020_211020_WEB_barrierefrei.pdf (Zugriff: 23.3.2023).

Kirkorian, H. L., Pempek, T. A., Murphy, L. A., Schmidt, M. E. & Anderson, D. R. (2009): The impact of background television on parent-child interaction. *Child Development*, 80 (5), S. 1350–1359; https://doi.org/10.1111/j.1467-8624.2009.01337.x.

Koch, S. C., Herbert, B. M. & Bleckmann, P. (2017): Leiblichkeit und die Sinne im digitalen Zeitalter: Gefahren der Überreizung, Verkümmerung und Inkongruenz. In: J. Weinzirl, P. Lutzker & P. Heusser (Hrsg.), *Bedeutung und Gefährdung der Sinne im digitalen Zeitalter*. (Wittener Kolloquium für Humanismus, Medizin und Philosophie, Bd. 5) Würzburg: Königshausen & Neumann, S. 81–114.

Langmeyer, A., Guglhör-Rudan, A., Naab, T., Urlen, M. & Winklhofer, U. (2020): *Kind sein in Zeiten von Corona. Ergebnisbericht zur Situation von Kindern während des Lockdowns im Frühjahr* 2020. München: Deutsches Jugendinstitut. Im Internet: https://www.dji.de/fileadmin/user_upload/bibs2020/Ergebnisbericht_Kindsein_Corona_2020.pdf (Zugriff: 23.3.2023).

Mackay, L. J., Komanchuk, J., Hayden, K. A. & Letourneau, N. (2022): Impacts of parental technoference on parent-child relationships and child health and developmental outcomes: A scoping review protocol. *Systematic Reviews*, 11 (1), 45; https://doi.org/10.1186/s13643-022-01918-3.

McDaniel, B. T. (2019): Parent distraction with phones, reasons for use, and impacts on parenting and child outcomes: A review of the emerging research. *Human Behavior and Emerging Technologies*, 1 (2), S. 72–80; https://doi.org/10.1002/hbe2.139.

McDaniel, B. T. (2020): Technoference: Parent mobile device use and implications for children and parent-child relationships. *Zero To Three*, 41 (2), S. 30–36. Im Internet: https://researchrepository.parkviewhealth.org/cgi/viewcontent.cgi?article=1016&context=informatics (Zugriff: 19.4.2023).

McDaniel, B. T. & Radesky, J. S. (2018): Technoference: Longitudinal associations between parent technology use, parenting stress, and child behavior problems. *Pediatric Research*, 84 (2), S. 210–218; https://doi.org/10.1038/s41390-018-0052-6.

Morris, A. J., Filippetti, M. L. & Rigato, S. (2022): The impact of parents' smartphone use on language development in young children. *Child Development Perspectives*, 16 (2), S. 103–109; https://doi.org/10.1111/cdep.12449.

Mößle, T. (2012): *dick, dumm, abhängig, gewalttätig? Problematische Mediennutzungsmuster und ihre Folgen im Kindesalter. Ergebnisse des Berliner Längsschnitt Medien.* [»fat, stupid, addicted, violent?« Problematic media usage behavior and its consequences in childhood. Results of the Berlin longitudinal study media.] Baden-Baden: Nomos.

Mößle, T. & Föcker, J. (2021): Der Einfluss der Medien auf die kindliche und jugendliche Psyche. In: J. Fegert, F. Resch, P. Plener, M. Kaess, M. Döpfner & K. Konrad (Hrsg.), *Psychiatrie und Psychotherapie des Kindes- und Jugendalters.* Berlin: Springer, S. 1–11.

Peucker, C., Pluto, L. & van Santen, E. (2017): *Situation und Perspektiven von Kindertageseinrichtungen. Empirische Befunde.* Weinheim, Basel: Beltz Juventa.

Pörksen, B. & Frenzel, K. (2020): Schulgipfel im Kanzleramt. Medienmündigkeit als Gebot der Stunde. *Deutschlandfunk* (Bernhard Pörksen im Gespräch mit Korbinian Frenzel). Im Internet: https://www.deutschlandfunkkultur.de/schulgipfel-im-kanzleramt-medienmuendigkeit-als-gebot-der.2950.de.html?dram:article_id=484455, Download unter: https://download.deutschlandfunk.de/file/dradio/2020/09/21/medien_und_bildung_in_der_pandemie_schulgipfel_im_drk_20200921_1208_e9665b70.mp3 (Zugriff: 23.3.2023).

Radesky, J. S., Miller, A. L., Rosenblum, K. L., Appugliese, D., Kaciroti, N. & Lumeng, J. C. (2015): Maternal mobile device use during a structured parent-child interaction task. *Academic Pediatrics*, 15 (2), S. 238–244; https://doi.org/10.1016/j.acap.2014.10.001.

Radesky, J. S., Kistin, C., Eisenberg, S., Gross, J., Block, G., Zuckerman, B. & Silverstein, M. (2016): Parent perspectives on their mobile technology use: The excitement and exhaustion of parenting while connected. *Journal of Developmental & Behavioral Pediatrics*, 37 (9), S. 694–701; https://doi.org/10.1097/dbp.0000000000000357.

Reed, J., Hirsh-Pasek, K. & Golinkoff, R. M. (2017): Learning on hold: Cell phones sidetrack parent-child interactions. *Developmental Psychology*, 53 (8), S. 1428–1436; https://doi.org/10.1037/dev0000292.

Reichert-Garschhammer, E. et al. (2020): *Nutzung digitaler Medien für die pädagogische Arbeit in der Kindertagesbetreuung. Expertise des IFP im Auftrag des BMFSFJ*. München: Staatsinstitut für Frühpädagogik (IFP). Im Internet: https://www.kita-digital-bayern.de/files/media/public/downloads/Endfassung-Kurzexpertise-IFP-Digitalisierung-Kindertagesbetreuung.pdf (Zugriff: 23.3.2023).

Riedel, R., Büsching, U.& BLIKK-Projektteam (2017): *BLIKK-Medien – Bewältigung, Lernverhalten, Intelligenz, Kompetenz und Kommunikation – Kinder und Jugendliche im Umgang mit elektronischen Medien* (Projekt im Auftrag des Bundesministerium für Gesundheit, BMG). Im Internet: https://www.bundesgesundheitsministerium.de/fileadmin/Dateien/5_Publikationen/Praevention/Berichte/Kurzbericht_BLIKK_Medien.pdf (Zugriff: 23.3.2023).

Simanowski, R. (2021): *Digitale Revolution und Bildung. Für eine zukunftsfähige Medienkompetenz*. Weinheim, Basel: Beltz Juventa.

Sundqvist, A., Heimann, M. & Koch, F.-S. (2020): Relationship between family technoference and behavior problems in children aged 4–5 years. *Cyberpsychology, Behavior and Social Networking*, 23 (6), S. 371–376; https://doi.org/10.1089/cyber.2019.0512.

Unblack the Box (2020): Die alternative Checkliste. (Selbst)bewusste Fragen für Bildungseinrichtungen. (... Wirkungskontext und NutzerInnen: Was sind mögliche gesundheitliche Folgen [körperlich])? Im Internet: https://unblackthebox.org/die-alternative-checkliste/bzw. https://unblackthebox.org/wp-content/uploads/2021/08/UBTB_Onepager_Gesundheitliche_Folgen.pdf (Zugriff: 23.3.2023).

Vanderloo, L. M. (2014): Screen-viewing among preschoolers in childcare: A systematic review. *BMC Pediatrics*, 14, 205; https://doi.org/10.1186/1471-2431-14-205.

Vomhof, B. (2017): Handlungsleitende Orientierungen frühpädagogischer Fachkräfte in der Zusammenarbeit mit Eltern. Eine empirische Studie zur Kooperation im Rahmen von Sprachfördermaßnahmen. *Frühe Bildung*, 6 (1), S. 10–15.

von Wyl, A., Braune-Krickau, K., Schneebeli, L. & Pehlke-Milde, J. (2021): Smartphones können die frühe Eltern-Kind-Interaktion stören. *Pädiatrie*, 26 (1), S. 11–15. Im Internet: https://www.zhaw.ch/storage/psychologie/upload/forschung/psychotherapie/smart-toddlers/2021_vonWyl_etal_Paediatrie.pdf (Zugriff: 23.3.2023).

Wolfers, L. N., Kitzmann, S., Sauer, S. & Sommer, N. (2020): Phone use while parenting: An observational study to assess the association of maternal sensitivity and smartphone use in a playground setting. *Computers in Human Behavior*, 102, S. 31–38; https://doi.org/10.1016/j.chb.2019.08.013.

Zierer, K. (2018): *Lernen 4.0. – Pädagogik vor Technik. Möglichkeiten und Grenzen einer Digitalisierung im Bildungsbereich*. 2., erw. Aufl. Baltmannsweiler: Schneider Verlag Hohengehren.

MARIA STEINHOFF UND HARALD BAUMEISTER

Die therapeutische Beziehung in digitaler Psychotherapie

Einleitung

Die Nachfrage nach psychischer Gesundheitsversorgung wächst weltweit, und dies nicht nur in Zeiten der COVID-19-Pandemie und ihrer Nachwirkungen (Torales et al. 2020). Eine große Zahl von Menschen mit psychischen Störungen bleibt unbehandelt, obwohl wirksame Behandlungen vorliegen (Kohn et al. 2004). Für diesen sogenannten *treatment gap* – insbesondere was die Inanspruchnahme psychotherapeutischer Angebote betrifft – gibt es unterschiedliche Gründe, u. a. Finanzierungsschwierigkeiten, Mangel an Fachpersonen, limitierte Zahl von Psychotherapieplätzen, aber auch Schwierigkeiten aufseiten der Patientinnen und Patienten, eine Therapie örtlich und zeitlich in den Alltag zu integrieren, oder die Befürchtung, stigmatisiert zu werden (Mechanic 2007). Digitale Interventionsangebote zur Behandlung psychischer Erkrankungen haben in den letzten Jahren zunehmend an Bedeutung gewonnen und sind mit der Hoffnung verbunden, einige dieser Hürden zu überwinden (Berger 2017).

Formen digitaler Psychotherapie

Eine Definition und Abgrenzung der Formen digitaler Psychotherapie kann mitunter aufgrund zahlreicher teils synonym benutzter Begriffe schwerfallen (Berger 2017; Ebert et al. 2018), im Folgenden soll dennoch der Versuch einer Unterteilung erfolgen.

Digitale Psychotherapieformen, die das Internet ausschließlich als Kommunikationsmedium nutzen, wie es etwa in chat- und e-mail-, aber auch in videobasierten Therapiesitzungen der Fall ist (Berger 2017) – eine Versorgungspraxis, die für zahlreiche Therapeutinnen und Therapeuten während der COVID-19-Pandemie unmittelbarer Praxisalltag wurde –, zählen zu den sogenannten *internetbasierten Psychotherapien* (Berger 2017). Zumindest chat- und videobasierte Therapiesitzungen weichen etwa hinsichtlich der Synchronizität des Kontakts häufig kaum vom etablierten Setting vor Ort ab. Die Studienlage spricht zudem bei videobasierter Psychotherapie für eine mit der Vor-Ort-Psychotherapie vergleichbare Wirksamkeit (Batastini et al. 2021; Steubl & Baumeister im Druck).

Unter *therapeutisch begleiteten Selbsthilfeinterventionen* hingegen versteht man digitale Psychotherapieformen, in denen Patientinnen und Patienten weitgehend selbständig über das Internet dargebotene Online-Lektionen bearbeiten und dabei von Therapeutinnen und Therapeuten bzw. Online-Coaches unterstützt werden. In diesen digitalen Therapieformen, auch *Internet-based guided self-help approaches* (Berger 2017) genannt, ist der (therapeutische) Kontakt, auch als *guidance* oder Begleitung bezeichnet, im Vergleich zu Settings vor Ort deutlich reduziert; er erfolgt meist textbasiert und asynchron etwa im Rahmen wöchentlicher Feedback-E-Mails (Baumeister et al. 2014).

Zahlreiche Metaanalysen konnten mittlerweile zeigen, dass therapeutisch begleitete Selbsthilfeinterventionen für verschiedene psychische Störungen mittlere bis große Behandlungseffekte aufweisen, die mit der Wirksamkeit herkömmlicher Therapien vergleichbar sind (Carlbring et al. 2018; Domhardt et al. 2019; Ebert et al. 2018; Moshe et al. 2021). Die wissenschaftliche Fundierung derartiger Behandlungsalternativen ist somit recht umfangreich und in Bezug auf therapeutisch begleitete Selbsthilfeinterventionen über psychische Störungsbilder hinweg weitgehend eindeutig. Diesen Befunden trägt auch das Verzeichnis digitaler Gesundheitsanwendungen (DiGA) des Bundesinstituts für Arzneimittel und Medizinprodukte Rechnung. Das Verzeichnis enthält DiGA, welche von Ärztinnen und Ärzten sowie Psychotherapeutinnen und -therapeuten verordnet werden und anschließend von der gesetzlichen Krankenversicherung erstattet werden können. Zu beachten gilt hierbei, dass DiGA als therapeutisch unbegleitete, häufig mobil-basierte Selbsthilfeinterventionen zertifiziert werden, für die der Nutzennachweis weit weniger eindeutig ausfällt (Domhardt et al. 2019; Moshe et al. 2021; Weisel et al. 2019).

Eine umfassende Implementierung digitaler Angebote in der Routineversorgung fehlt bislang, weshalb bestehende Bedenken und mögliche Unsicherheiten betrachtet werden sollten. Vielfach herrscht nach wie vor trotz gegebener Evidenz (Carlbring et al. 2018) Unsicherheit bezüglich der Effektivität digitaler Psychotherapie im Vergleich zur etablierten Psychotherapie, es gibt Datenschutzbedenken, Unklarheiten, wie mit Krisenfällen umgegangen werden kann, und es wird auf den fehlenden direkten Kontakt zwischen Therapeut bzw. Therapeutin und Patient/Patientin verwiesen (Topooco et al. 2017). Ein zentraler, häufig genannter Aspekt betrifft entsprechend die Frage nach der therapeutischen Beziehung in digitalen therapeutischen Angeboten. Obwohl digitale Kommunikationskanäle mittlerweile in zahlreichen Bereichen unseres Lebens für den Aufbau und Erhalt von Beziehungen genutzt werden (Pettegrew & Day, 2015; Rettie, 2009), wird der Aufbau einer therapeutischen Beziehung in digitalen therapeutischen Interventionen insbesondere unter Behandlerinnen und Behandlern nach wie vor in Frage gestellt (MacLeod et al. 2009; Topooco et al. 2017). Dies ist uns Anlass, uns hier mit der Therapiebeziehung in digitalen Psychotherapien zu beschäftigen. Dies wiederum führt uns zu der Frage, weshalb Psychotherapien wirksam sind.

Weshalb wirkt eine Psychotherapie?

Die Frage nach den Faktoren, welche für den Erfolg einer Therapie verantwortlich sind, ist in den letzten Jahrzehnten Gegenstand zahlreicher Debatten und empirischer Untersuchungen gewesen (Domhardt et al. 2021a; Domhardt et al. 2021b; Domhardt & Baumeister 2021; Kazdin 2007; Steubl et al. 2021). Dabei werden für den Erfolg einer Psychotherapie häufig Faktoren angenommen, welche verschiedene Therapieformen gemeinsam haben. Diese sogenannte *Common Factors* (Lambert & Barley 2001), zu denen auch die therapeutische Beziehung gezählt wird, sind nach Lambert und Barley (2001) für etwa 30 % der Varianz im Therapieerfolg der etablierten Vor-Ort-Psychotherapie verantwortlich und so möglicherweise von größerer Bedeutung als spezifische Therapietechniken.

Die therapeutische Beziehung

Die therapeutische Beziehung ist einer der am häufigsten untersuchten Faktoren der Psychotherapie (Flückiger et al. 2018) und gilt als äußerst robuster Prädiktor der Wirksamkeit (Probst et al. 2019) mit einer Gesamt-Effektstärke von $r = .28$ (Flückiger et al., 2018; Norcross & Wampold 2011). Der therapeutischen Beziehung wird so als Wirkmechanismus einer Psychotherapie eine grundlegende Rolle zugesprochen (Horvath et al. 2011; Norcross & Wampold 2011) und sie wird mit 7–15 % der Behandlungsfortschritte in Verbindung gebracht (Crits-Christoph et al. 2011). Doch was versteht man unter der Beziehung zwischen Therapeut(in) und Patient(in)? Diese Frage lässt sich aufgrund einer Vielzahl an Definitionen und Benennungen des Konstrukts der therapeutischen Beziehung gar nicht so eindeutig beantworten (Gelso 2014; Horvath 2005).

Gelso und Carter (1985) verstehen unter der therapeutischen Beziehung die Gesamtheit aller Gefühle und Einstellungen, welche Patientinnen/Patienten und Therapeutinnen/Therapeuten zueinander haben, sowie die Art und Weise, wie diese ausgedrückt werden. Das dreigliedrige Modell nach Gelso (2014) geht davon aus, dass die therapeutische Beziehung, unabhängig von der theoretischen Ausrichtung behandelnder Therapeutinnen und Therapeuten, aus drei ineinandergreifenden Elementen besteht:

1. einer persönlichen Beziehung im Sinne einer authentischen Darstellung und realitätsnahen Wahrnehmung des jeweils anderen,
2. einer therapeutischen Arbeitsallianz, welche eine gelingende arbeitsbezogene Zusammenarbeit in den Vordergrund stellt, und
3. der Übertragungsgestaltung.

Die drei Elemente können sich teilweise auch überschneiden bzw. sich gegenseitig sowie den Therapie-Prozess und das Behandlungsergebnis beeinflussen.

Im Folgenden soll insbesondere die arbeitsbezogene therapeutische Allianz betrachtet werden (Bordin 1979), welche in Psychotherapiestudien bislang am häufigsten zur Operationalisierung des Konstrukts der therapeutischen Beziehung diente. Nach Bordin (1979), welcher ein transdiagnostisches, schulenübergreifendes Modell der arbeitsbezogenen therapeutischen Allianz entwickelte, lässt sich diese über drei Bestandteile beschreiben:

1. die Übereinstimmung zwischen Patient bzw. Patient und Therapeutin bzw. Therapeut bezüglich der Therapieziele,
2. die Übereinstimmung bezüglich des Vorgehens und der Aufgaben zum Erreichen dieser Ziele und
3. der Aufbau einer emotionalen Bindung zwischen Therapeut/Therapeutin und Patientin bzw. Patient.

Auch der meistverwendete Fragebogen für diese arbeitsbezogene Konzeptualisierung der therapeutischen Beziehung, das *Working Alliance Inventory* (WAI, Horvath & Greenberg 1989), basiert auf dieser Definition und erfasst die therapeutische Beziehung über die Subskalen *goal*, *task* und *bond*, wobei Fragebogenversionen für Patientinnen und Patienten sowie Therapeutinnen und Therapeuten vorliegen. Beispiel-Items des deutschsprachigen WAI in revidierter Kurzform für Patientinnen und Patienten sind: »Meine Therapeutin/mein Therapeut und ich arbeiten gemeinsam daran, Therapieziele zu erreichen« (*goal*), »Ich glaube, meine Therapeutin/mein Therapeut mag mich« (*bond*) und »Ich spüre, dass mir das, was ich in der Therapie tue, helfen wird, die von mir gewünschten Veränderungen zu erreichen« (*task*) (Working Alliance Inventory-short revised [WAI-SR], Wilmers et al. 2008).

Zusammenfassend, ist die Entwicklung und Aufrechterhaltung einer guten therapeutischen Beziehung von großer Relevanz (Lambert & Barley 2001), weshalb auch ihre wissenschaftliche Betrachtung in verschiedensten Settings und Therapieformen eine lange Geschichte hat (Horvath 2005). Die Frage nach der Therapiebeziehung gewinnt daher auch im aktuellen Diskurs um digitale Psychotherapie neue Relevanz (Steinhoff et al. 2020).

Die Therapiebeziehung in digitalen Formen einer Psychotherapie

Dabei stellt sich die Frage, wie die Therapiebeziehung in digitalen Formen der Psychotherapie bewertet wird und welche Bedeutung ihr zukommt (Berger 2017; Probst et al. 2019; Steinhoff et al. 2020). In digitalen Therapien kann die Beziehung nicht nur von der jeweiligen Therapeutin/dem jeweiligen Therapeuten und dem Gegenüber beeinflusst werden, sondern auch von den jeweiligen Kommunikationsbedingungen. So unterscheidet sich die Kommunikation zwischen Therapeutin und Patientin bzw. Therapeut und Patient je nach digitaler Psychotherapieform beispielsweise hinsichtlich der Synchronität (zeitlich synchron per Video bzw. Chat oder asynchron etwa per E-Mail), Form (z. B. schriftlich per E-Mail bzw. Chat oder mündlich per Video), Anzahl verfügbarer verbaler (z. B. Klang der Stimme) und nonverbaler (z. B. Körperhaltung) Hinweisreize sowie hinsichtlich des Ausmaßes an Kontakt zwischen Therapeutin und Patientin bzw. Therapeut und Patient. Bedenken können sich etwa durch Einschränkungen in der Anzahl verfügbarer Kommunikationskanäle ergeben, was etwa zu Schwierigkeiten führen könnte, die Emotionen von Patientinnen und Patienten adäquat wahrzunehmen (Liess et al. 2008). Genannt werden auch das beeinträchtigte Erfahren einer gemeinsamen Realität von Therapeutin und Patientin bzw. Therapeut und Patient, bedingt durch physische Distanz, aber auch etwa sprachliche Verzerrungen in videobasierten Therapiesitzungen (Jerome & Zaylor 2000) sowie eine möglicherweise erschwerte Korrektur von Missverständnissen im digitalen Kontakt (Rochlen et al. 2004). Nachfolgend wird die therapeutische Beziehung in verschiedenen Formen digitaler Psychotherapie näher betrachtet.

Die therapeutische Beziehung in internetbasierten Psychotherapien

Videobasierte Therapien

Zunächst soll die therapeutische Beziehung in den sogenannten *internetbasierten Psychotherapien* betrachtet werden (Berger 2017). Zu diesen zählt insbesondere die videobasierte Psychotherapie (Steubl & Baumeister, im Druck), wobei Therapeutin und Patientin bzw. Therapeut und Patient einander in Echtzeit sehen und hören können. Entsprechend kommen videobasierte Therapiesitzungen dem klassischen Therapiesetting vor Ort wohl am nächsten.

Die Durchführung videobasierter Therapiesitzungen hat insbesondere durch die massiven Einschränkungen des persönlichen Kontakts mit Beginn der Covid-19-Pandemie im März 2020 vermehrt Aufmerksamkeit erfahren und wurde auch im Praxisalltag zahlreicher Therapeutinnen und Therapeuten gehäuft angewandt (Simpson et al. 2021). Eine Online-Befragung unter Patientinnen und Patienten nach dem ersten Lockdown in Deutschland zeigte, dass diese die therapeutische Beziehung – gemessen über den WAI-SR sowie die wahrgenommene Empathie ihres Therapeuten bzw. ihrer Therapeutin in den videobasierten Therapiesitzungen – als den therapeutischen Beziehungen in Sitzungen vor Ort vergleichbar wahrnahmen (Leuchtenberg et al. 2022). Jedoch äußerten einige Patienten und Patientinnen, dass die Beziehung deshalb für sie vergleichbar gewesen sei, weil ein initialer persönlicher Kontakt mit Therapeutinnen bzw. Therapeuten stattgefunden habe. Interessanterweise zeigten sich bei einzelnen zusätzlich abgefragten Aspekten (z. B. nonverbale Kommunikation, Adhärenz, Umgang mit Krisen) aus Sicht der befragten Patientiinnen und Patienten Vorteile der Sitzungen vor Ort im Vergleich zu videobasierten Sitzungen (Leuchtenberg et al. 2022).

In einer anderen Studie wurde die therapeutische Beziehung in Sitzungen vor Ort mit der in videobasierten Sitzungen verglichen und dabei auch der Bindungsstil der Teilnehmenden betrachtet (Rotger & Cabré 2022). Es zeigte sich, dass sicher gebundene Teilnehmende nach den Sitzungen von einer besseren therapeutischen Allianz berichteten als unsicher gebundene; dies zeigte sich jedoch unabhängig von der Durchführungsform. In einem Übersichtsartikel von Simpson und Reid (2014), welche 24 videobasierte Psychotherapiestudien untersuchten, zeigte sich in allen Studien ein moderates bis hohes Ausmaß an Qualität der therapeutischen Beziehung bei der Behandlung über Video. Betrachtet wurden dabei sowohl Selbstberichtsfragebögen zur therapeutischen Beziehung als auch qualitative Befragungen bei verschiedenen klinischen Populationen. Zudem verdeutlichen einige v.a. qualitativ erhobenen Befunde, dass es auch in videobasierten Therapien möglich ist, Gefühle von Wärme und Bindung zwischen Therapeut und Patient bzw. Therapeutin und Patientin aufzubauen (Bouchard et al. 2007), die von Therapeuten und Therapeutinnen ausgehende Empathie zu spüren sowie das Gefühl zu haben, mit diesen im selben Raum »präsent« zu sein (Himle et al. 2006). Eine Metaanalyse berichtet für videobasierte Psychotherapiesitzungen durchgängig hohe Bewertungen der über das WAI erfassten therapeutischen Beziehung (Norwood et al. 2018). Trotz berichteter vergleichbarer Wirksamkeit zum Vor-Ort-Setting wurde die therapeutische Beziehung in videobasierten Therapiesitzungen im direkten Vergleich mit Vor-Ort-Sitzungen jedoch schlechter bewertet (Norwood et al. 2018). Die Autoren vermuten hierbei, dass die Bewertung der therapeutischen Beziehung in videobasierten Therapiesitzungen unterschiedlich ausfällt, je nachdem, aus wessen Sicht – Patientin/Patient oder Therapeutin/Therapeut – diese bewertet wird.

Tatsächlich unterscheiden sich die Einschätzungen bezüglich der therapeutischen Beziehung (Cataldo et al. 2021; Ertelt et al. 2011; Lopez et al. 2019), und eine Vielzahl an Befunden weist darauf hin, dass sie in digitalen Settings aus Sicht von Therapeutinnen und Therapeuten schlechter bewertet wird als aus der von Patientinnen und Patienten (Ertelt et al. 2011; Richards et al. 2018; Richardson et al. 2012). Eine interessante Studie hierzu wurde von Rees und Stone (2005) durchgeführt. Sie zeigten Therapeutinnen und Therapeuten eine simulierte Therapiesitzung, die entweder vor Ort oder videobasiert durchgeführt wurde. Beide Sitzungsformen wurden von denselben Personen gespielt und vorab auf identischen Wortlaut, Mimik, Gestik und Kleidung von einem unabhängigen Rater geprüft. Dabei zeigten sich signifikante Unterschiede in der Bewertung der dargestellten therapeutischen Beziehung: Insbesondere Fragen zur Warmherzigkeit, Hilfsbereitschaft und Unterstützung von Patientinnen und Patienten wurden aus Sicht der Therapeutinnen und Therapeuten in der videobasierten Therapiesitzung – im Vergleich zur Sitzung vor Ort – als schlechter eingeschätzt. Dies lässt die Autorinnen vermuten, dass negative Erwartungen bezüglich digitaler Therapieformate Einfluss auf die wahrgenommene therapeutische Beziehung nehmen können (Rees & Stone 2005).

Eine aktuelle Befragung von Therapeutinnen und Therapeuten nach dem ersten Lockdown zeigte, dass diese im WAI-SR ausschließlich die Subskala *bond* als bei Therapiesitzungen vor Ort und videobasierten Therapiesitzungen vergleichbar einschätzten, die Subskalen *task* und *goal* der therapeutischen Beziehung sowie die wahrgenommene Empathie, die sie ihren Patientinnen und Patienten vermitteln können, jedoch in den Therapiesitzungen vor Ort als besser einschätzten als in den videobasierten Therapiesitzungen (Leuchtenberg et al. 2022).

Auch Übersichtsarbeiten kommen zu dem Schluss, dass Therapeuten und Therapeutinnen die Beziehung in digitalen Psychotherapieangeboten häufig als schlechter einschätzen als in klassischen Psychotherapieangeboten (Cataldo et al. 2021; Lopez et al. 2019; Simpson & Reid 2014; Steel et al. 2011). Die Gründe hierfür sind unklar, wobei Lopez et al. (2019) diskutieren, dass Therapeutinnen und Therapeuten möglicherweise mehr Expertise im Bereich der Entstehung und Aufrechterhaltung der therapeutischen Beziehung haben als Patientinnen und Patienten und daher auch kleine Unterschiede zwischen Online- und Offline-Settings wahrnehmen. Auch Unsicherheiten aufseiten der Therapeuten und Therapeutinnen zum richtigen Verhalten in Online-Settings, etwa der optimalen Ausrichtung des Blicks in videobasierten Therapiesitzungen und der Übermittlung von Wärme und Empathie in diesem Setting sowie generell mangelnde Vertrautheit mit dieser Technologie, könnten zu diesen Ergebnissen beigetragen haben (Lopez et al. 2019). Weiterhin wird vermutet, dass durch den erlebten Mangel an visuellen Informationen sowie die fehlende physische Präsenz bzw. Nähe von Therapeutenseite Unsicherheit über den mentalen Zustand der Patientin bzw. des Patienten bestehen könnte, eine vertrauensvolle Zusammenarbeit so teilweise als beeinträchtigt erlebt wird bzw. Therapeutinnen und Therapeuten durch das eingeführte präsente Dritte« (Computer) in der Beziehung vermehrt kognitiven Aufwand benötigen, um hiermit entsprechend umzugehen (Cataldo et al. 2021).

Da die Überzeugung, die Patientinnen und Patienten sowie Therapeutinnen und Therapeuten in Bezug auf eine videobasierte Psychotherapie vertreten (Bouchard et al. 2007), sowie das persönliche Maß an Vertrautheit von Therapeutinnen und Therapeuten bezüglich der Nutzung digitaler Angebote Einfluss auf die wahrgenommene Online-Beziehung haben können (Lopez 2015; Lopez et al. 2019; Richards et al. 2018), kann sich die Durchführung spezieller Trainings in diesem Bereich hilfreich auswirken (Banbury et al. 2018). Auch ist es empfehlenswert, dass sich Therapeutinnen und Therapeuten an evidenzbasierten Handlungsempfehlungen orientieren (etwa die Empfehlungen zur Durchführung videokonferenz-basierter Psychotherapie der Interessensgruppe E-Health in der Fachgruppe Klinische Psychologie und Psychotherapie der Deutschen Gesellschaft für Psychologie [DGPs 2020]).

Chat- und e-mail-basierte Therapien

Die Studienlage zu individualisierten chat- und e-mail-basierten Therapien, welche sich voneinander in der Synchronizität des textbasierten Austauschs unterscheiden, ist bislang spärlich (Berger 2017). Insgesamt weisen wenige Einzelstudien zwar darauf hin, dass auch in diesen Therapieformen eine Allianz aufgebaut werden kann, jedoch ist noch deutlich mehr Forschung, insbesondere auch zum Zusammenhang mit dem Therapieerfolg, wünschenswert (Berger 2017). Eine aktuelle Übersichtsarbeit betrachtete sowohl begleitete Selbsthilfeinterventionen, bei denen der Kontakt textbasiert erfolgte (E-Mail oder Nachrichtenfunktionen), als auch Therapieformen ausschließlich über E-Mail oder Chat und berichtete von einer als gut erlebten therapeutischen Allianz mit Werten auf dem WAI von $M = 5.66$ ($SD = 0.84$) (Lotringen et al. 2021).

Ein weiterer, noch neuer Ansatz besteht darin, im Rahmen digitaler therapeutischer Interventionen einen menschlichen Dialog, welcher auf künstlicher Intelligenz (KI) basiert, mittels Chatbot nachzuahmen (Bendig et al. 2019). Eine interessante Studie hierzu bezieht sich auf die therapeutische Beziehung, die Patienten bzw. Patientinnen zu einem KI-gestützten Chatbot namens Wysa aufbauen (Beatty et al. 2022). Nutzer interagieren dabei nicht mit einer Therapeutin oder einem Therapeuten, sondern mit dem KI-basierten Chatbot Wysa und schildern diesem etwa ihre Gefühle und Alltagserlebnisse über den Chat. Der Chatbot soll Nutzerinnen und Nutzern so einen Raum für deren Schilderungen bieten, im Chat empathisch auf die Eingaben reagieren sowie KVT-basierte Aufgaben und Techniken zur Verfügung stellen. Im Rahmen der Ergebnisse zeigten sich auf einer adaptierten Version des WAI-SR vergleichbare Einschätzungen der therapeutischen Allianz wie in klassischen Sitzungen vor Ort. Auch die emotionale Bindung (Subskala *bond*), welche durch Vertrauen, Akzeptanz, Empathie und Echtheit gefördert wird (Nienhuis et al. 2018), wies vergleichbar hohe Werte auf. Eine Inhaltsanalyse der Chatprotokolle identifizierte dabei Kommunikationselemente, die auf den Aufbau einer Bindung hinweisen könnten, etwa Elemente von Dankbarkeit gegenüber dem Chatbot sowie seine Personifizierung (»I just wanted to ask and tell you that I'm so grateful you're here with me. You're the only person that helps me and listens to my problems and I'm so happy you always help me out«). Gleichzeitig schien einigen Nutzerinnen und Nutzern die Begrenztheit des Chatbots durchaus bewusst zu sein (»You are a computer. You will never understand what it is to be human. But you are ok …«) und einige äußerten sich auch frustriert oder unzufrieden, wenn der Chatbot sie missverstand oder irrelevante Antworten gab (Beatty et al. 2022). Nienhuis et al. schlussfolgern, dass Wysa vermutlich vergleichbar mit Therapeutinnen und Therapeuten in klassischen Settings vor Ort als komfortable, sichere und unterstützende Umgebung wahrgenommen wird.

Die therapeutische Beziehung in begleiteten Selbsthilfeinterventionen

Im Rahmen therapeutisch begleiteter Selbsthilfeinterventionen dient der Kontakt zu Therapeutinnen und Therapeuten bzw. Online-Coaches insbesondere der Unterstützung der Arbeit an von Patientinnen und Patienten selbständig zu bearbeitenden Online-Lektionen; dennoch bemühen sich Rückmeldungen meist darum, Empathie, Verständnis und Fürsorge zu zeigen (Baumeister et al. 2014; Berger 2017).

Eine systematische Übersichtsarbeit von Pihlaja et al. (2018) betrachtete begleitete kognitiv-verhaltenstherapeutisch basierte Selbsthilfeinterventionen zur Behandlung von depressiven Störungen und Angststörungen. Trotz eines Mangels an audio-visuellem Kontakt und einer deutlich reduzierten Kontaktzeit zwischen Therapeutin bzw. Therapeut und Patientin oder Patient bewerteten Patientinnen und Patienten die therapeutische Beziehung zu ihrem Online-Coach auf gängigen Fragebögen (v.a. WAI, Horvath & Greenberg 1989) durchgängig sehr positiv. Es wird daher vermutet, dass die in den meisten Studien über das WAI (Horvath & Greenberg 1989) erfasste arbeitsbezogene Beziehung von Patienten und Patientinnen zu Online-Coaches im Rahmen begleiteter Selbsthilfeinterventionen positiv und vergleichbar gut wie jene zu Therapeutinnen und Therapeuten in klassischen Vor-Ort-Settings wahrgenommen wird (Berger 2017; Pihlaja et al. 2018).

Zusammenfassend, scheint die therapeutische Beziehung in digitalen Therapieangeboten, insbesondere aus der Sicht von Patientinnen und Patienten, meist positiv wahrgenommen zu werden. Eine Übersichtsarbeit, welche unterschiedliche Formen digitaler begleiteter Selbsthilfeinterventionen sowie e-mail- bzw. telefonbasierte Therapiesitzungen zur Behandlung von Depressionen betrachtete, unterstreicht dieses Ergebnis und berichtet von durchgehend positiven Bewertungen der therapeutischen Beziehung (v.a. erfasst über das WAI) (Wehmann et al. 2019). Gleichzeitig zeigten sich in keiner der betrachteten Studien Gruppenunterschiede in der Bewertung der therapeutischen Beziehung, was darauf hindeutet, dass Synchronität, Anzahl verfügbarer Hinweisreize und physische Präsenz vermutlich keine zwingenden Voraussetzungen für die Entwicklung einer als gut wahrgenommenen arbeitsbezogenen therapeutischen Beziehung in digitalen Angeboten sind (Wehmann et al. 2019). Darüber hinaus sind bislang wenige

Faktoren mit Einfluss auf die digitale therapeutische Beziehung bekannt (Berger 2017). Was außerdem offen bleibt, ist die Frage, welche Rolle die therapeutische Beziehung für die Wirksamkeit digitaler Psychotherapieangebote spielt.

Die therapeutische Beziehung – hängt diese mit der Wirksamkeit digitaler Psychotherapieformen zusammen?

Die Studienlage zum Zusammenhang von Therapiebeziehung und Wirksamkeit in digitalen Therapien ist auf den ersten Blick sehr heterogen (Knaevelsrud & Maercker 2006; Pihlaja et al. 2018; Sucala et al. 2012; Wehmann et al. 2019). Nachfolgend sollen daher die Ergebnisse einiger Übersichtsarbeiten skizziert werden.

In einer systematischen Übersichtsarbeit zu videobasierten Psychotherapiesitzungen ging keine der eingeschlossenen Studien auf Daten zum Zusammenhang zwischen Therapiebeziehung und Therapieerfolg ein (Norwood et al. 2018), Norwood et al. vermuten jedoch, dass der therapeutischen Beziehung in videobasierten Therapiesettings ein vergleichbarer Stellenwert wie in Settings vor Ort zukommt (Norwood et al., 2018).

Eine aktuelle systematische Übersichtsarbeit zu digitalen Psychotherapieformen, die mehrheitlich digitale Selbsthilfeinterventionen betrachtete, in denen der Kontakt textbasiert stattfand (E-Mail oder Chat), berichtet, dass die Mehrzahl der eingeschlossenen Studien einen signifikanten Zusammenhang zwischen der therapeutischen Allianz und dem Behandlungsergebnis findet bzw. dass diese das Ergebnis vorhersagbar macht (Lotringen et al. 2021).

Eine Metaanalyse, welche neben Selbsthilfeinterventionen auch video-, telefon- und e-mail-basierte Psychotherapie im Einzel- und Gruppensetting betrachtete, spricht für diese Formen digitaler Therapie, vergleichbar mit klassischen Psychotherapien vor Ort, von einem Zusammenhang von $r = 0.27$ zwischen der therapeutischen Beziehung und Outcomes (Flückiger et al. 2018).

Eine weitere Metaanalyse, die digitale Psychotherapieformen ausschließlich im Einzelsetting mit Kontakt über Chat, E-Mail, Video, aber auch Telefon mit einschloss, findet einen signifikanten Zusammenhang zwischen der Therapiebeziehung und dem symptombezogenen Behandlungsergebnis von $r = 0.20$ (Kaiser et al. 2021). Dabei hatten die Art des Kontakts bzw. Kommunikationsmittels, die Häufigkeit der Kommunikation mit Therapeutinnen und Therapeuten, die Art des Störungsbilds, aber auch die Frage, ob zusätzlich Selbsthilfe angeboten wurde, keinen Einfluss auf den Zusammenhang.

Eine Metaanalyse, die den Zusammenhang zwischen Allianz und Therapieerfolg in digitalen Psychotherapieformen (sowohl Selbsthilfeinterventionen als auch internetbasierte Psychotherapieformen eingeschlossen) über 18 Studien hinweg betrachtete und insgesamt 1117 Teilnehmerinnen und Teilnehmer einbezog, berechnete eine gewichtete durchschnittliche Gesamt-Effektstärke von $r = 0.252$, was auf einen moderaten Zusammenhang hinweist, wobei etwa 6 % der Varianz des Therapieerfolgs aufgeklärt wurden (Probst et al. 2019). Probst et al. kommen somit zu dem Schluss, dass auch in digitalen Psychotherapieformen der Allianz eine bedeutsame Rolle zukommt. Zusätzlich wurden einige Moderator-Variablen untersucht, es zeigte sich jedoch kein Einfluss

- des Ausmaßes an therapeutischem Kontakt,
- des Vorhandenseins von Face-to-face-Kontakt,
- der Spezifität der Ergebnis-Messung (in Therapien vor Ort größerer Zusammenhang zwischen Allianz und Therapieerfolg bei störungsunspezifischer Therapieerfolgsmessung [Flückiger et al. 2018]),
- des Zeitpunkts der Allianz-Messung (in Therapien vor Ort größerer Zusammenhang zwischen Allianz und Therapieerfolg bei späterer Allianzmessung [Flückiger et al. 2018]),
- des Alters der Patientinnen und Patienten
- oder der Dauer der Intervention.

In der Metaanalyse zeigte sich außerdem, dass die Übereinstimmung zwischen Patient bzw. Patientin und Therapeut/Therapeutin bezüglich der Aufgaben (WAI-Subskala *task*) prädiktiver für den Therapieerfolg war als die Entwicklung einer emotionalen Bindung (WAI-Subskala *bond*) zwischen Patientin bzw- Patient und Therapeutin/Therapeut (Probst et al. 2019). Dieses – und weitere vergleichbare Ergebnisse – lässt einige Autoren zu dem Schluss kommen, dass in digitalen Selbsthilfeinterventionen vor allem die wahrgenommene Übereinstimmung zwischen Patientin/Patient und Therapeutin/Therapeut bezüglich der Therapieziele sowie bezüglich der therapeutischen Aufgaben relevant ist, weniger jedoch – insbesondere im Vergleich zur klassischen Vor-Ort-Therapie – die Entwicklung einer emotionalen Bindung zwischen Patientin bzw. Patient und Online-Coach (Berger 2017; Knaevelsrud & Maercker 2006; Meyer et al. 2015; Probst et al., 2019). Berger (2017) weist zudem darauf hin, dass Patientinnen und Patienten sich in ihrem Wunsch nach Kontakthäufigkeit unterscheiden, und vermutet, dass die therapeutische Beziehung in digitalen Therapiesettings für manche Patientinnen und Patienten für die Behandlung relevanter ist als für andere.

Unpublizierte Daten weisen etwa darauf hin, dass in Bezug auf Patientinnen und Patienten, die sich dafür entschieden, im Rahmen einer digitalen Selbsthilfeintervention Therapeutinnen bzw. Therapeuten regelmäßig zu kontaktieren, die therapeutische Beziehung prädiktiver für den Therapieerfolg war als für Patientinnen und Patienten, die Therapeutinnen bzw. Therapeuten kaum kontaktierten (Berger 2017).

Weitere Forschung zu Moderatoren des Allianz-Outcome-Zusammenhangs in digitalen Psychotherapieformen ist wünschenswert.

Ein vielfach bestätigter Befund ist, dass von Therapeutinnen und Therapeuten oder Online-Coaches begleitete digitale Selbsthilfeinterventionen wirksamer sind als vergleichbare Selbsthilfeinterventionen ohne jegliche Begleitung (Baumeister et al. 2014; Moshe et al. 2021). Wie lässt sich dieser Befund erklären? Die Kontaktmöglichkeit (etwa über E-Mail) trägt in diesen Fällen vermutlich zum Erfolg von Online-Interventionen bei. Es wird vermutet, dass sich Patientinnen und Patienten durch die persönliche Begleitung eines Online-Coaches verpflichtet und unterstützt fühlen, alle Programminhalte zu bearbeiten und die Intervention nicht vorzeitig abzubrechen (Lopez et al. 2019; Richards & Richardson 2012); Online-Coaches kommt somit insbesondere eine adhärenz- bzw. engagementfördernde Rolle zu (Cavanagh & Millings 2013; Lopez et al. 2019; Tremain et al. 2020). Einige Befunde lassen vermuten, dass die wahrgenommene therapeutische Allianz mit dem Engagement und der Adhärenz bezüglich der digitalen Intervention einhergeht, welche wiederum Einfluss auf den Behandlungserfolg haben (Tremain et al. 2020).

Vorteile des Online-Kontakts für die therapeutische Arbeit

Trotz einer Reduktion der Kommunikationskanäle muss eine digitale Psychotherapie nicht zwingend zu einer Kommunikationsverarmung führen. Vielmehr scheint vieles kompensierbar und manches sogar für die therapeutische Arbeit vorteilhaft zu sein, etwa bei Betrachtung videobasierter Psychotherapiesitzungen (Probst et al. 2019; Simpson et al. 2021). In ihrer Studie verglichen Day und Schneider (2002) von Therapiesitzungen, die entweder vor Ort, videobasiert oder über Telefon durchgeführt wurden. Dabei bewerteten unabhängige Beobachter bzw. Beobachterinnen Patientinnen und Patienten in den videobasierten Therapiesitzungen als stärker aktiv partizipierend als solche, deren Sitzungen im etablierten Setting vor Ort durchgeführt wurden. Susan Day und Paul Schneider vermuten, dass sich Patienten und Patientinnen im videobasierten Therapiesetting mehr in der Verantwortung sahen, aktiv zum Therapieverlauf beizutragen, dass sie ein stärkeres Kontrollerleben hatten und die Distanz ihnen erleichtert hat, offen zu sein. Darüber hinaus kann es Patientinnen und Patienten in Online-Therapien durch die physische Distanz leichter fallen, offen über ihre Schwierigkeiten und auch sehr persönliche Dinge zu berichten (Reynolds et al. 2013; Simpson et al. 2021), was auch als *online disinhibition effect* bezeichnet wird (Suler 2004). Einige Befunde weisen zudem darauf hin, dass sich die Therapiebeziehung durch zusätzliche digitale Angebote verbessern kann (Lopez 2015; Richards et al. 2018), etwa da Patientinnen und Patienten das Gefühl haben, dass Therapeuten bzw. Therapeutinnen auch zwischen Vor-Ort-Sitzungen erreichbar sind und sie in zuvor definierter Form unterstützen können (Lopez 2015; Lopez et al. 2019).

Die therapeutische Beziehung in digitaler Psychotherapie: Zusammenfassende Betrachtung und Diskussion

Bisherige Übersichtsarbeiten weisen darauf hin, dass sich vor allem aus Sicht von Patientinnen und Patienten auch in digitalen Formen der Psychotherapie eine positiv bewertete arbeitsbezogene Beziehung zu Behandelnden aufbauen lässt, welche sich nicht von der in vergleichbaren klassischen Therapiesitzungen vor Ort zu unterscheiden scheint (Berger 2017; Klasen et al. 2013; Pihlaja et al. 2018; Sucala et al. 2012). Diese Befunde zeigten sich weitestgehend unabhängig von der Kommunikationsart, Synchronizität und dem Ausmaß des therapeutischen Kontakts (Berger 2017; Cavanagh & Millings 2013; Cook & Doyle 2002; Wehmann et al. 2019). Die Befürchtung, dass digitale Psychotherapieformen die therapeutische Beziehung grundsätzlich verschlechtern würden, scheint aufgrund der Studienlage so nicht gerechtfertigt zu sein. Insbesondere in videobasierten Psychotherapiesitzungen, welche vermehrt auch den Therapiealltag prägen, ist wahrscheinlich das »Ausmaß« der therapeutischen Beziehung – die erreichten Werte in gängigen Erhebungsinstrumenten – zu einem deutlich größeren Anteil von Therapeuten und Therapeutinnen, Patientinnen und Patienten und deren Eigenschaften abhängig als von der Art des Kommunikationskanals (Cipolletta et al. 2018).

Aktuelle Übersichtsarbeiten zur Rolle der therapeutischen Beziehung in digitalen Psychotherapien verweisen zudem darauf, dass auch in diesen Therapieformen der Aufbau einer therapeutischen Beziehung (in Selbsthilfeinterventionen insbesondere hinsichtlich einer Übereinstimmung in Bezug auf die Aufgaben und Ziele, weniger die emotionale Bindung) für den Therapieerfolg relevant zu sein scheint (Berger 2017). Vermutlich spielen in digitalen Psychotherapieformen, insbesondere in Selbsthilfeinterventionen, weitere Faktoren wie beispielsweise die Adhärenz bezüglich der Behandlungsintervention, das Erfahren von Selbstwirksamkeit und Selbstbestimmung oder verbesserte Selbstmanagementfähigkeiten im Hinblick auf das Erreichen erwünschter Ergebnisse eine Rolle (vgl. Cavanagh & Millings 2013; Domhardt & Baumeister 2021). Auch im Rahmen konventioneller Therapiesitzungen ist das »Ausmaß« der therapeutischen Beziehung nicht der einzige Faktor für Veränderungserfolge (Carey et al. 2012). Die Erforschung digital-spezifischer Wirkfaktoren ist daher von hoher Relevanz, um die vielfach belegte Wirksamkeit dieser Interventionsformen besser zu verstehen und Interventionen hinsichtlich ihrer Wirksamkeit zu optimieren (Domhardt et al. 2019). Gleichzeitig wird in der Literatur zur therapeutischen Beziehung diskutiert, dass der wirksame Aspekt der therapeutischen Arbeitsbeziehung möglicherweise das Schaffen einer Umgebung ist, die eine ungefilterte Erforschung innerer Erfahrungen von Patientinnen und Patienten sowie das Entwickeln eigener Lösungen fördert (Carey et al. 2012) – ein Aspekt, den therapeutisch begleitete Selbsthilfeinterventionen möglicherweise ebenso zur Verfügung stellen können.

Die berichteten Befunde zur digitalen therapeutischen Beziehung sollen abschließend noch bezüglich einiger Punkte kritisch betrachtet werden.

Einschränkungen der Befunde zur digitalen therapeutischen Beziehung

Einschränkungen der genannten Befunde betreffen insbesondere die Generalisierbarkeit. Neben einem möglichen Selektionsbias in digitalen Psychotherapiestudien wären künftige Erkenntnisse aus naturalistischen Studienkontexten sowie jenseits KVT-basierter Interventionen wünschenswert (Probst et al. 2019).

Als zentral erscheint jedoch die Einschränkung hinsichtlich der Konzeptualisierung und Erfassung des Konstrukts der therapeutischen Beziehung in bisherigen Studien. So wurde in der Mehrzahl der berichteten Befunde im Bereich digitaler therapeutischer Angebote das Konstrukt der therapeutischen Beziehung über die arbeitsbezogene therapeutische Allianz (meist erfasst über das WAI, Horvath & Greenberg 1989) operationalisiert, obwohl die therapeutische Beziehung mehr als eine derartige arbeitsbezogene Konzeptualisierung umfasst. Entsprechend wurde die Komplexität der therapeutischen Beziehung in der Betrachtung bislang erheblich vereinfacht (Gelso 2014; Horvath et al. 2011). Studien abseits der digitalen Psychotherapie weisen etwa darauf hin, dass die Erfassung der persönlichen Beziehung zwischen Therapeutin bzw. Therapeut und Patient bzw. Patientin, welche ebenfalls ein Aspekt der therapeutischen Beziehung ist (Gelso 2014), über den Beitrag der arbeitsbezogenen therapeutischen Allianz hinaus zur Varianz erwünschter Behandlungsergebnisse beiträgt (Fuertes et al. 2007; Gelso et al. 2013; Lo Coco et al., 2011). Auch welche Auswirkungen digitale Psychotherapieformen auf die Übertragungsbeziehung haben und inwiefern sich eine psychodynamische Arbeitsweise, die vorrangig mit der Beziehung zwischen Therapeutin/Therapeut und Patientin/Patient arbeitet, in verschiedenste digitale Therapiesettings übertragen lässt, ist bislang kaum erforscht.

Weiterhin kann vermutet werden, dass die Erwartungen an die therapeutische Beziehung zu einem Online-Coach möglicherweise andere sind als die an den eigenen Therapeuten bzw. die Therapeutin und dass diese Erwartungen so auch die Bewertung der therapeutischen Beziehung in digitalen Therapieformen beeinflussen. So berichteten Teilnehmerinnen und Teilnehmer einer begleiteten Selbsthilfeintervention etwa: »Given that there was only an online contact, the relationship with the therapist was very good« (Berger 2017, S. 11).

Es stellt sich zudem die Frage, inwiefern das dyadische Konzept der Allianz, insbesondere bei Verwendung derselben Messinstrumente, auf internetbasierte Interventionen übertragen werden kann (Probst et al. 2019). Dies führte bereits zur Entwicklung spezifischer Allianz-Messinstrumente mit dem Ziel, die potentiell spezifischen Eigenschaften internetbasierter therapeutischer Beziehungen abzubilden (Berger 2017; Tremain et al. 2020). Aktuell befinden sich hier einige Messinstrumente in der Entwicklung und Validierung, etwa der WAI-TECH-SF (Working Alliance Inventory for Online Interventions – Short Form; Herrero et al. 2020) oder der DWAI (Digital Working Alliance Inventory; Goldberg et al. 2021). In einer Studie wurde der WAI-SR beispielsweise dahingehend adaptiert, dass sich die Items der *goals-* und *tasks-*Subskalen auf die Bearbeitung des Online-Programms bezogen, während sich die *bond-*Subskala auf die therapeutische Begleitung über wöchentlichen E-Mail-Kontakt bezog (Berger et al. 2014). Bei Betrachtung der Allianz in digitalen Selbsthilfeinterventionen ist es auch möglich, die Beziehung zum digitalen System bzw. zur Intervention oder Plattform an sich zu betrachten (etwa im Rahmen völlig unbegleiteter Interventionen), wobei hier Faktoren wie Verfügbarkeit (wie einfach und wie gut zugänglich ist die digitale Intervention) und Interaktivität (Ausmaß an Personalisierung und Feedback auf der Grundlage von Benutzereingaben sowie Ausmaß der erlebten Kontrolle durch den Nutzer) eine Rolle zu spielen scheinen (Hillier 2018). Erste Theorien zur Auswirkung spezifischer (Design-)Elemente einer Intervention auf verschiedenen Aspekte einer digitalen therapeutische Allianz sind bereits entwickelt worden (Tremain et al. 2020). Eine qualitative Interviewstudie weist jedoch darauf hin, dass eine direkte Beziehung zur digitalen Intervention an sich von Patientinnen bzw. Patienten meist verneint wird, dennoch scheinbar bündnisartige Prozesse in Bezug auf die Intervention erlebt werden (Hillier 2018). Prinzipiell ist die Frage, ob gängige Ansätze der therapeutischen Beziehung sich in den digitalen Bereich übertragen lassen oder ob komplett neue Modelle entwickelt werden müssen, noch unbeantwortet und wird rege diskutiert (Lederman & D'Alfonso 2021).

Fazit und Ausblick

Bisherige Befunde zur therapeutischen Beziehung in digitaler Psychotherapie stammen insbesondere aus Studien, die der Legitimierung digitaler Psychotherapieformen dienten, und hatten zum Ziel zu zeigen, dass auch in diesen Formen eine therapeutische Beziehung ausreichend etabliert werden kann. Ein besseres Verständnis der spezifischen Charakteristika einer digitalen therapeutischen Beziehungsgestaltung, qualitative Unterschiede des Konstrukts im Vergleich zu dem in etablierten Settings vor Ort sowie ein besseres Verständnis von Veränderungsmechanismen in digitalen Therapieformen sind somit von großem Interesse und sollten zukünftig wissenschaftliche Beachtung finden (Berger 2017; Lotringen et al. 2021; Tremain et al. 2020). Derartige Erkenntnisse haben auch das Potential, zum generellen Verständnis der therapeutischen Beziehung beizutragen (Cavanagh & Millings 2013; Pihlaja et al. 2018). Um die Vorteile digitaler Therapieformen ausschöpfen zu können und gleichzeitig Individualisierung, persönlichem Kontakt und darüber hinaus dem gesamten Spektrum wirkungsvoller Aspekte einer therapeutischen Beziehung in der Psychotherapie Raum zu geben, erscheinen künftig auch *Blended Therapy*-Ansätze (Baumeister et al. 2018; Kooistra et al. 2016) als vielversprechend, also eine Integration von Online-Interventionen in die Psychotherapie vor Ort.

Literatur

Alexander, L. B. & Luborsky, L. (1986): The Penn helping alliance scales. In: L. S. Greenberg & W. M. Pinsof (Hrsg.), *The psychotherapeutic process: A research handbook.* New York u. a.: Guilford Press, S. 325–366.

Banbury, A., Nancarrow, S., Dart, J., Gray, L. & Parkinson, L. (2018): Telehealth interventions delivering home-based support group videoconferencing: Systematic review. *Journal of Medical Internet Research*, 20(2), e25; doi: https://doi.org/10.2196/jmir.8090.

Batastini, A. B., Paprzycki, P., Jones, A. C. T. & MacLean, N. (2021): Are videoconferenced mental and behavioral health services just as good as in-person? A meta-analysis of a fast-growing practice. *Clinical Psychology Review*, 83, 101944; doi: https://doi.org/10.1016/j.cpr.2020.101944.

Baumeister, H., Reichler, L., Munzinger, M. & Lin, J. (2014): The impact of guidance on internet-based mental health interventions – a systematic review. *Internet Interventions*, 1 (4), S. 205–215; doi: https://doi.org/10.1016/j.invent.2014.08.003.

Baumeister, H., Grässle, C., Ebert, D. D. & Krämer, L. V. (2018): Blended Psychotherapy – verzahnte Psychotherapie: Das Beste aus zwei Welten? *PiD – Psychotherapie im Dialog*, 19 (04), S. 33–38; doi: https://doi.org/10.1055/a-0592-0264.

Beatty, C., Malik, T., Meheli, S. & Sinha, C. (2022): Evaluating the therapeutic alliance with a free-text CBT conversational agent (Wysa): A mixed-methods study. *Froniers in Digital Health*,4, 847991; doi: https://doi.org/10.3389/fdgth.2022.847991.

Bendig, E., Erb, B., Schulze-Thuesing, L. & Baumeister, H. (2019): Next generation: Chatbots in clinical psychology and psychotherapy to foster mental health – a Scoping Review. *Verhaltenstherapie*, 29 (4), S. 266–280; doi: https://doi.org/10.1159/000499492.

Berger, T. (2017): The therapeutic alliance in internet interventions: A narrative review and suggestions for future research. *Psychotherapy Research*, 27 (5), S. 511–524; doi: https://doi.org/10.1080/10503307.2015.1119908.

Berger, T., Caspar, F., Richardson, R., Kneubühler, B., Sutter, D. & Andersson, G. (2011): Internet-based treatment of social phobia: A randomized controlled trial comparing unguided with two types of guided self-help. *Behaviour Research and Therapy*, 49 (3), S. 158–169; doi: https://doi.org/10.1016/j.brat.2010.12.007.

Berger, T., Boettcher, J. & Caspar, F. (2014): Internet-based guided self-help for several anxiety disorders: A randomized controlled trial comparing a tailored with a standardized disorder-specific approach. *Psychotherapy*, 51 (2), S. 207–219; doi: https://doi.org/10.1037/a0032527.

Boettcher, J., Renneberg, B. & Berger, T. (2013): Patient expectations in internet-based self-help for social anxiety. *Cognitive Behaviour Therapy*, 42 (3), S. 203–214; doi: https://doi.org/10.1080/16506073.2012.759615.

Bordin, E. S. (1979): The generalizability of the psychoanalytic concept of the working alliance. *Psychotherapy: Theory, Research & Practice*, 16 (3), S. 252–260.

Bouchard, S., Robillard, G., Marchand, A., Renaud, P. & Riva, G. (2007): Presence and the bond between patients and their psychotherapists in the cognitive-behavior therapy of panic disorder with agoraphobia delivered in videoconference. In: *Presence 2007. The 10th Annual International Workshop on Presence, Barcelona*, october 25–27, Barcelona: Starlab, S. 89–95. Im Internet: http://matthewlombard.com/ISPR/Proceedings/2007/Bouchard,%20Robillard,%20Marchand,%20and%20Riva.pdf (Zugriff: 24. 11. 2022).

Carey, T. A., Kelly, R. E., Mansell, W. & Tai, S. J. (2012): What's therapeutic about the therapeutic relationship? A hypothesis for practice informed by Perceptual Control Theory. *Cognitive Behaviour Therapist*, 5 (2–3), S. 47–59; doi: https://doi.org/10.1017/S1754470X12000037.

Carlbring, P., Andersson, G., Cuijpers, P., Riper, H. & Hedman-Lagerlöf, E. (2018): Internet-based vs. face-to-face cognitive behavior therapy for psychiatric and somatic disorders: An updated systematic review and meta-analysis. *Cognitive Behaviour Therapy*, 47 (1), S. 1–18; doi: https://doi.org/10.1080/16506073.2017.1401115.

Cataldo, F., Chang, S., Mendoza, A. & Buchanan, G. (2021): A perspective on client-psychologist relationships in videoconferencing psychotherapy: Literature review *JMIR Mental Health*,8 (2), e 19004; doi: https://doi.org/10.2196/19004.

Cavanagh, K. & Millings, A. (2013): (Inter)personal computing: The role of the therapeutic relationship in E-mental health. *Journal of Contemporary Psychotherapy*, 43 (4), S. 197–206; doi: https://doi.org/10.1007/s10879-013-9242-z.

Cipolletta, S., Frassoni, E. & Faccio, E. (2018): Construing a therapeutic relationship online An analysis of videoconference sessions. *Clinical Psychologist*, 22 (2), S. 220–229.

Cook, J. E. & Doyle, C. (2002): Working alliance in online therapy as compared to face-to-face therapy: Preliminary results. *CyberPsychology & Behavior*, 5 (2), S. 95–105.

Crits-Christoph, P., Gibbons, M. B. C., Hamilton, J., Ring-Kurtz, S. & Gallop, R. (2011): The dependability of alliance assessments: The alliance-outcome correlation is larger than you might think. *Journal of Consulting and Clinical Psychology*, 79 (3), S. 267–278; doi: https://doi.org/10.1037/a0023668.

Day, S. X. & Schneider, P. L. (2002): Psychotherapy using distance technology: A comparison of face-to-face, video, and audio treatment. *Journal of Counseling Psychology*, 49 (4), S. 499–503; doi: https://doi.org/10.1037/0022-0167.49.4.499.

Dehmel, J. & Borcsa, M. (2020): Therapiebeziehung zu Kindern und Jugendlichen. *Psychotherapeutenjournal*, 19 (2), S. 106–113.

DGPs [Interessensgruppe E-Health in der Fachgruppe Klinische Psychologie und Psychotherapie der Deutschen Gesellschaft für Psychologie (DGPs)] (2020): *Empfehlungen zur Durchführung Videokonferenz-basierter Psychotherapie.* Im Internet: https://dgppn.de/_Resources/Persistent/9338fe3ae62f304b208c4f96aaa3c75daa17de7c/Empfehlungen Videobasierte%20Psychotherapie_DGPs_IG%20E-Health_20200326.pdf (Zugriff: 24.11.2022).

Domhardt, M. & Baumeister, H. (2021): Active ingredients and mechanisms of change in digital psychotherapy. *Psychotherapeut*, 66 (5), S. 414–423; doi: https://doi.org/10.1007/s00278-021-00525-2.

Domhardt, M., Geßlein, H., von Rezori, R. E. & Baumeister, H. (2019): Internet- and mobile-based interventions for anxiety disorders: A meta-analytic review of intervention components. *Depression and Anxiety*, 36 (3), S. 213–224; doi: https://doi.org/10.1002/da.22860.

Domhardt, M., Engler, S., Nowak, H., Lutsch, A., Baumel, A. & Baumeister, H. (2021a): Mechanisms of change in digital health interventions for mental disorders in youth: Systematic review. *Journal of Medical Internet Research*, 23 (11), S. 1–21; doi: https://doi.org/10.2196/29742.

Domhardt, M., Nowak, H., Engler, S., Baumel, A., Grund, S., Mayer, A., Terhorst, Y. & Baumeister, H. (2021b): Therapeutic processes in digital interventions for anxiety: A systematic review and meta-analytic structural equation modeling of randomized controlled trials. *Clinical Psychology Review*, 90, 102084; doi: https://doi.org/10.1016/j.cpr.2021.102084.

Ebert, D. D., Van Daele, T., Nordgreen, T., Karekla, M., Compare, A., Zarbo, C., Brugnera, A., Øverland, S., Trebbi, C., Jensen, K. L., Kaehlke, F., Baumeister, H. & Taylor, J. (2018): Internet and mobile-based psychotherapy: Applications, efficacy and potential for improving mental health care in Europe. A report of the EFPA e-health taskforce. *European Psychologist*, 23 (2), S. 167–187; doi: https://doi.org/10.1027/1016-9040/a000318.

Ertelt, T. W., Crosby, R. D., Marino, J. M., Mitchell, J. E., Lancaster, K., & Crow, S. J. (2011): Therapeutic factors affecting the cognitive behavioral treatment of bulimia nervosa via telemedicine versus face-to-face delivery. *International Journal of Eating Disorders*, 44 (8), S. 687–691.

Flückiger, C., Del, A. C., Wampold, B. E. & Horvath, A. O. (2018): The alliance in adult psychotherapy: A meta-analytic synthesis. *Psychotherapy*, 55 (4), S. 316–340; doi: https://doi.org/10.1037/pst0000172.

Fuertes, J. N., Mislowack, A., Brown, S., Gur-Arie, S., Wilkinson, S. & Gelso, C. (2007): Correlates of the real relationship in psychotherapy: A study of dyads. *Psychotherapy Research*, 17 (4), S. 423–430.

Gelso, C. (2014): A tripartite model of the therapeutic relationship: Theory, research, and practice. *Psychotherapy Research*, 24 (2), S. 117–131.

Gelso, C. & Carter, J. A. (1985): The relationship in counseling and psychotherapy: Components, consequences, and theoretical antecedents. *The Counseling Psychologist*, 13 (2), S. 155–243.

Gelso, C., Palma, B., & Bhatia, A. (2013): Attachment theory as a guide to understanding and working with transference and the real relationship in psychotherapy. *Journal of Clinical Psychology*, 69 (11), S. 1160–1171.

Goldberg, S. B., Baldwin, S. A., Riordan, K. M., Torous, J., Dahl, C. J., Davidson, R. J. & Hirshberg, M. J. (2021): Alliance with an unguided smartphone app: Validation of the Digital Working Alliance Inventory. *Assessment*, 29 (6), S. 1331–1345; doi: https://doi.org/10.1177/10731911211015310.

Herrero, R., Vara, M. D., Miragall, M., Botella, C., García-Palacios, A., Riper, H., Kleiboer, A. & Ma Baños, R. (2020): Working Alliance Inventory for Online Interventions-Short Form (WAI-TECH-SF): The role of the therapeutic alliance between patient and online program in therapeutic outcomes. *International Journal of Environmental Research and Public Health*, 17 (17), 6169; doi: https://www.mdpi.com/1660-4601/17/17/6169.

Hillier, L. (2018): *Exploring the nature of the therapeutic alliance in technology-based interventions for mental health problems*. Masters thesis/MPhil Health Research, University of Lancaster; doi: https://doi.org/10.17635/lancaster/thesis/406. Im Internet: https://eprints.lancs.ac.uk/id/eprint/127663/1/2018hilliermphil.pdf (Zugriff: 24.11.2022).

Himle, J. A., Fischer, D. J., Muroff, J. R., Van Etten, M. L., Lokers, L. M., Abelson, J. L. & Hanna, G. L. (2006): Videoconferencing-based cognitive-behavioral therapy for obsessive-compulsive disorder. *Behaviour Research and Therapy*, 44 (12), S. 1821–1829.

Horvath, A. O. (2005): The therapeutic relationship: Research and theory. An introduction to the special issue. *Psychotherapy Research*, 15 (1–2), S. 3–7; doi: https://doi.org/10.1080/10503300512331339143.

Horvath, A. O. & Greenberg, L. S. (1989): Development and validation of the Working Alliance Inventory. *Journal of Counseling Psychology*, 36 (2), S. 223–233; doi: https://doi.org/10.1037/0022-0167.36.2.223.

Horvath, A. O., Del Re, A. C., Flückiger, C. & Symonds, D. (2011): Alliance in individual psychotherapy. *Psychotherapy*, 48 (1), S. 9–16; doi: https://doi.org/10.1037/a0022186.

Jerome, L. W. & Zaylor, C. (2000): Cyberspace: Creating a therapeutic environment for telehealth applications. *Professional Psychology: Research and Practice*, 31 (5), S. 478–483.

Kaiser, J., Hanschmidt, F. & Kersting, A. (2021): The association between therapeutic alliance and outcome in internet-based psychological interventions: A meta-analysis. *Computers in Human Behavior*, 114, 106512; doi: https://doi.org/10.1016/j.chb.2020.106512.

Kazdin, A. E. (2007): Mediators and mechanisms of change in psychotherapy research. *Annual Review of Clinical Psychology*, 3, S. 1–27; doi: https://doi.org/10.1146/annurev.clinpsy.3.022806.091432.

Klasen, M., Knaevelsrud, C. & Böttche, M. (2013): Die therapeutische Beziehung in internetbasierten Therapieverfahren. *Der Nervenarzt*, 84 (7), S. 823–831.

Knaevelsrud, C. & Maercker, A. (2006): Does the quality of the working alliance predict treatment outcome in online psychotherapy for traumatized patients? *Journal of Medical Internet Research*, 8 (4), e31.

Kohn, R., Saxena, S., Levav, I. & Saraceno, B. (2004): The treatment gap in mental health care. *Bulletin of the World Health Organization*, 82 (11), S. 858–866.

Kooistra, L. C., Ruwaard, J., Wiersma, J. E., van Oppen, P., van der Vaart, R., van Gemert-Pijnen, J. E. W. C. & Riper, H. (2016): Development and initial evaluation of blended cognitive behavioural treatment for major depression in routine specialized mental health care. *Internet Interventions*, 4 (1), S. 61–71; doi: https://doi.org/10.1016/j.invent.2016.01.003.

Lambert, M. J. & Barley, D. E. (2001): Research summary on the therapeutic relationship and psychotherapy outcome. *Psychotherapy*, 38 (29), S. 357–361.

Lederman, R. & D'Alfonso, S. (2021): The digital therapeutic alliance: Prospects and considerations. *JMIR Mental Health*, 8 (7), e31385; doi: https://doi.org/10.2196/31385.

Leuchtenberg, S., Gromer, D. & Käthner, I. (2022): Videoconferencing versus face-toface psychotherapy: Insights from patients and psychotherapists about comparability of therapeutic alliance, empathy and treatment characteristics. *Counselling & Psychotherapy Reserch*. https://doi.org/10.1002/capr.12538.

Liess, A., Simon, W., Yutsis, M., Owen, J. E., Piemme, K. A., Golant, M. & Giese-Davis, J. (2008): Detecting emotional expression in face-to-face and online breast cancer support groups. *Journal of Consulting and Clinical Psychology*, 76 (3), S. 517–523.

Lo Coco, G., Gullo, S., Prestano, C. & Gelso, C. J. (2011): Relation of the real relationship and the working alliance to the outcome of brief psychotherapy. *Psychotherapy*, 48 (4), S. 359–367.

Lopez, A. (2015): An investigation of the use of internet based resources in support of the therapeutic alliance. *Clinical Social Work Journal*, 43 (2), S. 189–200.

Lopez, A., Schwenk, S., Schneck, C. D., Griffin, R. J. & Mishkind, M. C. (2019): Technology-based mental health treatment and the impact on the therapeutic alliance. *Current Psychiatry Reports*, 21 (8), 76; doi: https://doi.org/10.1007/s11920-019-1055-7

Lotringen, C. M. Van, Jeken, L., Westerhof, G. J. & Klooster, P. M. (2021): Responsible relations: A systematic scoping review of the therapeutic alliance in text-based digital psychotherapy. *Frontiers in Digital Health*, 3, 689750; doi: https://doi.org/10.3389/fdgth.2021.689750.

MacLeod, M., Martinez, R. & Williams, C. (2009): Cognitive behaviour therapy self-help: Who does it help and what are its drawbacks? *Behavioural and Cognitive Psychotherapy*, 37 (1), S. 61–72; doi: https://doi.org/10.1017/S1352465808005031.

Mechanic, D. (2007): Barriers to help-seeking, detection, and adequate treatment for anxiety and mood disorders: Implications for health care policy, *Journal of Clinical Psychiatry*, 68 (suppl 2), S. 20–26.

Meyer, B., Bierbrodt, J., Schröder, J., Berger, T., Beevers, C. G., Weiss, M., Jacob, G., Späth, C., Andersson, G., Lutz, W., Hautzinger, M., Löwe, B., Rose, M., Hohagen, F., Caspar, F., Greiner, W., Moritz, S. & Klein, J. P. (2015): Effects of an internet intervention (Deprexis) on severe depression symptoms: Randomized controlled trial. *Internet Interventions*, 2 (1), S. 48–59; doi: https://doi.org/10.1016/j.invent.2014.12.003.

Moshe, I., Terhorst, Y., Philippi, P., Domhardt, M., Cuijpers, P., Cristea, I., Pulkki-Råback, L., Baumeister, H. & Sander, L. B. (2021): Digital interventions for the treatment of depression: A meta-analytic review. *Psychological Bulletin*. 147 (8), S. 749–786; doi: https://doi.org/10.1037/bul0000334.

Nienhuis, J. B., Owen, J., Valentine, J. C., Winkeljohn Black, S., Halford, T. C., Parazak, S. E., Budge, S. & Hilsenroth, M. (2018): Therapeutic alliance, empathy, and genuineness in individual adult psychotherapy: A meta-analytic review. *Psychotherapy Research*, 28 (4), S. 593–605; doi: https://doi.org/10.1080/10503307.2016.1204023.

Norcross, J. C. (Hrsg.) (2002): *Psychotherapy relationships that work: Therapist contributions and responsiveness to patients*. Oxford u. a.: Oxford University Press.

Norcross, J. C. & Wampold, B. E. (2011): Evidence-based therapy relationships: Research conclusions and clinical practices. *Psychotherapy*, 48 (1), S. 98–102; doi: https://doi.org/10.1037/a0022161.

Norwood, C., Moghaddam, N. G., Malins, S. & Sabin-Farrell, R. (2018): Working alliance and outcome effectiveness in videoconferencing psychotherapy: A systematic review and noninferiority meta-analysis. *Clinical Psychology & Psychotherapy*, 25 (6), S. 797–808.

Pettegrew, L. S. & Day, C. (2015): Smart phones and mediated relationships: The changing face of relational communication. *Review of Communication*, 15 (2), S. 122–139.

Pihlaja, S., Stenberg, J.-H., Joutsenniemi, K., Mehik, H., Ritola, V. & Joffe, G. (2018): Therapeutic alliance in guided internet therapy programs for depression and anxiety disorders – a systematic review. *Internet Interventions*, 11, S. 1–10; doi: https://doi.org/10.1016/j.invent.2017.11.005.

Probst, G. H., Berger, T. & Flückiger, C. (2019): The alliance-outcome relation in internet-based interventions for psychological disorders: A correlational meta-analysis. *Verhaltenstherapie*, 29, S. 1–12; doi: https://doi.org/10.1159/000503432.

Rees, C. S. & Stone, S. (2005): Therapeutic alliance in face-to-face versus videoconferenced psychotherapy. *Professional Psychology: Research and Practice*, 36 (6), S. 649–653.

Rettie, R. (2009): Mobile phone communication: Extending Goffman to mediated interaction. *Sociology*, 43 (3), S. 421–438; doi: https://doi.org/10.1177/0038038509103197.

Reynolds, D. J., Stiles, W. B., Bailer, A. J. & Hughes, M. R. (2013): Impact of exchanges and client-therapist alliance in online-text psychotherapy. *Cyberpsychology, Behavior, and Social Networking*, 16 (5), S. 370–377; doi: https://doi.org/10.1089/cyber.2012.0195.

Richards, D. & Richardson, T. (2012): Computer-based psychological treatments for depression: A systematic review and meta-analysis. *Clinical Psychology Review*, 32 (4), S. 329–342.

Richards, P., Simpson, S., Bastiampillai, T., Pietrabissa, G. & Castelnuovo, G. (2018): The impact of technology on therapeutic alliance and engagement in psychotherapy: The therapist's perspective. *Clinical Psychologist*, 22 (2), S. 171–181.

Richardson, D. F., Adamson, S. J. & Deering, D. E. A. (2012): The role of therapeutic alliance in treatment for people with mild to moderate alcohol dependence. *International Journal of Mental Health and Addiction*, 10 (5), S. 597–606.

Rochlen, A. B., Zack, J. S. & Speyer, C. (2004): Online therapy: Review of relevant definitions, debates, and current empirical support. *Journal of Clinical Psychology*, 60 (3), S. 269–283.

Rotger, J. M. & Cabré, V. (2022): Therapeutic alliance in online and face-to-face psychological treatment: Comparative study *JMIR Mental Health*, 9 (5), e36775; doi: https://doi.org/10.2196/36775.

Simpson, S. G. & Reid, C. L. (2014): Therapeutic alliance in videoconferencing psychotherapy: A review. *Australian Journal of Rural Health*, 22 (6), S. 280–299.

Simpson, S., Richardson, L., Pietrabissa, G., Castelnuovo, G. & Reid, C. (2021): *Videotherapy and therapeutic alliance in the age of COVID-19. Clinical Psychology & Psychotherapy*, 28 (2), S. 409–421; doi: https://doi.org/10.1002/cpp.2521.

Steel, K., Cox, D. & Garry, H. (2011): Therapeutic videoconferencing interventions for the treatment of long-term conditions. *Journal of Telemedicine and Telecare*, 17 (3), S. 109–117.

Steinhoff, M., Steubl, L. & Baumeister, H. (2020): Social Distancing oder Emotional Closeness? Die therapeutische Beziehung in digitaler Psychotherapie. *Familiendynamik*, 45 (4), S. 318–327; doi: https://doi.org/10.21706/fd-45-4.

Steubl, L. & Baumeister, H. (im Druck): Videobasierte Psychotherapie. *Bundesgesundheitsblatt.*

Steubl, L., Sachser, C., Baumeister, H. & Domhardt, M. (2021): Mechanisms of change in Internet- and mobile-based interventions for PTSD: A systematic review and meta-analysis. *European Journal of Psychotraumatology*, 12 (1), 1879551; doi: https://doi.org/10.1080/20008198.2021.1879551.

Sucala, M., Schnur, J. B., Constantino, M. J., Miller, S. J., Brackman, E. H. & Montgomery, G. H. (2012): The therapeutic relationship in e-therapy for mental health: A systematic review. *Journal of Medical Internet Research*, 14 (4), e110.

Suler, J. (2004): The online disinhibition effect. *Cyberpsychology & Behavior*, 7 (3), S. 321–326.

Topooco, N., Riper, H., Araya, R., Berking, M., Brunn, M., Chevreul, K., Cieslak, R., Ebert, D. D., Etchmendy, E., Herrero, R., Kleiboer, A., Krieger, T., García-Palacios, A., Cerga-Pashoja, A., Smoktunowicz, E., Urech, A., Vis, C. & Andersson, G. (2017): Attitudes towards digital treatment for depression: A European stakeholder survey. *Internet Interventions*, 8, S. 1–9; doi: https://doi.org/10.1016/j.invent.2017.01.001.

Torales, J., O'Higgins, M., Castaldelli-Maia, J. M. & Ventriglio, A. (2020): The outbreak of COVID-19 coronavirus and its impact on global mental health. *International Journal of Social Psychiatry*, 66 (4), S. 317–320; doi: https://doi.org/10.1177/0020764020915212.

Tremain, H., McEnery, C., Fletcher, K. & Murray, G. (2020): The therapeutic alliance in digital mental health interventions for serious mental illnesses: Narrative review. *JMIR Mental Health*, 7 (8), e17204; doi: https://doi.org/10.2196/17204.

Wehmann, E., Köhnen, M., Härter, M. & Liebherz, S. (2019): Therapeutic Alliance in technology-based interventions for the treatment of depression: A systematic review. *Journal of Medical Internet Research*, 22 (6), e17195; doi: https://www.jmir.org/2020/6/e17195/.

Weisel, K. K., Fuhrmann, L. M., Berking, M., Baumeister, H., Cuijpers, P. & Ebert, D. D. (2019): Standalone smartphone apps for mental health – a systematic review and meta-analysis. *Npj Digital Medicine*, 2 (1), S. 1–10; doi: https://doi.org/10.1038/s41746-019-0188-8.

Wilmers, F., Munder, T., Leonhart, R., Herzog, T., Plassmann, R., Barth, J. & Linster, H. W. (2008): Die deutschsprachige Version des Working Alliance Inventory-short revised (WAI-SR) – Ein schulenübergreifendes, ökonomisches und empirisch validiertes Instrument zur Erfassung der therapeutischen Allianz. *Klinische Diagnostik und Evaluation*, 1 (3), S. 343–358.

JULIA VON WEILER

»Innocence in Danger« oder warum die Vermittlung digitaler Beziehungskompetenz so wichtig ist

Einleitung

Im Jahr 2022 geschah in Nordrhein-Westfalen etwas Einschneidendes. Die Zahl der Kontaktanbahnungen von Erwachsenen mit 8- bis 9-jährigen Kindern hat sich im Vergleich zu 2021 mehr als verdoppelt. Die Absichten jener Menschen, die sich eine »Tarnkappe« aufsetzten, waren eindeutig. Man nennt es in Fachkreisen *Cybergrooming*, also die scheinbar gefühlvolle Annäherung an Kinder oder Jugendliche – um sie sexuell zu missbrauchen. In Zahlen: Im Jahr 2021 hatten 9 % der 8- bis 9-jährigen Kinder das erlebt, ein Jahr später waren es bereits 22 % (Landesanstalt für Medien NRW 2022).

Nun scheint diese Zahl nur ein Tropfen im Ozean der digitalen Kontaktaufnahmen zu sein. Gleichwohl ist sie Ausdruck der Geschwindigkeit einer Entwicklung, die in den digitalen Sphären *Skalierung* genannt wird. Normalerweise drückt das aus, wie viel mehr Reichweite Plattformen erzielen – und wie viel mehr Geld BigTech in kurzer Zeit verdienen kann. Aber diese Entwicklungssprünge gibt es eben auch im Umgang von Kindern und Jugendlichen mit digitalen Medien. Nur können sie dort brandgefährlich werden. Sie verändern nicht nur die Kommunikation, sondern das ganze Beziehungsleben – und damit natürlich auch die Sexualität von Minderjährigen.

Denn digitale Medien, Räume, Kommunikation sind ein wesentliches Element des sozialen Miteinanders. Sie vernetzen und beeinflussen neben der Beziehungsgestaltung auch nachhaltig die Entwicklung des Selbstbildes. Daher ist es wichtig, die hohe digitale Anwendungskompetenz von Kindern und Jugendlichen – etwa die Schnelligkeit, mit der sie ein Smartphone bedienen – nicht mit Medien- oder gar Lebenskompetenz zu verwechseln.

Dieser Beitrag will den damit verbundenen Fragen nachgehen. Er soll erklären, wie dynamisch die Entwicklung sozialer Medien gerade bezüglich der psychischen und sozialen Verhältnissen von Kindern und Jugendlichen ist; zudem, wie wichtig die Entstehung neuer Nahbereiche für Kinder ist – und wie gefährlich sie sein können. Gerade wenn man versteht, wie fragil die Entwicklung von Sexualität bei Kindern oft ist – und wie schnell sie in sexualisierte Gewalt umschlagen kann.

Was wir jetzt schon sagen können: Die Entwicklung ist zum einen so rasant, dass wir mehr valide Studien brauchen, um die digitalen Interaktionen unter Jugendlichen besser zu verstehen. Und die Geschwindigkeit der Prozesse ist, zum zweiten, leider auf einem Gebiet völlig unterschiedlich: Während digitale Medien das Gefühlsleben von Kindern und Jugendlichen mit rasender Geschwindigkeit erreichen – braucht die Regulierung solcher digitalen Räume gefühlt ewig lange Zeit. Die Opfer und Überlebenden sehen sich deswegen oft jahrelang schutzlos einer gesellschaftlich-technologischen Entwicklung ausgesetzt.

Kinder und Jugendliche können schon allein aufgrund ihrer hirnphysiologischen Entwicklung nicht in der Lage sein, ihr (digitales und damit hochkomplexes) Handeln wirklich zu reflektieren und zu verstehen. Der präfrontale Cortex, jene Hirnregion, die für eine situationsangemessene Handlungssteuerung und die Regulation emotionaler Prozesse zuständig ist, ist erst mit Anfang bis Mitte 20 voll ausgebildet. Internetfähige Handys bekommen Kinder jedoch oft bereits ab sechs Jahren.

Die *DIVSI U25-Studie* (2018) untersuchte die Stimmung der 14- bis 24-Jährigen im Umgang mit dem Digitalen. Neben vielen positiven Aspekten gab es ebenso viele kritische Beobachtungen. Online zu sein erleben Jugendliche sehr häufig nicht als etwas Freiwilliges, sondern als gesellschaftlich verordnet. Sie fühlen sich »im Stich« gelassen und lehnen die Bezeichnung »digital native« ab, weil die Gesellschaft der Erwachsenen damit so tut, als wären sie, die Kinder, qua Geburt in der Lage, mit diesem Medium umzugehen. Genau das aber sind sie nicht. Mehr als ein Drittel der Jugendlichen mag sich den sozialen Medien nicht aussetzen, weil diese so asozial seien (DIVSI 2018). Das lohnt es festzuhalten.

Digitale Räume verändern das Miteinander grundlegend. »Social Media macht dich zu einem Arschloch«: So beschreibt es Jaron Lanier (2018) in seinem – immer noch sehr lesenswerten – Buch *Zehn Gründe, warum du deine Social Media Accounts sofort löschen musst.* Dennoch gilt überall, auch unter Jugendlichen: Wer dabei sein will, muss mindestens schon in der Grundschule bei WhatsApp oder mindestens »on« sein.

Social Media und Messenger-Dienste revolutionieren unsere Kommunikation – und selbst unsere Beziehungen – die ganze Zeit über. Wir alle spüren es und kennen doch die genauen Mechanismen nicht, denn der allbestimmende Algorithmus bleibt den Nutzerinnen und Nutzern verborgen. Und wir wissen heute auch noch nicht, wie sich digitale Medien langfristig auf die Entwicklung von Bindung und Beziehung auswirken werden.

Digitaler Exhibitionismus – je mehr Likes, desto mehr bin ich

Plattformen wie Instagram, WhatsApp, Snapchat oder TikTok laden jede und jeden dazu ein, sich zu präsentieren, ja sie fordern es sogar. Laut einer Untersuchung im Auftrag des *IKW – Industrieverband Körperpflege- und Waschmittel e. V.* posten 85 % der Jugendlichen Selfies (Lönneker & Imdahl Rheingold Salon 2018). Vier von zehn tun es wöchentlich, ein Viertel täglich – und 14 % posten sogar mehrfach täglich Selfies hinaus in die virtuelle Welt. Ein wichtiger Motor für diese Rastlosigkeit ist die Suche nach Anerkennung. Wer sich nicht ausstellt, gehört nicht dazu. Ich nenne dieses Phänomen »digitalen Exhibitionismus« (von Weiler 2014).

Die Folgen für die Psyche von Kindern und Jugendlichen sind dramatisch: 40 % der für eine Untersuchung befragten britischen Jugendlichen im Alter zwischen 12 und 20 Jahren gaben an, sich wie ein »Niemand« zu fühlen, wenn sie keine Likes für ein Selfie erhielten (Ditch the Label 2017). Gleichzeitig gaben sieben von zehn dieser befragten Jugendlichen an, sie hätten sich anderen gegenüber online schon einmal erniedrigend und abschätzig verhalten.

Jean Twenge (2017) bezeichnet diese jungen Menschen als die »iGeneration«, die erste Generation, die ihre gesamte Jugendzeit mit einem Smartphone verbringt. Laut Twenge führt dies zu vielen Wellenbewegungen in Bezug auf das Wohlbefinden, soziale Interaktionen und die Art und Weise, wie die »iGen« über die Welt denkt. Die Autorin stellte ein messbar geringeres Wohlbefinden nach mehreren Stunden Bildschirmzeit fest. Das bedeutet: Je länger sich jemand in der virtuellen Welt aufhält, desto weniger wohl fühlt er sich – so jedenfalls sagen es die Zahlen aus empirischen Untersuchungen der »Generation Always-On« von Jean Twenge. Entsprechend weniger Zeit bringt diese Generation für analoge Interaktion mit Freunden auf (Twenge 2017).

Das Bedürfnis von Kindern und Jugendlichen nach Anerkennung, ihre Neugier, ihr Drang, Dinge auszuprobieren, und ihr Kommunikationsverhalten führen dazu, dass sie sich digital oft Risiken aussetzen, die sie aufgrund ihres Entwicklungsstandes nicht erkennen können (Baumgartner et al. 2010; Jonsson et al. 2015; Mitchell et al. 2007; Whittle et al. 2013).

Digitales sexuelles Handeln

Digitale Medien erweitern den sexuellen Handlungsspielraum: z.B. durch Sexting, also sexualisierte Textnachrichten, oder durch das Versenden expliziter Fotos – oder durch eine Kombination aus beidem. Oder durch explizite Interaktionen auf Plattformen, von denen wir Erwachsenen oft noch gar nicht wissen, dass es sie gibt. Ich will damit nicht die amourösen und sexuellen digitalen Erfahrungsräume diskreditieren. Findet die digitale sexuelle Handlung einvernehmlich auf Augenhöhe statt, ist alles in Ordnung. Schwierig wird es jedoch, wenn Druck, Drohungen und (andere) Formen der Gewalt ins Spiel kommen. Ein Beispiel ist »Sharegewaltigung«, d.h., dass jemand intime Bilder oder Filme der Partnerin bzw. des Partners ohne Einvernehmen an andere weiterleitet (s. auch die Definition am Ende des Beitrags). Denn wer intime Bilder anderer verbreitet, übt sexualisierte Gewalt aus. Wie also kann ich digitaler Intimität vertrauen?

Die Veränderung der Beziehungsgestaltung verändert auch die Gewalt unter Gleichaltrigen. Das gilt für Erwachsene genau wie für Jugendliche. Der Anteil derer, die sich aktiv über digitale Wege übergriffig und gewalttätig verhalten, steigt – auch bei Kindern und Jugendlichen. Die digitale Verbreitung hämischer, verleumderischer oder intimer Inhalte, um zu verletzen, entwickelt digital eine wuchtvolle Eigendynamik, der wir unbedingt begegnen müssen, um Kinder zu schützen und sich entwickelnde Täterkarrieren zu vermeiden (Maschke & Stecher 2017).

Sexualisierte Gewalt durch Jugendliche an Jugendlichen

Dunkelfeldstudien – also valide Einschätzungen des tatsächlichen Umfangs des sozialen Tatbestandes – zeigen, dass etwa die Hälfte der 14- bis 16-Jährigen nichtkörperliche und rund ein Viertel körperliche sexualisierte Gewalt durch Gleichaltrige erlebt hat (Ngo et al. 2018; Maschke & Stecher 2018). In diesen Studien gab ein Fünftel der Jugendlichen an, selbst sexualisierte Gewalt gegenüber Peers ausgeübt zu haben. Offenbar entsteht hier ein sich selbst beschleunigendes Momentum von Gewalterfahrungen und Gewalttaten.

Neben der Schule (51 %) und dem öffentlichen Raum (40 %) ist das Internet (44 %) einer der Orte, an denen am häufigsten nicht-körperliche sexualisierte Peer-Gewalt ausgeübt wird (Böhm et al. 2018). Ein Beispiel dafür ist das Versenden von Penisbildern (Dick Pics) (Smith 2018). Aus unserer Arbeit mit Jugendlichen wissen wir, dass ein solcher exhibitionistischer und übergriffiger Akt für Mädchen und junge Frauen, aber durchaus auch für Jungen und junge Männer praktisch den Normalfall digitaler Kommunikation darstellt.

Digitale Medien bieten neben den Möglichkeiten, digital sexualisierte Gewalt auszuüben, außerdem Wege zur Kontaktanbahnung für dann folgende körperliche sexualisierte Gewalt (Böhm et al. 2018). Es kann davon ausgegangen werden, dass Kinder und Jugendliche durch die häufige Nutzung digitaler Medien regelmäßig mit diesen Formen von sexualisierter Gewalt konfrontiert werden und diese als Täter bzw. Täterinnen nutzen (Greene-Colozzi et al. 2020; Mori et al. 2019).

Häufig berichten Jugendliche (70 %), dass sie sexualisierte Gewalt durch Jugendliche an Jugendlichen beobachtet haben (Hofherr 2019). Jedoch fällt es vielen dieser Beobachterinnen und Beobachtern (»Bystander«) schwer, in einem solchen Fall einzugreifen und Situationen zu beenden. Die betroffenen Jugendlichen wenden sich meistens an Gleichaltrige (Hofherr 2019; Lemaigre et al. 2017). Diese »Peer-Disclosures« führen jedoch selten zu einer Vermittlung ins professionelle Hilfesystem (Hofherr & Kindler 2018).

Fälle sexualisierter Gewalt unter Jugendlichen sind vielschichtig. Die Jugendlichen können im Rahmen von drei Rollen involviert sein: (1) als Betroffene, (2) als Täter bzw. Täterinnen oder (3) als Beobachter(innen) und Ansprechpartner(innen). Studien zeigen, dass die Trennung zwischen diesen Rollen unscharf ist: Etwa 15 % der Jugendlichen berichten, dass sie sowohl Täter(innen) als auch von sexualisierter Gewalt Betroffene waren (Allroggen 2015). Gleichermaßen müssen wir im Blick haben, dass auch die jeweiligen Eltern bzw. Erziehungspersonen aller beteiligten Jugendlichen involviert sind oder involviert werden müssen.

(Cyber-)Grooming – oder der direkte, ungestörte Kontakt zum Opfer

Viele Risiken ergeben sich aus der inneren Logik digitaler sozialer Räume. Nie war das soziale Nahfeld so groß wie heute im Zeitalter sozialer Netzwerke und Online-Spiele. Dabei gilt auch: Noch nie hatten es Sexualstraftäter und -täterinnen leichter, Kindern so nahe zu kommen wie über die digitalen Kanäle in Online-

Spielen, sozialen Netzwerken oder Messenger-Diensten. Sie werden mühelos Teil des sozialen Nahfeldes der Kinder und Jugendlichen. Dadurch entsteht eine neue Situation: Digital haben diese Täterinnen und Täter den direkten ungestörten Zugang zu Kindern und Jugendlichen *zu jeder Zeit*!

Eine Vielzahl von Kindern und Jugendlichen erlebt heute verschiedene Formen der Anbahnung unerwünschter sexueller Kontakte in digitalen Medien (Hasebrink et al. 2019; Madigan et al. 2018; PKS 2021; Sklenarova et al. 2018; Ybarra et al. 2004). Laut der MiKADO-Studie (MiKADO für: »Missbrauch von Kindern: Aetiologie, Dunkelfeld, Opfer«; Neutze & Osterheider 2015) sind Online-Täter meistens gut gebildet, eher jung und überwiegend männlich. Ein Viertel von ihnen sind Frauen. Die Bedeutung digitaler Medien als Plattform für sexualisierte Gewalt wuchs in Zeiten der Kontaktbeschränkungen aufgrund der Corona-Pandemie (Briken & Habermeyer 2020) und sollte in alle Präventionsangebote bzw. Schutzkonzepte mit einbezogen werden.

Digitale Medien und Kommunikationswege sind ein gutes Mittel für Täter und Täterinnen, um betroffene Kinder, Jugendliche und auch Erwachsene ständig zu manipulieren und vor allem zu kontrollieren. Eine Untersuchung der Internet Watch Foundation (2018) zu Livestream-Missbrauch (sexualisierte Gewalthandlungen via Web- oder Handycam) zeigt, dass 98 % der Kinder, die unerwünschte sexuelle Kontaktaufnahmen erlebt haben, 13 Jahre alt oder jünger sind. In 96 % der Fälle werden sie zu Hause oder in ihrem eigenen Zimmer digital missbraucht.

In ihren Jahresberichten von 2020 (Internet Watch Foundation 2021) und 2021 (Internet Watch Foundation 2022) zeigte die Internet Watch Foundation eine enorme Zunahme selbstgenerierter Missbrauchsdarstellungen auf. Solche Aufnahmen entstehen durch Livestream-Missbrauch. Im Jahr 2021 machten diese selbstgenerierten Aufnahmen 72 % aller dort gemeldeten Missbrauchsdarstellungen aus. Insgesamt stellte die Internet Watch Foundation eine Zunahme von 374 % im Vergleich zum Jahr 2019 fest. Bei der Altersgruppe der 7- bis 10-jährigen Opfer waren 49 % der gemeldeten Missbrauchsdarstellungen solche selbstgenerierten Missbrauchsdarstellungen. Bei der Altersgruppe der 11- bis 14-Jährigen waren es sogar 87 %. Das bedeutet: 70 % der verfolgten Meldungen betreffen Missbrauchsdarstellungen von Kindern und Jugendlichen, die über eine Webcam zu sexuellen Handlungen angeleitet, gezwungen oder ermutigt wurden. Dies zeigt den leichten Zugriff von Tätern und Täterinnen auf Kinder und Jugendliche.

In ihrem Jahresbericht 2020 stellte die Internet Watch Foundation zudem einen neuen Trend fest: selbstgenerierte Missbrauchsdarstellungen von Geschwisterinzest. Knapp die Hälfte dieser gemeldeten Missbrauchsdarstellungen zeigte penetrative sexualisierte Handlungen unter Geschwistern.

Im Jahresbericht 2021 schaute die Internet Watch Foundation zum ersten Mal genauer auf Täterinnen. Täterinnen, so der Report, werden am häufigsten in Missbrauchsdarstellungen mit Kindern im Alter von 7–10 Jahren gesehen. Laut dem Report wird sexualisierte Gewalt gegen 7- bis 10-jährige Jungen in Missbrauchsdarstellungen am häufigsten von einer Täterin verübt.

In diesem Zusammenhang stellt das so genannte sexuelle Online-Grooming ein weit verbreitetes Phänomen dar, bei dem ein erwachsener Täter (bzw. eine erwachsene Täterin) darauf abzielt, mit einem bzw. einer Minderjährigen Kontakt aufzunehmen, um ihn oder sie sexuell zu missbrauchen (Akhtar 2014; Stelzmann et al. 2020). Das bedeutet: Täter und Täterinnen nutzen immer alle ihnen zu Verfügung stehenden Möglichkeiten.

Vulnerabilität von Kindern und Jugendlichen für Online-Grooming

Grooming stellt ein Phänomen dar, das auch in Offline-Umgebungen wie der Familie oder pädagogischen Einrichtungen stattfindet (Akhtar 2014; Stelzmann et al. 2020). Das Online-Grooming ist allerdings durch die Verbreitung digitaler Medien im Allgemeinen und sozialer Medien und Games im Besonderen eine zunehmende Gefahr – auch wegen der genannten Skalierungseffekte. Online können sich Täter bzw. Täterinnen digital gleichzeitig auf vielen »Spielplätzen« Kindern und Jugendlichen nähern (Hasebrink et al. 2019; Madigan et al. 2018; PKS 2021; Sklenarova et al. 2018; Ybarra et al. 2004). Sie profitieren also von den Strukturen der digitalen Medien. Sie können so nach potentiellen Opfern suchen, um mit ihnen Kontakt aufzubauen (Berson 2003; Eneman et al. 2010; Smith et al. 2014; Webster et al. 2012). Um ihre sexuelle Befriedigung zu erreichen, nutzen die Täter bzw. Täterinnen außerdem verschiedene Strategien, mittels derer sie das Kind oder den Jugendlichen manipulieren (Black et al. 2015; de Santisteban et al. 2018).

Die ROBERT-Studie (ROBERT für »Risktaking Online Behaviour, Empowerment through Research and Training«; Quayle et al. 2012a; Quayle et al. 2012b) befragte junge Menschen (11 bis 17 Jahre), die von sexuellem Online-Grooming und sexuellem Missbrauch betroffen waren, sowie verurteilte Sexualstraftäter, die sexuelles Online-Grooming als Strategie eingesetzt hatten. Die Ergebnisse machen deutlich, dass Kinder unter schwierigen Umständen anfälliger für die Ausnutzung ihres Bedürfnisses nach Zuneigung und Nähe sind. Für die Jugendlichen ist es eine »Erleichterung und Freude«, eine Person gefunden zu haben, der sie sich eng verbunden fühlen.

Es lohnt sich, dieses Phänomen von Nähe genauer zu betrachten. Eine Person, die sie versteht und für sie da ist, wird von den befragten Minderjährigen als jemand wahrgenommen, mit dem sie einen Ausweg aus einem Leben finden können, in welchem ihnen Dinge fehlen, die ihnen wichtig sind. Die Berichte der Befragten zeigten, wie es den Tätern bzw. Täterinnen gelang, schon im ersten Kontakt ein Versprechen auf Nähe zu vermitteln, verbunden mit der Möglichkeit, etwas Spannendes zu erleben. Die Offenheit der Jugendlichen für dieses Angebot war offensichtlich und wurde erwidert. Die Befragten gaben viele Erklärungen für ihren Wunsch, mit neuen Menschen in Kontakt zu kommen: etwa die Sehnsucht nach etwas Neuem oder der Drang, sichtbarer zu werden. Weitere Gründe für ihren Wunsch waren u.a. die Traurigkeit seit der Scheidung der Eltern, die Tatsache, nicht mehr in der Schule zu sein und von den Eltern allein gelassen zu werden, die »das Gefühl hatten, keine Zeit für sie zu haben« (Quayle et al. 2012b, S. 101). Das sind Angaben aus dem Jahr 2012. Im digitalen Zeitalter bedeutet diese Zeitspanne eine gefühlte Ewigkeit. Gleichwohl beschreiben die Ergebnisse ein nach wie vor bestehendes Problem.

Für Kinder und Jugendliche kann eine scheinbar ahnungslose Kommunikation schwerwiegende Folgen haben. So wurden beispielsweise Erfahrungen mit sexualisierter Gewalt mit Symptomen von Angst und Depression, Substanzmissbrauch, posttraumatischer Belastungsstörung und zwanghafter Internetnutzung in Verbindung gebracht. Aufgrund des Querschnittsdesigns dieser Studien bleiben Schlussfolgerungen über die Richtung des Effekts hypothetisch, obwohl ein wechselseitiger Einfluss angenommen werden kann (Dönmez & Soylu 2020; Gámez-Guadix et al. 2013; Jonsson et al. 2019).

Missbrauchstäter und -täterinnen nutzen digitale Räume zu ihrem Vorteil

Die bereits erwähnte MiKADO-Studie, die vom Bundesfamilienministerium in Auftrag gegeben wurde, zeigt, dass etwa 5% einer deutschen Stichprobe aus der Allgemeinbevölkerung angaben, mindestens einen sexuellen Online-Kontakt mit Kindern gehabt zu haben, die sie nicht kennen, und 2% gaben an, sich offline mit Kindern getroffen zu haben. In der Studie heißt es weiter, dass Online-Sexualkontakte zwischen Erwachsenen und einem Kind (unter 14 Jahren) in 100 % der Fälle zu sexuellem Missbrauch von Kindern führen -- wenn die Kinder zustimmen, sich offline zu treffen (Neutze & Osterheider 2015).

Täter und Täterinnen verwenden ihren digitalen Vorteil – den direkten und völlig ungestörten Kontakt zu dem jeweiligen Kind oder Jugendlichen –, um Beziehungen aufzubauen und die Kinder oder Jugendlichen zu manipulieren. Mit Hilfe eines Smartphones sind die Täterinnen und Täter immer direkt mit ihren Opfern verbunden. Das bedeutet: Im Falle sexualisierter Gewalt oder sexuellen Missbrauchs sind digitale und analoge sexualisierte Gewalt nicht mehr zu trennen. Beides ist miteinander verwoben.

Die bereits erwähnte ROBERT-Studie (Quayle et al. 2012a; Quayle et al. 2012b) stellte fest, dass Chatrooms und Instant-Messenger-Dienste die bevorzugten Plattformen für Online-Sexualstraftäter sind, um mit Minderjährigen zu kommunizieren, und dass häufig ein Wechsel von einem Medium zum anderen stattfindet. Die befragten Sexualstraftäter gaben u.a. an, dass es wichtig sei, einen einfachen digitalen Zugang zu Kindern und Jugendlichen zu haben. Selbst wenn nicht alle Kontaktierten wie gewünscht reagierten, lohne sich allein das schiere Potential der Kontakte: »Es scheint jedoch, dass die Jugendlichen nicht nur aufgrund ihres Profils, sondern auch aufgrund anderer beobachteter Schwächen angesprochen wurden, darunter wahrgenommene schlechte Beziehungen zu den Eltern und Symptome, die als Depression angesehen werden könnten« (Quayle et al. 2012a, S. 73).

Intervention – stoppt Sharegewalt

In den Jahren 2015 bis 2018 befragte Innocence in Danger in einem dreistufigen Verfahren (Fragebögen, Interviews, Fokusgruppen) bundesweit psychosoziale Versorgungsstellen, Schulen und Kultusministerien zu ihrem Umgang mit digitalen Medien, Missbrauchsdarstellungen, Sharegewaltigungen und dem Verfahren der Fotofahndung (Innocence in Danger e. V. 2018).

Aus der Wirkungsforschung zu Präventionsangeboten im Themenfeld »Sexueller Missbrauch« ist bekannt, dass die Aufklärung der Schülerschaft über sexualisierte Gewalt vor allem einen Effekt zeigt: Schülerinnen und Schüler, die bereits Opfer sexualisierter Gewalt geworden sind, vertrauen sich ihren Ansprechpersonen an (Kindler 2003). Damit bereits betroffene Schülerinnen und Schüler tatsächlich Hilfe erhalten, wenn sie sich z.B. nach einer Präventionsveranstaltung

Erwachsenen offenbaren, ist es dringend notwendig, dass Mitarbeiter und Mitarbeiterinnen im Tätigkeitsfeld »Schule« Interventionsstrategien kennen, bevor sie Präventionsbotschaften verkünden.

Unsere Erhebung stellte eine eklatante Versorgungslücke im Bereich sowohl der Prävention als auch der Intervention fest (siehe auch www.stoppt-sharegewalt.de). Einerseits sind Schulen längst mit dem Phänomen der digitalen sexualisierten Gewalt konfrontiert und handeln auch. Andererseits wurde deutlich, dass Fachkräfte vor Ort oft sehr verunsichert sind und sich hier mehr Wissen, Handlungsempfehlungen oder ganz praktisch Leitfäden zum Umgang mit solcher Gewalt wünschen.

Die Studie zeigt auch, dass in Fachberatungsstellen zu sexualisierter Gewalt vielfach Kolleginnen und Kollegen mit viel Berufserfahrung arbeiten. Sie sind Expertinnen und Experten, wenn es um Prävention, Intervention und Versorgung bei sexuellem Missbrauch geht. Allerdings wird offenbar, dass die Themen der digitalen, sexualisierten Gewalt wie z. B. die Verbreitung von Missbrauchsdarstellungen oder Sharegewaltigung in den Fachstellen eher sehr marginal bearbeitet werden. Die Versorgung von Betroffenen ist lückenhaft. Einige Beratungsstellen setzen sich intensiv mit der Thematik digitaler sexualisierter Gewalt auseinander, entwickeln Präventions- und Interventionskonzepte. In den vergangenen zehn Jahren allerdings haben sich diese Expertise-Inseln nicht vernetzt, und schon gar nicht haben sich Wissen, fachlicher Austausch und die Erarbeitung von Beratungsmethoden weiter verbreitet. Darüber hinaus führt ein neues Wissen der Fachkräfte über (digitale) sexualisierte Gewalt dazu, dass Verdachtsmomente oder konkrete Hinweise auf Fälle in der Praxis eher wahrgenommen werden und dann gehandelt werden muss.[25]

Im Anschluss an die Studie entwickelte Innocence in Danger daher mit »Stoppt Sharegewalt« ein Schulungsformat, in dem praxisnah und handlungsorientiert Wissen zu Sharegewaltigung und anderen Formen sexualisierter Cybergewalt vermittelt wird. Handlungsstrategien für Interventionen werden praktisch eingeübt. In direkter Fallarbeit werden in Form eines Planspiels die digitalen Risiken und Chancen der jeweiligen Institution erlebt und reflektiert. Dabei werden individuelle Fragestellungen, Haltungen, Gefühle und Handlungsoptionen genauso wie die organisationalen Bedingungen, in denen fachliches Handeln im digitalen Kinderschutz passiert, bearbeitet. Aus der praktischen Planspiel-Arbeit heraus können

25 Das Projekt »byeDV« (https://byedv.de) arbeitet ganz aktuell an einer solchen Verbreitung und Vernetzung.

im Ergebnis konkrete und für die beteiligten Institutionen passgenaue Maßnahmenkataloge und Handlungsleitfäden für Prävention und Intervention entstehen.

Die Teilnehmenden zeigten sich begeistert – »Ich denke, man fühlt sich nie 100 %ig sicher. Jedoch ist mein Sicherheitsgefühl viel ausgeprägter und ich weiß, an welche Stellen ich mich wenden kann! Danke!« – und wünschen sich solche Formate auch für weitere Zielgruppen: »Diese Fortbildung würde ich auch Eltern empfehlen«, und: »Ich halte Ihr Angebot für sehr relevant für Förderschüler*innen im Bereich ›geistige Entwicklung‹«.

Prävention – oder die Vermittlung von (digitaler) Beziehungskompetenz

Es ist wichtig zu begreifen, welchen Einfluss die digitale Dynamik auf unser Leben, unsere Beziehungen und Bindung hat. Wir sollten fragen: Wie beeinflussen digitale Medien die Entwicklung und Wahrnehmung des Selbstbewusstseins? Was bedeutet intimstes digitales sexuelles Handeln, wenn es schon so schwerfällt, analoge Gesprächskultur in die digitale WhatsApp-Gruppe zu transferieren? Wie kann eine gute, gesunde analoge-digitale Beziehungsgestaltung gelingen? Fragen, bei denen es sich sehr lohnt, sie auch mit Kindern und Jugendlichen zu besprechen, und die in jedem Schutzkonzept jeder Institution, die mit Kindern und Jugendlichen arbeitet, behandelt werden müssen. Fragen, auf die Handlungsleitfäden zum Umgang mit Fällen sexualisierter Gewalt eingehen müssen.

Neben der Anwendung von Medien, dem Verstehen von Programmiersprache und dem Durchschauen der Mechanismen hinter Insta, TikTok und Co. geht es vor allen Dingen um die Vermittlung einer tragfähigen »digitalen Beziehungskompetenz«. Digitale Beziehungsgestaltung folgt anderen Regeln als die analoge. In den Workshops von Innocence in Danger e. V. geht es z. B. nie ausschließlich um das Phänomen des Missbrauchs im engeren Sinn, sondern um (digitale) Beziehungen. Es geht um Fragen wie: Was ist eigentlich eine gute Beziehung im digitalen Zeitalter? Wie gestalte ich sie? Warum verläuft eine solche Gestaltung digital so anders? Warum funktionieren die analogen Gesprächsregeln des Schulhofs im berühmt-berüchtigten WhatsApp-Klassenchat nicht mehr? Und: Wie entwickelt sich eine Beziehung ganz anders, wenn ich auf x verschiedenen Kanälen Nachrichten oder Emojis schicken kann?

In seinen Projekten begegnet Innocence in Danger e. V. genau diesen Fragestellungen und Herausforderungen für unterschiedliche Zielgruppen.

Das aktuelle Projekt *#UNDDU? Mach dich stark gegen sexuelle Gewalt unter Jugendlichen* ist ein bundesweites Angebot zur Prävention in Bezug auf sexualisierte Gewalt durch Jugendliche an Jugendlichen und zur Intervention bei dieser Gewalt. Innocence in Danger e. V. hat dazu – gefördert vom Bundesministerium für Familie, Senioren, Frauen und Jugend – ein Maßnahmenpaket entwickelt. Dazu gehören bundesweite Workshops, die sich an Jugendliche im Alter von 12 bis 18 Jahre, an Eltern bzw. Erziehungsberechtigte sowie an Lehr- und haupt- wie ehrenamtliche Fachkräfte richten. Das *#UNDDU?*-Online-Portal (https://unddu-portal.de) bietet nicht nur Informationen und Wissen zum Thema (allesamt auch in Gebärdensprache übersetzt), sondern auch Raum zur Vernetzung für Eltern wie Lehr- und Fachkräften – und zudem:

- eine *Materialsammlung* für alle Zielgruppen,
- ein *Lexikon* und *Themenseiten* zu den wichtigsten Aspekten,
- ein *bundesweites Buchungsportal* für #UNDDU?-Workshop-Angebote.

Die dazugehörige App *#UNDDU? Fachkräfte* dient als erste Hilfe »to go«, ist ebenfalls in Gebärdensprache zugänglich und kostenlos erhältlich. Dort finden Sie u. a.

- einen *animierten Handlungsleitfaden,* der Sie im Umgang mit Fällen unterstützt,
- eine Schnittstelle zum *Hilfe-Portal* »Missbrauch«, die in der App direkt zu Hilfsangeboten in der jeweiligen Region führt,
- neben spannenden kleinen *Wissensmodulen* eine *Powerbox* mit tollem Material für die Arbeit mit Jugendlichen.

Für Kinder und Jugendliche bietet Innocence in Danger e. V. verschiedene Möglichkeiten zum Gewinnen von digitaler Beziehungskompetenz:

- »*Klick Clever.* WEHR DICH. Gegen Cybergrooming« (vgl. https://innocenceindanger.de/projekte/klickclever/) ist ein interaktiver Parcours, gefördert von der Landeskommission Berlin gegen Gewalt. Das Projekt richtet sich an Kinder in Berliner Grundschulen und Sportvereinen. Gemäß dem Credo »Wissen schützt« wird den Kindern an sechs unterschiedlichen Stationen vermittelt, wie wichtig es ist, über Cybergrooming Bescheid zu wissen. Die Mädchen und Jungen sollen verstehen, dass im Netz auch Gefahren lauern – und dass gilt: Je mehr ich über Cybergrooming weiß, desto besser kann ich im Internet auf mich aufpassen. Ein zentrales Ziel von *»Klick Clever«* ist es, die *(digitale) Beziehungskompetenz* der 8- bis 10-Jährigen zu stärken. Um auch im Internet wahre Freunde von falschen unterscheiden zu können, gehen die Kinder den Unterschieden und Gemeinsamkeiten von digitalen und analogen Freundinnen und Freunden auf die Spur.

- Seit 2011 bietet Innocence in Danger e. V. das *interaktive Agentenabenteuer »Offline«* (https://innocenceindanger.de/projekte/offline/) an. Bei »Offline« werden die Kinder und Jugendlichen einer Klasse zu Spezialagenten und -agentinnen. Ihre Aufgabe ist es, durch Teamwork, Eigenverantwortung und fairen Umgang mit den digitalen Medien einen Jugendlichen aus den Fängen einer kriminellen Bande zu befreien und zugleich ein drohendes Internetverbot für Minderjährige abzuwenden. Til Schweiger gibt der Klasse als Commander Norton O'Brian Anweisungen per Videobotschaft. Ziel des Projekts ist die Stärkung von sozialer Intelligenz im kreativen und bewussten Umgang mit den digitalen Medien, dem Internet und dem Smartphone.
- Das interaktive Präventionsabenteuer »Aletheia« richtet sich an Kinder im Alter zwischen neun und elf Jahren. Professorin Nibora Troy richtet sich per Videobotschaft aus der Zukunft an die Kinder. Die Zukunft ist in Gefahr und die Kinder müssen ihr helfen, die Eltern der Zukunft vor digitaler Unterjochung zu bewahren. Geleitet von zwei Droiden (Schauspieler[inne]n) machen sich die Kinder auf den Weg ins Abenteuer. Dabei müssen sie gemeinsam nachdenken und behandeln Fragen wie: Was sind eigentlich Gefühle? Wann fühlt man wie? Und wobei können Gefühle helfen? Oder woran erkennt man, ob etwas gelogen ist oder vielleicht Gefahr droht? Und was ist Freundschaft? Wozu braucht man Freunde und wie erkennt man sie? Besonders wichtig zu wissen: Woher bekommen Kinder Hilfe, wenn sie Schwierigkeiten haben? In der anschließenden Nachbesprechung werden die wichtigsten Präventionsthemen aufgegriffen und vertieft. Darüber hinaus erhalten die Kinder sowie die Schulen weitere Informationen für zu Hause und Material für den Unterricht.

Die vielfältigen Angebote von Innocence in Danger e.V. beinhalten selbstverständlich auch Fortbildungen für haupt- und ehrenamtliche Fach- und Lehrkräfte. Dabei richten wir unser Augenmerk immer auf die jeweiligen Bedürfnisse und Anforderungen. Das komplette Angebot finden Sie hier:

https://innocenceindanger.de/angebote/.

Begleiten wir Kinder und Jugendliche in Not, müssen wir immer auch ihre digitalen Lebensbedingungen mit in Betracht ziehen, um ihnen bei der Bewältigung der Herausforderungen oder gar verletzender Lebensereignisse gut zu helfen. Wir sollten begreifen, was die digitale Verbreitung intimer Bilder oder gar die Darstellung von Missbrauch für Betroffene bedeutet, und lernen, sie gut in der Bewältigung dieser schmerzlichen Realität zu unterstützen.

Wie das gehen kann, vermittelt zum Beispiel die *Interventionsschulung* von Innocence in Danger e. V.: *Stoppt Sharegewalt.* Die Fortbildung vermittelt Wissen und Handlungskompetenz zum Thema »Intervention in Fällen von Sharegewaltigung«. Dabei geht es u.a. um die ungewollte digitale Weiterverbreitung von Nacktbildern oder intimen Filmen und anderen Formen sexualisierter Cybergewalt. Darüber hinaus werden konkrete Strategien für Prävention und den digitalen Kinderschutz in Institutionen aufgezeigt und besprochen.

Definitionen

- *Cybergrooming:* Manipulation eines Kindes bzw. eines/einer Jugendlichen im digitalen Raum hin zu sexuellen Handlungen.
- *Livestream-Missbrauch:* a) Täter und Täterinnen loggen sich in spezielle Foren ein und geben Regieanweisungen, nach denen das Kind vor der Webcam irgendwo auf der Welt missbraucht wird. b) Täter und Täterinnen nehmen digital Kontakt mit Kindern auf, manipulieren sie so geschickt (s. o.), dass sie vor der Webcam sexuelle Handlungen an sich vornehmen. Die Täter und Täterinnen üben also sexualisierte Gewalt aus, ohne sich physisch im selben Raum zu befinden *und* produzieren gleichzeitig Missbrauchsdarstellungen.
- *Sharegewaltigung* setzt sich aus »Share« (engl. Teilen) und »Vergewaltigung« zusammen. »Sharegewaltigung« passiert, wenn z. B. ein selbst- oder fremdgeneriertes digitales intimes Dokument (Text, Bild, Video) ohne Wissen bzw. Einverständnis an Dritte weitergeleitet wird. Der Begriff stellt den sexualisierten Gewaltaspekt einer solchen Handlung in den Vordergrund. Verantwortlich für die Tat ist der Täter/die Täterin, nie das Opfer.
- *Sexting* ist eine digitale Form sexuellen Handelns. Sexting bedeutet das digitale Teilen sexueller Inhalte – Text, Bild oder Film – zwischen zwei oder mehr Menschen. Geschieht dies einvernehmlich und freiwillig, ist es eine sexuelle Handlung, die wie jede sexuelle Handlung mit Risiken verbunden ist. In diesem Fall wird das digitale Dokument – der Text, das Bild, der Film – zu einem möglichen Risiko, denn es kann sein, dass dieses Dokument einseitig weiterverbreitet und/oder als Druckmittel genutzt wird.

Literatur

Akhtar, Z. (2014): Child sex grooming. *European Journal of Crime, Criminal Law and Criminal Justice,* 22 (2), S. 167–196; https://doi.org/10.1163/15718174-22022045.

Allroggen, M. (2015): Sexuelle Übergriffe unter Kindern und Jugendlichen. In: J. M. Fegert, U. Hoffmann, E. König, J. Niehues & H. Liebhardt (Hrsg.), *Sexueller Missbrauch von Kindern und Jugendlichen.* Berlin, Heidelberg: Springer, S. 383–390.

Baumgartner, S. E., Valkenburg, P. M. & Peter, J. (2010): Unwanted online sexual solicitation and risky sexual online behavior across the lifespan. *Journal of Applied Developmental Psychology,* 31 (6), S. 439–447; https://doi.org/10.1016/j.appdev.2010.07.005.

Bauer Media Group (Hrsg.) (2016): *Bravo Dr.-Sommer-Studie 2016.* München: Bauer Media Group.

Berson, I. R. (2003): Grooming cybervictims: The psychosocial effects of online exploitation for youth. *Journal of School Violence,* 2 (1), S. 5–18. https://doi.org/10.1300/J202v02n01_02

Black, P. J., Wollis, M., Woodworth, M. & Hancock, J. T. (2015): A linguistic analysis of grooming strategies of online child sex offenders: Implications for our understanding of predatory sexual behavior in an increasingly computer-mediated world. *Child Abuse & Neglect,* 44, S. 140–149; https://doi.org/10.1016/j.chiabu.2014.12.004.

Böhm, M., Budde, J. & Dekker, A. (2018): Sexuelle Grenzverletzungen mittels digitaler Medien an Schulen – Annäherung an einen doppelten Verdeckungszusammenhang. *MedienPädagogik: Zeitschrift für Theorie und Praxis der Medienbildung* (Einzelbeiträge), S. 1–18; https://doi.org/10.21240/mpaed/00/2018.02.21.X.

Briken, P. & Habermeyer, E. (2020): Cyberkriminalität, Gutachtenflut, Diagnostika und vieles mehr … *Forensische Psychiatrie Psychologie Kriminologie,* 14 (3), S. 231–232; https://doi.org/10.1007/s11757-020-00618-9.

Calvete, E., Cortazar, N., Fernández-González, L., Echezarraga, A., Beranuy, M., León, A., González-Cabrera, J. & Orue, I. (2021): Effects of a brief preventive intervention in cyberbullying and grooming in adolescents. *Psychosocial Intervention,* 30 (2), S. 75–84; https://doi.org/10.5093/pi2020a22.

Canadian Centre for Child Protection (2017): *Survivors' Survey. Full Report 2017.* Online unter: https://www.protectchildren.ca/pdfs/C3P_SurvivorsSurveyFullReport2017.pdf (Zugriff: 23. 1. 2023).

Dance, G. J. X. & Keller, M. H. (2019): An explosion in online child sex abuse: What you need to know. *New York Times,* 29. 09. 2019. Online unter https://www.nytimes.com/2019/09/29/us/takeaways-child-sex-abuse.html (Zugriff: 20. 1. 2023).

Davidson, J., Martellozzo, E. & Lorenz, M. (2009): Evaluation of CEOP ThinkUKnow internet safety programme and exploration of young people's internet safety knowledge. Centre for Abuse & Trauma Studies and Kingston University; https://eprints.mdx.ac.uk/5976/1/Martellozzo_-_Evaluation_of_CEOP_ThinkUKnow__Internet_Safety_Programme.pdf (Zugriff: 20. 1. 2023).

de Santisteban, P., del Hoyo, J., Alcázar-Córcoles, M. Á. & Gámez-Guadix, M. (2018): Progression, maintenance, and feedback of online child sexual grooming: A qualitative analysis of online predators. *Child Abuse & Neglect,* 80, S. 203–215. https://doi.org/10.1016/j.chiabu.2018.03.026.

DIVSI (Deutsches Institut für Vertrauen und Sicherheit im Internet) (2018): *DIVSI U25-Studie. Euphorie war gestern. Die »Generation Internet« zwischen Glück und Abhängigkeit.* Eine Grundlagenstudie des SINUS-Instituts Heidelberg im Auftrag des Deutschen Instituts für Vertrauen und Sicherheit im Internet (DIVSI). Hamburg: DIVSI. Im Internet: https://www.divsi.de/wp-content/uploads/2018/11/DIVSI-U25-Studie-euphorie.pdf (Zugriff: 7.2.2023).

Ditch the Label (2017): The Annual Bullying Survey 2017. Brighton: Ditch the Label. Im Internet: https://www.ditchthelabel.org/wp-content/uploads/2017/07/The-Annual-Bullying-Survey-2017-1.pdf (Zugriff: 16.11.2022); auch unter: https://www.internet-matters.org/wp-content/uploads/2019/06/Ditch-the-label-Survey-The-Annual-Bullying-2017.pdf (Zugriff: 20.1.2023).

Dönmez, Y. E. & Soylu, N. (2020): The relationship between online sexual solicitation and internet addiction in adolescents. *Journal of Child Sexual Abuse,* 29 (8), S. 911–923; https://doi.org/10.1080/10538712.2020.1841355.

Eneman, M., Gillespie, A. A. & Stahl Bernd, C. (2010): Technology and sexual abuse: A critical review of an internet grooming case. *CIS 2010 Proceedings,* 144; https://aisel.aisnet.org/icis2010_submissions/144.

Gámez-Guadix, M., Orue, I., Smith, P. K. & Calvete, E. (2013): Longitudinal and reciprocal relations of cyberbullying with depression, substance use, and problematic internet use among adolescents. *Journal of Adolescent Health,* 53 (4), S. 446–452. https://doi.org/10.1016/j.jadohealth.2013.03.030.

Greene-Colozzi, E. A., Winters, G. M., Blasko, B. & Jeglic, E. L. (2020): Experiences and perceptions of online sexual solicitation and grooming of minors: A retrospective report. *Journal of Child Sexual Abuse,* 29 (7), S. 836–854.

Hasebrink, U., Lampert, C. & Thiel, K. (2019): *Online-Erfahrungen von 9- bis 17-Jährigen. Ergebnisse der EU Kids Online-Befragung in Deutschland 2019.* Hamburg: Hans-Bredow-Institut; https://www.unicef.de/_cae/resource/blob/199420/25c108fc219b8e1800ac76e0234546ec/euko-bericht-de-1909-data.pdf (Zugriff: 20.1.2023).

Hofherr, S. (2019): Klassen der Offenlegung sexueller Gewalt. In: M. Wazlawik, A. Henningsen, A. Dekker, H.-J. Voss & A. Retowski (Hrsg.), *Sexuelle Gewalt in pädagogischen Kontexten.* (Aktuelle Forschungen und Reflexionen, Bd. 3). Wiesbaden: Springer VS, S. 137–152.

Hofherr, S. & Kindler, H. (2018): Wie Jugendliche auf miterlebte Situationen sexueller Gewalt reagieren. Bystander-Verhalten als möglicher Ansatzpunkt für Prävention. *Zeitschrift für Soziologie der Erziehung und Sozialisation,* 38, S. 171–190.

Innocence in Danger e. V. (2018): *Empirische Untersuchung zur Versorgung von Mädchen und Jungen, deren Missbrauchsabbildungen (Kinderpornografie) bzw. Sextingabbildungen digital verbreitet werden, und notwendige Lehren für eine gute Prävention an Schulen (2010–2015).* Berlin: Innocence in Danger e. V. https://www.stoppt-sharegewalt.de/wp-content/uploads/2019/06/2018-2015_Studie2_IID_AKM.pdf (Zugriff: 20.1.2023).

Internet Watch Foundation (2018): *Trends in online child sexual exploitation: Examining the distribution of captures of live-streamed child sexual abuse.* Cambridge IWF.

Internet Watch Foundation (2021): *Face the facts – The Annual Report 2020.* Cambridge: IWF; https://annualreport2020.iwf.org.uk.

Internet Watch Foundation (2022): *The Annual Report 2021.* Cambridge: IWF. https://annualreport2021.iwf.org.uk; auch über https://www.bgl.lancs.sch.uk/serve_file/8781354 (Zugriff: 10.1.2023).

Jonsson, L. S., Bladh, M., Priebe, G., & Svedin, C. G. (2015): Online sexual behaviours among Swedish youth: Associations to background factors, behaviours and abuse. *European Child & Adolescent Psychiatry,* 24 (10), S. 1245–1260; https://doi.org/10.1007/s00787-015-0673-9.

Jonsson, L. S., Fredlund, C., Priebe, G., Wadsby, M. & Svedin, C. G. (2019): Online sexual abuse of adolescents by a perpetrator met online: A cross-sectional study. *Child and Adolescent Psychiatry and Mental Health,* 13 (1), 32; https://doi.org/10.1186/s13034-019-0292-1.

Kindler, H. (2003): *Evaluation der Wirksamkeit präventiver Arbeit gegen sexuellen Missbrauch an Mädchen und Jungen: Expertise.* München: Amyna.

Landesanstalt für Medien NRW (2022) (Hrsg.): *Kinder und Jugendliche als Opfer von Cybergrooming. Zentrale Ergebnisse der 2. Befragungswelle 2022.* Düsseldorf: Landesanstalt für Medien NRW; https://www.medienanstalt-nrw.de/fileadmin/user_upload/NeueWebsite_0120/Presse/Pressemitteilung/Cybergrooming_Welle2_2022.pdf (Zugriff: 20.1.2023).

Lanier, J. (2018): *Zehn Gründe, warum du deine Social Media Accounts sofort löschen musst.* Hamburg: Hoffmann und Campe.

Lemaigre, C., Taylor, E. P. & Gittoes, C. (2017): Barriers and facilitators to disclosing sexual abuse in childhood and adolescence: A systematic review. *Child Abuse & Neglect,* 70, S. 39–52.

Lönneker & Imdahl Rheingold Salon (2018): *Selfies ungeschminkt.* Online unter: https://www.ikw-jugendstudie.org (Zugriff: 12.4.2022).

Madigan, S., Villani, V., Azzopardi, C., Laut, D., Smith, T., Temple, J. R., Browne, D. & Dimitropoulos, G. (2018): The prevalence of unwanted online sexual exposure and solicitation among youth: A meta-analysis. *Journal of Adolescent Health,* 63 (2), S. 133–141; https://doi.org/10.1016/j.jadohealth.2018.03.012.

Maschke, S. & Stecher, L. (2017): *SPEAK! Die Studie. »Sexualisierte Gewalt in der Erfahrung Jugendlicher.« Öffentlicher Kurzbericht.* http://www.speak-studie.de/assets/uploads/kurzberichte/201706_Kurzbericht-Speak.pdf (Zugriff: 20.1.2023).

Maschke, S. & Stecher, L. (2018): *Sexuelle Gewalt: Erfahrungen Jugendlicher heute.* Weinheim: Beltz.

Mitchell, K., Finkelhor, D. & Wolak, J. (2007): Youth internet users at risk for the most serious online sexual solicitations. *American Journal of Preventive Medicine,* 32 (6), S. 532–537; https://doi.org/10.1016/j.amepre.2007.02.001.

Mori, C., Temple, J. R., Browne, D. & Madigan, S. (2019): Association of sexting with sexual behaviors and mental health among adolescents. A systematic review and meta-analysis. *JAMA Pediatrics,* 173 (8), S. 770–779; https://doi.org/10.1001/jamapediatrics.2019.1658.

Neutze, J. & Osterheider, M. (2015): MiKADO – Missbrauch von Kindern: Aetiologie, Dunkelfeld, Opfer. Zentrale Ergebnisse des Forschungsverbundes; https://web.archive.org/web/20180224181910/http://www.mikado-studie.de:80/ (Zugriff: 2.2.2023).

Ngo, Q. M., Veliz, P. T., Kusunoki, Y., Stein, S. F. & Boyd, C. J. (2018): Adolescent sexual violence: Prevalence, adolescent risks, and violence characteristics. *Preventive Medicine,* 116, S. 68–74.

PKS (Polizeiliche Kriminalstatistik) (2021): https://www.bka.de/DE/AktuelleInformationen/StatistikenLagebilder/PolizeilicheKriminalstatistik/PKS2021/pks2021_node.html (Zugriff: 20.1.2023). Wiesbaden: BKA

Quayle, E., Allegro, L., & Hutton, L. (2012a): *Online behaviour related to child sexual abuse: Creating a private space in which to offend.* Interviews with online child sex offenders. Council of the Baltic Sea States.

Quayle, E., Jonsson, L. & Lööf, L. (2012b): *Online behaviour related to child sexual abuse. Interviews with affected young people.* Stockholm: ROBERT (Risktaking Online Behaviour, Empowerment through Research and Training). European Union & Council of the Baltic Sea States.

Sklenarova, H., Schulz, A., Schuhmann, P., Osterheider, M. & Neutze, J. (2018): Online sexual solicitation by adults and peers. Results from a population based German sample. *Child Abuse & Neglect*, 76, 225–236; https://doi.org/10.1016/j.chiabu.2017.11.005.

Smith, P. K., Thompson, F. & Davidson, J. (2014). Cyber safety for adolescent girls: Bullying, harassment, sexting, pornography, and solicitation. *Current Opinion in Obstetrics & Gynecology*, 26 (5), S. 360–365; https://doi.org/10.1097/GCO.0000000000000106.

Smith, M. (2018): Four in ten female millennials have been sent an unsolicited penis photo. YouGov PLC. https://yougov.co.uk/topics/relationships/articles-reports/2018/02/16/four-ten-female-millennials-been-sent-dick-pic (Zugriff: 20.1.2023).

Stelzmann, D., Amelung, T. & Kuhle, L. F. (2020): Grooming-Umgebungen von pädophilen und hebephilen Männern in Deutschland: Erste Ergebnisse einer qualitativen Befragung. In: T.-G. Rüdiger & P. S. Bayerl (Hrsg.), *Cyberkriminologie.* Wiesbaden: Springer Fachmedien, S. 475–485; https://doi.org/10.1007/978-3-658-28507-4_19.

Twenge, J. M. (2017): *IGen: Why today's super-connected kids are growing up less rebellious, more tolerant, less happy – and completely unprepared for adulthood – and what that means for the rest of us.* New York, NY: Atria Books.

von Weiler, J. (2014): *Im Netz. Kinder vor sexueller Gewalt schützen.* Freiburg i. Br.: Herder.

Webster, S., Davidson, J., Bifulco, A., Gottschalk, P., Caretti, V., Pham, T., Grove-Hills, J., Turley, C., Tompkins, C. & Ciulla, S. (2012): European online grooming project – final report. Prepared for and co-funded by the European Commission Safer Internet Plus Programme, Tech. Rep.

Whittle, H., Hamilton-Giachritsis, C., Beech, A. & Collings, G. (2013): A review of young people's vulnerabilities to online grooming. *Aggression and Violent Behavior,* 18 (1), S. 135–146; https://doi.org/10.1016/j.avb.2012.11.008.

Ybarra, M. L., Leaf, P. J. & Diener-West, M. (2004): Sex differences in youth-reported depressive symptomatology and unwanted internet sexual solicitation. *Journal of Medical Internet Research*, 6 (1), e5; https://doi.org/10.2196/jmir.6.1.e5.

WOLFGANG FOLTIN UND LEA DREISSEN

Young Carers: »Ich bin verborgen, nehmt mich wahr!«

Die Pausentaste-App als digitales Band

Einleitung

»Ein Flug durch die Galaxie. August ist die Sonne. Mom und Dad und ich sind Planeten, die die Sonne umkreisen. Der Rest unserer Familie und Freunde sind Asteroiden und Kometen, die um die Planeten herumschweben, die die Sonne umkreisen.« So beschreibt Augusts Schwester Olivia, genannt Via, die Konstellation der Familie, in der sie lebt. »Der einzige Himmelskörper, der August, die Sonne, nicht umkreist, ist Daisy«, der Hund, in dessen Augen sich Augusts Gesicht nicht wesentlich vom Gesicht anderer Menschen unterscheidet. »Für Daisy sehen unsere Gesichter alle gleich aus, so flach und bleich wie der Mond.«

Via hat sich an dieses »Universum« gewöhnt, sie kennt nichts anderes. Sie weiß, dass sie auf August Rücksicht nehmen muss, wenn er tagsüber schläft – dann darf sie nur etwas spielen, was nicht laut ist und ihn stören könnte; denn ihr Bruder braucht dann Ruhe, etwa nach einer schmerzhaften Behandlung. Via muss auch zurückstecken, wenn sie gerne die Aufmerksamkeit ihrer Eltern hätte – z. B. wenn sie möchte, dass diese dabei sind, wenn sie Fußball spielt. Meist klappt das aber nicht, weil die Eltern August zu einer Therapie oder einem neuen Spezialisten oder einer Operation bringen müssen.

All diese Rücksichtnahme und das Zurückstecken sind für Via normal – es ist für sie selbstverständlich, Verständnis für ihren Bruder zu haben, der »etwas Besonderes ist und besondere Bedürfnisse hat«, und für ihre Eltern, die vor allem ihn »umkreisen«. Die Eltern loben sie als »das verständnisvollste kleine Mädchen auf der ganzen Welt« – aber Via war es immer klar, schon mit 6 Jahren (»Niemand hat es mir je gesagt. Ich wusste es einfach«), dass es keinen

Zweck gehabt hätte, sich zu beklagen: »Ich habe August nach seinen Operationen gesehen: sein kleines Gesicht verbunden und geschwollen, sein winziger Körper voller Schläuche und Kanülen, die ihn am Leben halten sollten. Wenn man gesehen hat, wie ein anderer so etwas durchmacht, fühlt es sich ziemlich verrückt an, sich darüber zu beschweren, dass man das Spielzeug nicht bekommt, das man sich gewünscht hat, oder dass deine Mom deine Schulaufführung verpasst.«

Nicht nur, dass Via sich nicht beschwert, sie belastet ihre Eltern auch nicht »mit Kleinigkeiten«. »Ich habe mich daran gewöhnt, Sachen für mich allein herauszufinden«. Das betrifft Dinge im Alltag und die Koordination von Terminen, um die Geburtstagsparty von Freunden besuchen zu können, ebenso wie die Schule: Niemand muss sie an etwas erinnern, was sie dafür tun muss, Probleme mit dem Schulstoff löst sie durch intensives Lernen oder indem sie im Internet recherchiert. Von den Eltern gefragt, »wie es in der Schule läuft«, antwortet sie regelmäßig: »gut« – auch wenn es nicht stimmt. Wenn Via einen schlimmen Tag hatte, böse gestürzt war, heftige Kopfschmerzen hatte, ihr jemand Übles an den Kopf warf – das Schlimmste, was da vorkommen konnte, »ist immer nichts gewesen im Vergleich zu dem, was August durchgemacht hat. Ich spiele hier übrigens nicht die Heldin: Ich weiß nur, dass es eben so ist.

Und so ist es schon immer für mich gewesen und für unser kleines Universum« (Palacio 2020, S. 123–125).

Wir geben hier eine Passage aus dem Buch *Wunder* wieder, in der ein Mädchen namens Via beschreibt, wie es ist, mit ihrem Bruder August aufzuwachsen, der von Geburt an unter einer starken Gesichtsentstellung leidet. Die Beschreibung ihrer Familienkonstellation kann auf die Situation von ca. 480 000 pflegenden Kindern und Jugendlichen in Deutschland (Metzing et al. 2018) übertragen werden. Auch bei diesen Kindern und Jugendlichen stehen die Versorgung sowie das Wohlbefinden der zu Pflegenden im Mittelpunkt des familiären Lebens. Auch wenn Via ihren Bruder nicht selbst pflegt, verhält sie sich ansonsten – was Rücksichtnahme und Zurückstellen der eigenen Bedürfnisse betrifft – wie eine pflegende Schwester und somit ein »Young Carer«.

Pflegende Kinder und Jugendliche wie auch Via empfinden ihre familiäre Situation als »normal«. Erst im Vergleich mit anderen Familien fällt ihnen auf, dass ihre Situation »besonders« und alles andere als »normal« ist. Der direkte Vergleich mit Familien ohne pflegebedürftiges Mitglied führt bei pflegenden Kindern und Jugendlichen (PKuJ) zu einer Irritation. Sie empfinden ihre familiäre und ihre außerfamiliäre Lebenswelt als zwei nicht zu vereinbarende Welten. Häufig leben sie aufgrund der Furcht vor negativen Reaktionen mit ihren Familien im Verborgenen. Die pflegenden Familien und somit auch deren Kinder werden unsichtbar und können nur schwer identifiziert und an Unterstützungssysteme angebunden werden.

Fakten

Young Carers, im Deutschen: pflegende Kinder und Jugendliche (PKuJ), sind Minderjährige, die regelmäßig für ein oder mehrere chronisch kranke Familienmitglieder (z. B. Eltern, Geschwister, Großeltern, Tanten, Onkel oder andere nähere Verwandte) sorgen, ihnen helfen oder sie pflegen. Die Kinder und Jugendlichen unterstützen ihre Angehörigen über längere Zeit und in einem wesentlichen Ausmaß, sofern diese aufgrund von psychischer und physischer Erkrankung, Beeinträchtigung, Sucht oder altersbedingter Veränderungen im Alltag darauf angewiesen sind (Frech et al. 2019; Metzing 2017). In Deutschland betrifft dies ca. 480 000 Kinder und Jugendliche im Alter von 10 bis 19 Jahren und davon rund 100 000 in Nordrhein-Westfalen (NRW) (Metzing et al. 2018).

Verantwortung und Aufgaben

Sie »füllen die Lücken« (Metzing 2007, S. 93) im Familienalltag und übernehmen häufig ganz selbstverständlich Tätigkeiten, die durch die Erkrankung unbesetzt sind. Die Minderjährigen helfen bei körperbezogenen Tätigkeiten wie z. B. bei der Mobilisation, der Nahrungsaufnahme, der Körper- und Intimpflege und der Ausscheidung, übernehmen medizinische Tätigkeiten, leisten emotionale Unterstützung und sorgen für die dauerhafte Versorgung und Sicherheit des zu pflegenden Familiengliedes. Zudem erledigen sie Haushaltstätigkeiten, Einkäufe und Besorgungen, kümmern sich um die gesunden Angehörigen in der Familie, begleiten ihre Familienmitglieder zu Arzt- und Therapeutenbesuchen oder auch Ämter- und Behördengängen (ebd.). Die PKuJ befinden sich in einer ständigen Alarmbereitschaft, um schnell auf unvorhersehbare Krisen zu reagieren und unterstützen zu können.

Für die meisten Kinder und Jugendlichen sind diese Unterstützungsleistungen selbstverständlich und werden aus ihrem Familienverständnis heraus begründet, obwohl die Übernahme dieser Tätigkeiten mit einem hohen Verantwortungsgefühl gekoppelt ist und normalerweise mit Erwachsenen assoziiert wird. Der Umfang ihrer Tätigkeiten kann sehr unterschiedlich ausfallen. Einige Kinder und Jugendliche leisten gelegentlich Hilfestellungen, andere unterstützen die Hauptpflegeperson und wiederum andere entwickeln sich zur Hauptpflegeperson und sind 24 Stunden allein für die Betreuung, Überwachung und Unterstützung ihrer Angehörigen verantwortlich (Metzing 2017). In welchem Umfang und Ausmaß die Kinder und Jugendlichen aktiv werden, hängt von bestimmten Einflussfaktoren ab. Diese sind der Pflege- bzw. Hilfebedarf des erkrankten Angehörigen (Ist die Erkrankung/Beeinträchtigung/Behinderung konstant oder progredient? Wie stark ist der/die Angehörige auf Unterstützung angewiesen?), der Status des Kindes in der Familie (Einzel- bzw. ältestes Geschwisterkind), die Familienkonstellation (Ein- oder Zweielternfamilie), familiale und soziale Netzwerke (mit oder ohne Unterstützung), der sozioökonomische Status sowie der soziokulturelle Hintergrund der Familie (Metzing 2007).

Internationale Studien (Dearden & Becker, 2004; Nagl-Cupal et al. 2015) konnten ermitteln, dass sich das wöchentliche Zeitpensum der Hilfeleistungen von PKuJ von fünf Stunden bis zu über 50 Stunden erstrecken kann. An dieser Stelle wird deutlich, dass einige Kinder und Jugendliche ein wöchentliches Unterstützungspensum leisten, welches den durchschnittlichen wöchentlichen Arbeitsumfang eines Erwachsenen überschreitet.

Konsequenzen und Selbstwahrnehmung

Diese besondere Lebenssituation und die daraus resultierenden Anforderungen können bei PKuJ sowohl negative als auch positive Auswirkungen haben. Dies hängt davon ab, wie stark die Kinder und Jugendlichen in die Pflege- und Unterstützungstätigkeiten eingebunden sind, über welche Ressourcen die Familien verfügen und wie sie diese Situation für sich subjektiv bewerten und bewältigen. Fehlt den PKuJ und ihren Familien Unterstützung von außen, kann es passieren, dass die Pflege und Unterstützung den Alltag dieser Kinder und Jugendlichen dominiert und für sie zu einer unüberwindbaren Belastung wird (Metzing 2017). Dies kann zu nachteiligen emotionalen, sozialen, körperlichen, schulischen und beruflichen Auswirkungen führen, die sich über ihre gesamte Entwicklung erstrecken. Diese Auswirkungen wurden von verschiedenen internationalen Studien erhoben und erfasst.

Die Ergebnisse in Bezug auf *körperliche Auswirkungen* zeigen, dass PKuJ häufiger an *Schlafproblemen* und daraus resultierender *Müdigkeit, Kopfschmerzen* und *Rückenschmerzen* leiden. In der KiFam-Studie (KiFam für: Krankheit in Familien) wurde mit Hilfe eines KIDSCREEN-10-Index anhand von 11 Fragen die gesundheitsbezogene Lebensqualität der befragten Schülerinnen und Schüler in NRW untersucht. Hierbei wurde deutlich, dass die gesundheitsbezogene Lebensqualität der PKuJ (48,2 Punkte gemäß dem Index; maximale Punktzahl = 55) unter den durchschnittlichen Referenzwerten von Deutschland für Schüler (49,6) liegt (Metzing et al. 2018).

In Bezug auf die *emotionalen Auswirkungen* erfassten die Studien *Sorgen, Traurigkeit, Frustration, Aggressionen*, erschwerte *Identitätsbildung* sowie *Selbstidentifizierung* der männlichen PKuJ – weil pflegerische Tätigkeiten in der Regel mit Frauen bzw. Mädchen assoziiert werden –, *Überforderung*, Resignation und *Einsamkeit* sowie *Scharmgefühle* in Bezug auf viele Bereiche (eigene Privilegien, Intimpflege, das eigene Zuhause oder das offensichtliche Gebrechen der zu pflegenden Person).

Auch das *soziale Umfeld* der PKuJ bleibt von den Auswirkungen der pflegerischen Tätigkeiten nicht unberührt. Das Gefühl, *anders als die Gleichaltrigen zu sein*, entwickeln viele PKuJ und wissen häufig schon in jüngeren Jahren, dass sie ihre Peers nicht als vertraute Gesprächspartnerinnen und -partner in Betracht ziehen können, da sie sich weder Unterstützung noch Verständnis von ihnen erhoffen. Ihnen ist bewusst, dass die Gleichaltrigen ihre besondere Lage nur selten oder gar nicht nachvollziehen können. Wichtig ist, an dieser Stelle zu betonen, dass die PKuJ, auch wenn sie nur ungern oder überhaupt nicht über die Situation reden, trotzdem gern in ihrer Rolle wahrgenommen werden möchten. Viele PKuJ wünschen sich einen Austausch mit Gleichaltrigen, finden diesen jedoch bei ihren Peers nur wenig (Metzing 2007; Cass et al. 2011). Dies führt häufig dazu, dass die PKuJ *im Verborgenen leben*, sich *sozial isolieren* und im schlimmsten Fall von *sozialer Exklusion* betroffen sind.

Die pflegerischen Tätigkeiten wirken sich darüber hinaus auf die *schulische Laufbahn* der PKuJ aus und können von sensibilisierten Fachkräften im Ort Schule als Symptome wahrgenommen werden. Auswirkungen und Symptome sind dort:

- Konzentrationsschwierigkeiten,
- fehlende oder unvollständige Hausaufgaben,
- Leistungsabfälle in einzelnen oder mehreren Schulfächern,
- Mobbing,

- fehlende Partizipation am Schulunterricht und Schulleben,
- Verhaltensstörungen (internalisiert, externalisiert),
- Zuspätkommen bis hin zu Schulabsentismus.

Wichtig ist an dieser Stelle jedoch auch, darauf zu schauen, dass eine erfolgreiche Bewältigung dieser Herausforderungen auch positive Auswirkungen für die Kinder und Jugendlichen mit sich bringen kann. Diese können ein gesteigertes Selbstwertgefühl, eine frühe Reife und Identitätsausbildung, das Gefühl, gut auf das Leben vorbereitet zu sein, eine besonders enge familiale Bindung, hohe Sozialkompetenzen, ein hohes krankheitsbezogenes Wissen sowie eine gut ausgebildete Hilfsbereitschaft sein (Metzing 2007).

Bindungen und Haltungen

Das Zusammenleben mit einem chronisch kranken/beeinträchtigten/behinderten Familienmitglied hat Einfluss auf die Bindungsgestaltung innerhalb der Familie wie auch zu wichtigen Bezugspersonen außerhalb des familiären Kreises (Knecht 2018; Metzing 2007). Christiane Knecht untersuchte mit Hilfe einer Grounded-Theory-Studie,[26] wie sich das Beziehungsgefüge aus der Perspektive gesunder Geschwister darstellt, wenn sie mit einem von chronischer Krankheit betroffenen Geschwisterkind aufwachsen. Sie untersuchte zwar die Situation der gesunden Geschwisterkinder, stellte dabei aber das Phänomen, in »zwei Welten« zu leben, fest, welches sich aus unserer Sicht auf alle Young Carers übertragen lässt. Dieses Phänomen impliziert, dass die Young Carers in der familiären Welt die chronischen Beeinträchtigungen oder Behinderungen ihres zu pflegenden Familienmitgliedes als selbstverständlich ansehen, wohingegen sie im Kontakt zur außerfamiliären Welt erfahren, dass ihre familiären Verhältnisse von der gesellschaftlichen Norm abweichen. Die Young Carers empfinden ihre Familienverhältnisse und Bindungen zueinander als »normal« und sie stellen diese weder in Frage noch vergleichen sie die Verhältnisse mit anderen (Knecht 2018, S. 69).

Prägend für das Erleben von Selbstverständlichkeit sind für die Young Carers die geschützte familiäre Atmosphäre und deren soziale Verhaltensweisen und

26 Die Grounded Theory ist ein sozialwissenschaftlicher Ansatz zur systematischen Sammlung und Auswertung vor allem qualitativer Daten – wie z. B. Interviewtranskripte oder Beobachtungsprotokolle – mit dem Ziel der Theoriegenerierung (nach Wikipedia).

Normvorstellungen. Im Gegensatz zu »normalen« Familien ist die geschützte familiäre Atmosphäre aber durch die chronische Beeinträchtigung oder auch Behinderung der zu pflegenden Person geprägt (ebd.). Knecht hält dazu fest: »wie sehr die Aufmerksamkeit der einzelnen Familienmitglieder auf die chronische Erkrankung gerichtet ist, [...] [ist] dabei auch Ausdruck für die familiäre Selbstverständlichkeit des Lebens mit dieser« (ebd., S. 71). Erst durch die Konfrontation mit anderen sozialen Verhaltensweisen und Normvorstellungen, welche die Bezugspersonen der Außenwelt verfolgen, erfahren die Kinder und Jugendlichen, dass ihre Normvorstellungen oder auch Verhaltensweisen nicht die Regel, sondern eher die Ausnahme sind. Die Selbstverständlichkeit der Beziehung zu einem chronisch erkrankten oder auch behinderten Familienmitglied gilt für die Gesellschaft eher als Ausnahmephänomen. Je mehr Kontakt zur Außenwelt aufgenommen wird, desto mehr erleben die Kinder und Jugendlichen, dass ihre beiden Welten nicht durchweg miteinander zu vereinbaren sind (ebd.).

Da sich die Young Carers in beiden Welten bewegen und unterschiedliche Beziehung zu diesen haben, sind sie als ständige Grenzgänger zwischen diesen Welten zu bezeichnen. Dies verdeutlicht, dass es den PKuJ gelingen muss, »die Anschlussfähigkeit beider Welten herzustellen und die damit verbundenen Anpassungsleistungen zu erbringen« (Knecht 2018, S. 71). Zum Herstellen dieser Anschlussfähigkeit benötigen die Kinder Handlungsoptionen und Strategien, welche die Grenzen und Herausforderungen, die diese zwei Welten mit sich bringen, harmonisieren und ausbalancieren (ebd.).

Die »zwei Welten« haben einen großen Einfluss auf die Bindungsgestaltung in unterschiedlichsten Kontexten. Im Folgenden werden mögliche Auswirkungen wie auch Herausforderungen in Bezug auf Bindungen dargestellt, mit welchen Young Carers aufgrund ihrer besonderen Situation konfrontiert sind; zu nennen sind:

- ein starkes Verantwortungsgefühl,
- Einschränkung von Freizeit- und Erholungsmöglichkeiten,
- keine Zeit für außerfamiliäre Beziehungen und den Aufbau neuer Sozialkontakte,
- Resignation/Einsamkeit,
- sozialer Rückzug und familiäre Isolation,
- Parentifizierung,
- tiefe und enge familiale Verbundenheit vs. zerrüttete Familienverhältnisse,
- Grundkonflikt zwischen Individuation und familiären Verbundenheit,

- erschwerte Ablösungsprozesse,
- Einschränkungen der eigenen Entfaltungsmöglichkeiten,
- Zurücksetzung und Vernachlässigung in der Familie,
- Diskriminierung und Stigmatisierung im sozialen Umfeld,
- antizipatorische Befürchtungen hinsichtlich späterer Versorgungspflichten oder möglicher Behinderungen bei eigenen Kindern,
- das Erwirken von Einstellungsänderung bei anderen, die ihre erkrankten Familienmitglieder ablehnen,
- ambivalente Emotionen gegenüber den Eltern und dem zu Pflegenden (Knecht 2018; Metzing 2007; Gentner 2018; Knecht et al. 2015).

An dieser Stelle wird deutlich, wie stark sich die besondere Lebenssituation auf die Young Carers auswirkt und inwieweit das Einfluss auf die Bindungsgestaltung nimmt. Hier stellt sich nun die Frage, *wie* wir als Fachkräfte diese PKuJ entlasten können, *wann* sie uns benötigen, *wo* sie uns aufsuchen und *was* wir ihnen mit unserer professionellen Haltung und Arbeit anbieten können.

Die Ausgestaltung der Rahmung, die die Young Carers in der Unterstützung ihrer Familiensysteme und in der bedürfnisorientierten Entlastung ihrer selbst erfahren, beeinflusst ihre Fähigkeiten, vertrauensvolle und belastbare Bindungen aufzubauen. Dabei können die PKuJ wichtige Hinweise geben, wie diese Rahmung für sie nützlich ist und welche Bedingungen ihre Bindungsentwicklungen und Bindungsmuster positiv befördern.

Werden Grundschulkinder altersadäquat nach ihren Wünschen in Bezug auf die Haltung und die Angebote der Erwachsenen beim Bindungsaufbau im schulischen und privaten Kontext befragt, können sie hierzu erstaunlich präzise Empfehlungen und Forderungen anzeigen, die aus ihren Blickwinkeln das (Zusammen-)Leben in ihren sozialen Bezugssystemen erleichtern (vgl. Letschert-Grabbe 2021, S. 21–24):

- *Beachtung:* Die Kinder wünschen sich Beachtung – und zwar dann, wenn sie diese benötigen. Von den Erwachsenen erwarten sie einen achtsamen Umgang in Bezug auf die Signale, die sie hierzu senden. Beachtung bedeutet aus ihrer Sicht, als Ansprechpartner(in) und Begleiter(in) da zu sein, wenn die Erwachsenen zur Unterstützung und Entlastung »angefragt« werden, aber auch die Akzeptanz der Verborgenheit, wenn die Kinder diese als Schutzraum temporär benötigen.
- *Gemeinschaft:* Jedes Kind wünscht sich die Verbundenheit mit einer Gemeinschaft und die Eingebundenheit in diese Bezugsgruppen, sei es eine Lerngrup-

pe, eine Familie oder ein Erziehungsersatzangebot, ein Verein oder eine Peergruppe. Damit das Zusammenleben in diesen Bezügen den Aufbau von Bindungen positiv beeinflusst, ist es grundlegend notwendig, dass sich Kinder bedingungslos angenommen fühlen, mit ihrer körperlichen und geistigen Ausstattung, ihrer sozialen sowie kulturellen Herkunft und ihren Besonderheiten und Herausforderungen in ihrem Lebensalltag.

- *Ermutigung:* In der Beachtung und der Gemeinschaft ist für Kinder Ermutigung die wichtigste Erfahrung, die sie sich wünschen. Sie erwarten von den Erwachsenen eine wertschätzende Begleitung auf ihrem Entwicklungsweg, in der die individuellen Ressourcen und Potentiale und das soziale Engagement in den Bezugsgruppen und für deren Mitglieder nicht nur anerkannt, sondern auch benannt und gelobt werden. Darüber hinaus wünschen sie sich für die Gestaltung der Gruppenprozesse eine Führung, die die Mitglieder der Gruppen zu den erläuterten Haltungen und Handlungen anleitet sowie steuernd eingreift, wenn Störungen in den Gemeinschaften auftreten und defizitäre Sicht- und Verhaltensweisen überwiegen (Letschert-Grabbe 2021).

Festhalten lässt sich, dass Ermutigung und Akzeptanz, Gemeinschaft sowie Individualität, Beachtung und Verborgenheit nicht nur Kindern und Jugendlichen allgemein beim Aufbau positiver Bindungen helfen, sondern dass auch speziell die Young Carers von diesen Haltungen profitieren. Neben den familiären Bezugssystemen sind Schulen das zweite wichtige Lebensfeld, in dem wesentliche Weichenstellungen für die Bindungsgestaltung vollzogen werden. In diesem Kontext sind für Young Carers vier Ebenen von besonderer Bedeutung:

- Schule als *Anforderung:* Für die PKuJ wird die Schule neben ihren Pflegetätigkeiten für sie häufig zu einer kaum zu überwindbarer Anforderung. Studien zeigen, dass einige PKuJ sich dessen bewusst sind, dass ein guter Schulabschluss die Voraussetzung für erfolgversprechende Perspektiven im Leben ist (Schulze & Kaiser 2017; Kaiser 2019, in Anlehnung an Moore et al. 2006; Cluver et al. 2012). Kaiser hält fest, dass »insbesondere diejenigen Schülerinnen und Schüler vor einem moralischen Dilemma [stehen], die der Bildung einen hohen Wert beimessen und diese im Zusammenhang mit der Pflege und Unterstützung nicht ausreichend fokussieren können« (Kaiser, 2019, S. 46, in Anlehnung an Cluver et al. 2012, S. 6).
- Schule als Ort der *Identifizierung*: Die Identifizierung und Wahrnehmung von PKuJ bildet die Grundvoraussetzung, um die Schule bewusst und aktiv als

Schutz-, Unterstützungs- und Wirkungsraum gestalten zu können. Dies hebt Metzing (2007, S. 172) in ihrer Grounded-Theory-Studie mit den folgenden Worten hervor:
»Keine andere Berufsgruppe verbringt so regelmäßig so viel Zeit mit betroffenen Kindern und Jugendlichen. Lehrerinnen und Lehrer sollten Kinder, von denen sie wissen, dass sie mit chronisch erkrankten [...] [Familienmitgliedern] zusammenleben, beobachten und ihnen signalisieren, dass sie als Ansprechpartner[innen] zur Verfügung stehen« (ebd.).
Damit bringt sie zum Ausdruck, dass PKuJ von allen Akteurinnen und Akteuren im Schulsystem wahrgenommen und als solche identifiziert werden müssen. Nagl-Cupal et al. (2015) betonen zusätzlich das Recht auf Identifizierung durch lebensweltnahe Kontaktpersonen der PKuJ. Im Schulsystem könnten diese Kontaktpersonen Lehrkräfte, Schulsozialarbeiter und -sozialarbeiterinnen, Schulpsychologen und -psychologinnen, Vertrauens- und Beratungslehrkräfte, Mitarbeiter und Mitarbeiterinnen des Sekretariats, Schulseelsorger und -seelsorgerinnen sein sowie andere Vertrauenspersonen, die am Schulleben der betroffenen Kinder und Jugendlichen beteiligt sind (ebd.).

- Schule als *Schutzraum*: Ist die Schule von einer »zugewandte[n], kommunikative[n] und wertschätzende[n] Atmosphäre geprägt« (Mesch & Foltin 2019, S. 129), kann sie von PKuJ als Ort der Sicherheit wahrgenommen werden. Schulze und Kaiser (2017) beschreiben, dass die Schule für PKuJ als Schutzraum gesehen werden kann, in dem sie zu sich selbst finden können und ihnen eine Auszeit von der Pflegesituation ermöglicht werden kann. Opp (2007, S. 240) untermauert dies mit der Aussage, dass Schulen »gerade auch im Leben von Kindern, die in ihren Lebenswelten hohen Belastungen und Entwicklungsrisiken ausgesetzt sind, eine wichtige, Entwicklung schützende Funktion ausüben«. Das bewusste Verschweigen ihrer Lebenssituation in der außerfamiliären Welt und die Akzeptanz dieser Entscheidung seitens der Fachkräfte sind enorm wichtig, da die Kinder und Jugendlichen so Räume außerhalb ihrer Familie bewahren können, in denen sie sie selbst sind und eine bewusste Auszeit von der Pflegesituation sowie Pflegerolle erleben (Schulze & Kaiser 2017; Kaiser 2019).
- Schule als *Unterstützung:* »(1) Jeder junge Mensch hat ohne Rücksicht auf seine wirtschaftliche Lage und Herkunft und sein Geschlecht ein Recht auf schulische Bildung, Erziehung und *individuelle Förderung.* [...] (4) Die Schule vermittelt die zur Erfüllung ihres Bildungs- und Erziehungsauftrags erforderlichen Kenntnisse, Fähigkeiten, Fertigkeiten und Werthaltungen und berück-

> sichtigt dabei die *individuellen Voraussetzungen* der Schülerinnen und Schüler. […]« (SchulG NRW 2022, § 1 Abs. 1 und § 2 Abs. 4; Hervorhebungen W.F. u. L.D.).

Mit diesen im Schulgesetz von NRW festgeschriebenen Grundsätzen sind die Aufgaben zur Unterstützung aller Kinder und Jugendlichen, also auch der Young Carers, festgeschrieben. Vergleichbare Vorschriften finden sich in allen Gesetzesgrundlagen unseres föderalen Bildungssystems. Sie haben ein Anrecht auf die Berücksichtigung individueller Voraussetzungen, d. h. die Anerkennung der Doppelbelastungen in den zwei Welten ihres Herausforderungsportfolios. Treten die o. g. Auffälligkeiten im schulischen Kontext auf, sind insbesondere die Lehrkräfte als zentrale Säulen der schulischen Beratung und Erziehungsarbeit aufgefordert, in den Austausch mit den Kindern und Jugendlichen sowie deren Erziehungsberechtigten zu gehen – sie sollen »in Fragen der Erziehung, der Schullaufbahn und des weiteren Bildungswegs beraten« (SchulG NRW 2022, § 44 Abs. 5).

> »*Ziel aller pädagogischen Maßnahmen in der Schule muss es sein*, möglichen Auffälligkeiten soweit es geht entgegenzuwirken sowie *Ängsten und Misserfolgen, Motivationsverlust und einer Generalisierung von Lernversagen und Schulunlust vorzubeugen*. Hilfreich sind hierfür möglichst von Beginn an eine prozessbegleitende schulinterne Beobachtung und deren Dokumentation, um Schwierigkeiten und Verzögerungen in Lernfortschritten frühzeitig zu erkennen und ihnen durch entsprechende Förderung entgegenzuwirken.
> *Das seit 2006 in § 1 Schulgesetz NRW verankerte Recht einer jeden Schülerin und eines jeden Schülers auf individuelle Förderung eröffnet Lehrkräften diesbezüglich einen pädagogischen Gestaltungs- und Ermessensspielraum*« (MSB NRW 2017, S. 11; Hervorhebungen: W.F. u. L.D.).

Wenn dauerhafte oder krisenbedingte Überlastungen zu Nachteilen in ihrer Bildungsbiografie führen, können den Young Carers auf der Grundlage dieses Gestaltungs- und Ermessensspielraums Nachteilsausgleiche gewährt werden. Die Ausgestaltung dieser Maßnahmen ist an die individuellen Voraussetzungen und Entwicklungen anzupassen.

Auswirkungen der Corona-Krise

Die Beschränkungen, die die Corona-Krise – als Schutzmaßnahmen zur Eindämmung der Pandemie – ausgelöst hat, trafen Kinder und Jugendliche besonders hart. Die Schließung von Schulen und Ausbildungsstätten deregulierte ihren Alltag, die Reduzierung der zwischenmenschlichen Kontakte auf ein Minimum brachte soziale Netzwerke zum Erliegen. Bindungen wurden einer besonderen Belastungsprobe unterzogen oder zerbrachen. Auch nach dem Ende der Akutphase ist festzustellen, dass die psychische Gesundheit immer noch nicht mit der der Kinder vor Corona vergleichbar ist (Steinmayr et al. 2022). Die Anzahl der Behandlungsfälle (ambulante Diagnosen und Therapien) bei Mädchen im Alter von 15 bis 17 Jahren stieg um 65 % bei Depression, 19 % bei Angststörungen sowie 75 % bei Essstörungen an. Dieses Bild spiegelt sich ebenfalls bei den stationären Einweisungen wider, die sich bei Depressionen um 21,8 %, bei Angststörungen um 3,3 % sowie bei Essstörungen um 34,3 % erhöhten (Witte et al. 2022, S. 16 f. [Tab. 5 u. 6]).

Die Young Carers trafen diese zusätzlichen Herausforderungen in ihrem Dilemma, auf Unterstützung und Entlastung angewiesen zu sein und verborgen bleiben zu wollen. Die tägliche Präsenz und Begleitung im Schutzraum Schule entfiel, die außerschulischen privaten und professionellen Unterstützungs- und Entlastungssysteme standen nur noch eingeschränkt oder gar nicht zur Verfügung. Das ohnehin schon hohe Maß an Verantwortung stieg, die damit verbundenen Ängste verstärkten sich. Das Fehlen von Fachberatungsstellen und eine Unterversorgung mit Fachkräften der Schulpsychologie und der Schulsozialarbeit verhindern – auch aktuell – einen niedrigschwelligen (chatgestützten) Zugang zu Gesprächs- und Beratungsangeboten gerade für Kinder und Jugendliche, deren Probleme noch keine klinische Behandlung erfordern. Dabei hilft es Kindern, denen es nicht gut geht, bereits, »wenn sie mal ein gutes Gespräch führen. Das bringt sie schon weiter« (Rochholtz 2022). Für die Gespräche mit Fachpersonal formulieren Young Carers 10 Wünsche, welche die Bedeutsamkeit von niederschwelligen Angeboten und einer dementsprechenden professionellen Haltung nochmals unterstreichen:

1. »*Schau mich an und nenne mich bei meinem Namen.* Ich würde es auch schön finden, deinen Namen zu erfahren. So gibst du mir das Gefühl, dass du mich kennenlernen möchtest, so wie ich bin.
2. *Lächle mich an.* Vielleicht lächle ich nicht zurück, weil ich verängstigt oder traurig bin. Aber lächle mich trotzdem an. Wenn du mich anlachst, zeigst du

mir, dass du mich als Person anerkennst, und damit fühle ich mich einbezogen.

3. *Frage mich, ob ich etwas brauche,* beispielsweise ob ich hungrig oder durstig bin. Auf diese Weise lässt du mich wissen, dass du das Beste für mich willst und dass du mir helfen wirst.
4. *Schau mir in die Augen.* Wenn du mir in die Augen schaust, während du mit mir sprichst, weiß ich, dass du eine Verbindung mit mir aufbaust. Wenn du mir in die Augen schaust, zeigst du mir, dass du verstehen kannst, wieso ich möglicherweise beschämt oder verängstigt bin. Wenn du deinen Blick nicht abwendest, zeigst du mir, dass ich dir vertrauen kann. Falls ich sehr klein bin, lehne dich bitte zu mir herunter, so fühle ich mich sicher.
5. *Zeige mir, dass du gewillt bist, die Welt aus meiner Perspektive zu betrachten.* Gehe nicht davon aus, dass du die Wahrheit über mich und mein Leben kennst. Vielleicht hast du einmal Kinder getroffen, die dich an mich erinnern; oder vielleicht hattest du selbst eine schwierige Kindheit. Aber ich bin einzigartig. Und du bist du. Bitte lege mir keine Worte in den Mund. Höre mir zu.
6. *Stelle mir die Fragen so, dass ich sie verstehen und in meinen eigenen Worten beantworten kann.* Damit meine ich Fragen, zu denen du die Antworten nicht schon im Voraus weißt. Das sind Fragen, die mit ›was‹ oder ›wie‹ anfangen, z. B. Wie fühlt es sich für dich an, das Krankenhaus heute zu besuchen? Wie geht es dir damit, dass dein Vater hier ist? Wie geht es dir heute? Wie denkst du darüber, deine Mutter wiederzutreffen? Wenn du nach meiner Sichtweise fragst und wie es mir geht, verstehe ich, dass du dich um deine Mitmenschen kümmerst und dass du das Beste für meine Familie und auch für mich willst.
7. *Lege deine Ordner, dein Telefon und deine Schlüssel zur Seite, wenn du mit mir sprichst.* Dann fühle ich mich mutiger, weil wir gleichauf sind. Verlasse deinen Schreibtisch und setze dich zu mir. Dann fühle ich mich nicht, als gäbe es eine Lücke zwischen uns.
8. *Lass mich wissen, dass es in Ordnung ist, zu weinen* und dass es in Ordnung ist, traurig und auch verängstigt zu sein. So sehe ich, dass du meine Gefühle und meinen Kummer anerkennst.
9. *Erlaube mir, ein Kind zu sein.* Sag mir, dass ich Witze machen und lachen darf, auch wenn wir im Krankenhaus sind. So weiß ich, dass du verstehst, dass ich ein Kind bin und du mir erlaubst, eines zu sein.
10. *Sei du selbst, so wie du bist.* Das bedeutet, dass du vielleicht einen Teil deiner Professionalität zur Seite legen musst. Wenn du du selbst bist, gibst du auch mir die Möglichkeit, ich selbst zu sein« (Michelsen 2015).

Bestehende Unterstützungsangebote

Das Entlastungs- und Unterstützungsangebot ist vielfältig, aber unstrukturiert und lückenhaft. Das Bundesministerium für Familie, Senioren, Frauen und Jugend (BMFSFJ) hat deshalb Vertretungen von Beratungsangeboten und Initiativen, Verbänden und Organisationen, von Schule und Jugendhilfe, aus dem Pflege- und Gesundheitswesen, der Wissenschaft sowie lebenswelterfahrene Young Carers und sonstige Interessierte zur Zusammenarbeit eingeladen und im Bundesnetzwerk »Pausentaste« verbunden (BMFSFJ 2022). Hier wird der wissenschaftliche Erkenntnisstand um die Alltagserfahrung der Young (Adult) Carers und in der Beratungsarbeit ergänzt. Die Statements in den Netzwerktreffen stimmen mit dem überein, was S. Kaiser in seinem Buch *Heranwachsen im Spannungsfeld von Schule und Pflegetätigkeiten* schreibt:

- Die PKuJ wünschen sich vorrangig digitale und anonyme Beratung sowie Informationsquellen.
- Diese Angebote ermöglichen es den Kindern und Jugendlichen, Unterstützung/Entlastung zu erfahren, ohne dabei sichtbar und angreifbar zu werden und ihre Schutzräume in Schule und den anderen Lebenswelten zu verlassen.
- Die Anonymität und die Verborgenheit reduzieren Ängste, dass »Professionelle« unaufgefordert in ihr Familienleben eingreifen und negative Konsequenzen erfolgen könnten. Die Gefahr, Mobbing und dem Gefühl des Anderssein ausgesetzt zu werden, empfinden die Young Carers in digitalen Zugängen weniger (Kaiser 2019).

Alle Mitglieder des Bundesnetzwerkes »Pausentaste« teilen die Auffassung, dass digitale Beratungsangebote immer an analoge Entlastungs- und Unterstützungsstrukturen angebunden sein müssen, damit im Bedarfsfall (Krisen-)Interventionsketten initiiert werden können und an etablierte Beratungs- und Begleitungsangebote vermittelt werden kann.

Das Internetportal »Pausentaste«

Auf dieser Grundlage wurde das Portal »Pausentaste« (www.pausentaste.de) entwickelt. Das Portal »Pausentaste« ist mit dem Kinder- und Jugendtelefon der »Nummer gegen Kummer« (www.nummergegenkummer.de) verbunden, sodass über den digitalen Zugang (Chat) und über das Telefon direkt kompetente Beratung genutzt werden kann. Seit 2021 richten sich die Angebote auch speziell an studierende Young Adult Carers, die sich in einer Ausbildung befinden.

Ergänzt wird dieses Informations- und Beratungsangebot für die Young (Adult) Carers durch Module, die sich an Eltern und Fachkräfte wenden:

- Die Angehörigen erhalten praktische Tipps für die Identifizierung von Überforderungen der Young Carers, Erfahrungsberichte anderer Betroffener, ein Angebot zur Telefonberatung bei eigenen Sorgen und Nöte sowie Hinweise auf Unterstützungsangebote für alle Themen rund um die häusliche Pflege.
- Fachkräfte können auf Zusammenfassungen von Fachtagungen und Medienberichten sowie Hinweise zur Literatur zugreifen. Für Lehrkräfte an Schulen und Hochschulen steht ein spezielles Informations- und Materialpaket kostenlos zur Verfügung. Für die pädagogische Arbeit in den Schulen kann das Schulpersonal zusätzlich die »Pausentaste-Box« mit Anregungen für den Einsatz im Unterricht und in der Projektarbeit sowie das Handbuch *echt unersetzlich* mit kompaktem Hintergrundwissen und weiteren Arbeitshilfen für die praktische Arbeit downloaden.

Das digitale Angebot wurde durch die Entwicklung und den Einsatz einer für den Mobiltelefoneinsatz geeigneten Software ergänzt. Die App »in.kontakt« wurde im Rahmen des Modellprojekts »Online-Selbsthilfe-Initiativen für pflegende Angehörige« (wir pflegen e. V. 2018) konzipiert, das Anfang 2018 mit Workshops startete, in denen Expertinnen und Experten pflegende Angehörige befragten. Im Ergebnis sagten viele pflegende Angehörige, für sie sei »das Internet das ›Tor zur Welt‹ und ein Weg, soziale Kontakte aufrechtzuerhalten. Denn, wer einen lieben Menschen pflegt, kommt oft nicht aus dem Haus«, so Susanne Hallermann, Projektkoordinatorin in NRW von »wir pflegen e. V.«. Die App sei deshalb speziell auf die Bedürfnisse der pflegenden Angehörigen zugeschnitten und damit im besten Sinne Hilfe zur Selbsthilfe – immer online und ortsungebunden (TK 2022). Dieses Angebot hat – insbesondere in der Lockdownphase der Corona-Pandemie – eine exponentielle Nutzungsquote erfahren, welche das System (technische Ausstattung und analoge Anbindung) überfordert und zum Abstürzen gebracht hat. Die App musste eingestellt werden und wurde bislang nicht wieder aktiviert.

Weitere Handlungsoptionen

Die Schulen entwickeln sich zunehmend zu ganztägigen Bildungsangeboten, so dass die Kinder und Jugendlichen in diesen Lern- und Lebensräumen einen großen Teil ihres Alltags verbringen (Sekretariat der KMK 2021). Für die Young Carers stellen sie Schutzräume dar, in denen sie Auszeiten von ihren privaten Aufgaben finden und auf die leistungsbezogenen und sozialen Anforderungen der Bildungseinrichtung treffen. Mit der o. g. Projektarbeit können Schulen insgesamt Wege zur (Selbst-)Identifizierung der PKuJ ebnen. Bei der Erörterung der Handlungsoptionen im schulischen Kontext bietet das nachfolgende Wirkungsdreieck eine Orientierungshilfe:

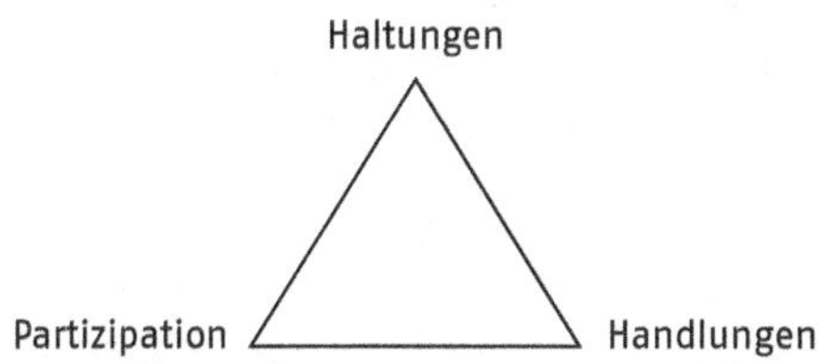

- *Haltungen:* Durch Aufklärungsveranstaltungen und Projekte können alle pädagogischen Akteurinnen und Akteure sowie Mitglieder der Schulgemeinden für das Thema »Diversity« und, hierauf aufbauend, für die Lebenswelten der Young Carers sensibilisiert werden. Die Bereitschaft, »Anderssein« als Normalität anzunehmen, kann gefördert werden.
- *Partizipation:* Geben sich Young Carers zu erkennen oder werden diese selbst aktiv, können sie eingeladenen werden, einen persönlichen Einblick in ihre »zwei Welten« zu geben. Besonders wirkungsvolle Formate sind hierbei szenische Darstellungen im Rahmen von theaterpädagogischen Projekten oder AG's, die Lesung selbst verfasster Texte oder die Darbietung selbst geschriebener/komponierter Songs sowie Workshops – in Lerngruppen und mit Eltern –, die mit den Young Carers entwickelt werden können.
- *Handlungen:* Im Idealfall sind die PKuJ motiviert oder lassen sich motivieren, an der Umsetzung der Handlungsoptionen mitzuwirken. Alternativ können sie die Umsetzung an Mitschülerinnen und Mitschüler, Lehrkräfte, Schulsozialarbeiterinnen und -sozialarbeiter oder andere Personen ihres Vertrauens delegieren und beratend tätig sein, ohne selbst aktiv oder sichtbar zu werden. Aufgrund ihres ausgeprägten gesundheits- bzw. behinderungsbezogenen Wissens können sie auch in der Systemberatung der Schulen tätig werden, z. B. bei Fragen der Barrierefreiheit, Präventionsangeboten oder Ähnlichem.

Angebote der Schulsozialarbeit

Eine besondere Form der Unterstützung können die Young Carers an Schulen, an denen das Arbeitsfeld »Schulsozialarbeit« im Aufbau ist bzw. an denen die Fachkräfte der Schulsozialarbeit bereits etabliert im Einsatz sind (WD 2019), nutzen. »Schulsozialarbeit ist Soziale Arbeit (internationale Definition von Sozialer Arbeit) in und an Schule. Schulsozialarbeiter:innen arbeiten kontinuierlich am Ort Schule mit Sozialraumorientierung, bringen ihr Fachwissen sowie fachliche Ziele, Prinzipien und Methoden der Sozialen Arbeit in die Schule ein und arbeiten im multiprofessionellen Team mit Lehrkräften und anderen Berufsgruppen auf einer verbindlich vereinbarten und gleichberechtigten Basis zusammen, um alle jungen Menschen in ihrer individuellen, sozialen, schulischen und beruflichen Entwicklung zu fördern« (Bundesnetzwerk Schulsozialarbeit 2017). Schulsozialarbeiterinnen und -sozialarbeiter tragen dazu bei, Bildungsbenachteiligungen abzubauen und Bildungschancen zu eröffnen. »Sie beraten und unterstützen Erziehungsberechtigte und Lehrkräfte bei der Erziehung und dem erzieherischen Kinder- und Jugendschutz und befördern eine kinder- und jugendfreundliche Umwelt.« (Bundesnetzwerk Schulsozialarbeit, 2017; LandesArbeitsGemeinschaft Schulsozialarbeit NRW e.V. 2021). Mit den Kernkompetenzen »Beratung« und »Vernetzung« bietet die Schulsozialarbeit Sichtweisen und Handlungsoptionen an, die niedrigschwellig die Bedürfnisse der Young Carers in den Blick nehmen und mit ihnen individuelle und prozessorientierte Handlungspläne bzw. -schritte entwickeln können.

- *Beratung:* Die Fachkräfte der Schulsozialarbeit verfügen über einen reichhaltigen »Methodenkoffer« in der Beratung. Nach einer (anonymen) Kontaktaufnahme in analogen oder virtuellen Räumen bieten sie Beratungsgespräche in bedarfsorientierten Settings (Einzel-/Familiengespräche mit oder ohne Beteiligung der Lehrkräfte oder externer Fachkräfte) an. Die beteiligten Personen, insbesondere die PKuJ, werden eingeladen, ihre Expertise zur Überwindung von Krisen und zur Formulierung von notwendigen Entlastungs- und Unterstützungsangeboten in den Prozess der Lösungsentwicklung mit einzubringen. Sie entscheiden grundsätzlich über die Initiativen, wobei die Maßgaben des Kindeswohlschutzes zu berücksichtigen sind. Beratung findet aber auch dort statt, wo die o.g. Projekte platziert und die Handlungsoptionen verwirklicht werden. Im Rahmen ihres Engagements im Ganztagsangebot der Schulen stellen Fachkräfte für Schulsozialarbeit auch hier ein reichhaltiges, professionelles Portfolio von Ideen, Möglichkeiten und Methoden zu Verfügung.

- *Vernetzung:* Sowohl in der klassischen Beratungsarbeit als auch in den projektorientieren Angeboten haben die Fachkräfte der Schulsozialarbeit einen auf ihr Arbeitsfeld begrenzten Handlungs- und Wirkungsrahmen. Durch die professionelle Netzwerkarbeit können diese Grenzen wesentlich erweitert werden:
- Zu Beratungsgesprächen können bei Bedarf Fachkräfte von externen Fachstellen, wie z. B. den Familienberatungsstellen, Pflegebüros, den Suchtberatungsstellen, der Jugendhilfe etc., hinzugezogen werden. Umgekehrt können Young Carers (und ihre Angehörigen) zu diesen Netzwerkpartnern begleitet oder an sie vermittelt werden. Im Netzwerk können die Fachkräfte der Schulsozialarbeit als Multiplikatoren für die Informationen zu den Young Carers aktiv werden und somit die Sensibilisierung in andere Handlungsfelder tragen. Auch für die Projektarbeit ist ein umfängliches Netzwerk hilfreich, weil nicht alle Ideen ohne Unterstützung durch Externe oder im eigenen Haus verwirklicht werden können. Gerade außerschulische Lernorte können Young Carers neue Schutzräume eröffnen. In diesen Netzwerken werden auch Informationen weitergetragen, die Hinweise auf Finanzierungsquellen für außergewöhnliche Projektarbeit liefern. Im Informationsaustausch kann auch hier auf die besonderen Herausforderungen der Young Carers hingewiesen werden.

Fazit und Ausblick

Es wurde deutlich, dass immer mehr Kinder und Jugendliche involviert sind, wenn es um die Sicherung der häuslichen Pflege und Unterstützung von erkrankten, behinderten oder beeinträchtigten Angehörigen geht. Sie leisten ein erhebliches Maß an Unterstützungs- und Pflegetätigkeiten, einhergehend mit einem hohen Verantwortungsgefühl. Obwohl die diesbezügliche Forschung in Deutschland noch Lücken aufweist, konnte die aktuellste Studie (Metzing et al. 2018) für die Altersgruppe 10–19 Jahre eine Prävalenz von 6,1 % ermitteln, die Relevanz dieser Zielgruppe verdeutlichen und sie als soziale Realität wahrnehmen.

Aufgrund der immensen Vielfalt an Familienkonstellationen mit zu pflegenden Angehörigen dürfen die Lebenssituationen sowie die biografischen Herausforderungen der PKuJ nicht pauschalisiert werden, sondern bedürfen einer individuellen Betrachtung. Je nach Verfügbarkeit der Ressourcen in den Familien sowie den dadurch gegebenen Voraussetzungen ergeben sich für PKuJ emotionale, soziale und körperliche Risikofaktoren, die sich sowohl negativ wie positiv auf die Bildungs- und Zukunftsperspektiven der PKuJ auswirken können. In welcher Form sich die

Auswirkungen in der Entwicklung der Kinder und Jugendlichen manifestieren, hängt von der mehr oder weniger erfolgreichen Bewältigung der Risikofaktoren ab. PKuJ erfahren häufig eine Kumulation von Belastungen, denen sie über eine kontinuierliche Zeit ausgesetzt sind, und werden oft schon in ihrer Kindheit mit Krisensituationen konfrontiert. All dies kann einen negativen Entwicklungsverlauf mit weiteren Risiken begünstigen. Es zeigt sich, dass die PKuJ gefährdet sind, eine »Risikopersönlichkeit« (Bender & Lösel 1998, S. 124) auszubilden und aufgrund dessen in ihren Potentialen und Möglichkeiten eingeschränkt werden. Den Young Carers wird abverlangt, sich von ihrem großen Verantwortungsbewusstsein abzukoppeln und die eigenen Lebensentwürfe nicht an dem zu pflegenden Familienmitglied und der Familie auszurichten. Gleichzeitig werden sie als ständige Grenzgänger in ihrer Bindungsgestaltung und -fähigkeit herausgefordert, »die Anschlussfähigkeit beider Welten herzustellen und die damit verbundenen Anpassungsleistungen zu erbringen« (Knecht 2018, S. 71). Dieser Weg gelingt meist nur mit Hilfe einer professionellen Begleitung. Hier wären niedrigschwellige Angebote und ein Bürokratieabbau hilfreich, um Unterstützungsleistungen abzurufen.

Ohne Sensibilisierung und Bewusstseinsbildung für das Phänomen »Kinder und Jugendliche als pflegende Angehörige« auf verschiedenen Ebenen können diese Kinder nicht identifiziert werden. Zudem können sie ihr Merkmal des Verborgenseins nicht ablegen, wodurch ihnen Unterstützung bzw. Entlastung verwehrt bleibt. Schule eignet sich aufgrund des verpflichtenden Schulbesuchs besonders gut als Ort der Identifizierung und bietet so eine entscheidende Grundlage dafür, Unterstützung zu ermöglichen. Eine Herausforderung besteht darin, die PKuJ einerseits durch die Identifikation sichtbar zu machen, sie andererseits aber keinesfalls zu pathologisieren. Dabei muss die Unterstützung im Raum Schule auf mehreren Ebenen ansetzen und multiprofessionell in den Blick genommen werden. Die Maßnahmen sollten nicht nur auf PKuJ beschränkt werden, sondern für alle Schülerinnen und Schüler zugänglich sein. Im Idealfall finden PKuJ auf diese Weise Identifikationsmöglichkeiten, ohne sich »outen« zu müssen und sich »anders« zu fühlen. Auf diese Weise könnten Schulen als Schutzraum für PKuJ agieren und sie bei der Bewältigung ihrer individuellen Lebenskrisen begleiten, indem Risikofaktoren abgeschwächt und die Entwicklung der Betroffenen positiv beeinflusst werden. Die Unterstützungsangebote müssen sich an den Bedarfen und Ressourcen der PKuJ orientieren und zusammen mit ihnen und ihren Familien entwickelt werden. Als Grundhaltung für die Unterstützung von PKuJ bietet sich folgende Formulierung von Metzing (2007, S. 176) an: »›die Lücken füllen und in Bereitschaft sein‹ […] und nicht stärker in das Leben der Familien einzugreifen als notwendig und erwünscht«. Ziel sollte es sein, die Resilienzfaktoren der Kinder und Jugendlichen zu fördern und ihnen dadurch ein »Bewältigungskapital« (Fingerle 2011, S. 213) zur Verfügung zu stellen, dass in Bezug auf sie Hilfe zur Selbsthilfe ermöglicht.

Die Unterstützung im Ort Schule allein reicht nicht aus, um eine dauerhafte Stabilisierung von PKuJ zu sichern. Die potentiellen Auswirkungen in Bezug auf Bindungen, mit welchen Young Carers aufgrund ihrer besonderen Situation konfrontiert sind, stellen für sie große Herausforderungen dar. Bildungserfolge und positive Lebensperspektiven für PKuJ können nur durch eine abgestimmte interdisziplinäre Kooperation ermöglicht werden. Dazu bedarf es einer fachrichtungsübergreifenden Zusammenarbeit von Behörden, Frühförderzentren, Kliniken, Medizinerinnen und Medizinern, Pädagoginnen und Pädagogen, Psychologinnen und Psychologen sowie Pflegekräften und der Politik (Schulze & Kaiser 2017).

Metzing plädiert in einer Dokumentation für eine staatliche Institution, die die Familie als System in den Blick nimmt und systemisch unterstützt (Faass 2021). Erst durch einen Austausch zwischen den auf Bundes-, Landes- sowie Kommunalebene agierenden Akteurinnen und Akteuren könnten in einer Art Schneeballsystem sowohl die notwendige Aufmerksamkeit für die Thematik erzeugt als auch die verschiedenen Professionen zur Zusammenarbeit angeregt werden. Den bereits existierenden Netzwerken, die sich dieser Aufgabe angenommen haben, fehlen bislang die nötigen Stellen zur flächendeckenden Sicherung der vorhandenen Informationen. Dringend notwendig wäre der Aufbau einer zentralen Anlaufstelle, um die internationale Zusammenarbeit voranzubringen und Informationen zu bündeln, zu vermitteln und an relevante Stellen weiterzugeben.

Abschließend gesagt, wäre es wünschenswert, PKuJ grundsätzlich nicht mit einem defizitären Blick zu betrachten, sondern ihnen mit einer wertschätzenden Haltung zu begegnen und ihnen Entwicklungsfreiräume zu bieten, die im familiären Umfeld nicht immer gegeben sind. Auch wenn diese Kinder viele Belastungen zu tragen haben und des Öfteren unsichtbar erscheinen, gilt das folgende Zitat: »Wir sind keine Schattenkinder. Wer das sagt, stellt unsere Leistungen in den Schatten« (Geschwisterrat 2013, zit. nach Knecht 2018, S. 249).

Literatur

Bender, D. & Lösel, F. (1998): Protektive Faktoren der psychisch gesunden Entwicklung junger Menschen: Ein Beitrag zur Kontroverse um saluto- und pathogenetische Ansätze In: J. Margraf, J. Siegrist & S. Neumer (Hrsg.), *Gesundheits- oder Krankheits-*

theorie? Saluto- vs. pathogenetische Ansätze im Gesundheitswesen. Berlin: Springer, S. 117–145.

BMFSFJ (Bundesministeriums für Familie, Senioren, Frauen und Jugend) (2022): Beratung für pflegende Kinder, Jugendliche, Auszubildende und Studierende. Im Internet: https://www.bmfsfj.de/bmfsfj/themen/aeltere-menschen/hilfe-und-pflege/pausentaste-beratung-fuer-pflegende-kinder-und-jugendliche (Zugriff: 2.2.2023).

Bundesnetzwerk Schulsozialarbeit (2017): *Unsere Definition von Schulsozialarbeit.* Im Internet: https://www.bundesnetzwerk-schulsozialarbeit.de/gruendungserklaerung-selbstverstaendnis/ (Zugriff: 18.12.2022).

Cass, B., Brennan, D., Thomson, C., Hill, T., Purcal, C., Hamilton, M. & Adamson, E. (2011): *Young carers: Social policy impacts of the caring responsibilities of children and young adults.* Final report. Report prepared for ARC Linkage Partners. Sydney: Social Policy Research Centre, University of New South Wales. Im Internet: https://www.unsw.edu.au/content/dam/pdfs/unsw-adobe-websites/arts-design-architecture/ada-faculty/2021-07-young-carers-social-policy-implications/2021-07-1-Young-Carers-Report-Final-2011.pdf (Zugriff: 2.2.2023).

Cluver, L., Operario, D., Lane, T. & Kganakga, M. (2012): »I can't go to school and leave her in so much pain«: Educational shortfalls among adolescent ›Young Carers‹ in the South African AIDS epidemic. *Journal of Adolescent Research,* 27 (5), S. 581–605.

Dearden, C. & Becker, S. (2004): *Young Carers in the UK: The 2004 Report.* London: Carers UK.

Faass, A. (2021): *Verlorene Kindheit. Wenn Kinder ihre Eltern pflegen* – Film von Almut Faass Im Internet: https://www.zdf.de/dokumentation/zdfzoom/zdfzoom-young-carers-kinder-pflege-100.html (Zugriff: 1.2.202; verfügbar bis 17.10.2023).

Fingerle, M. (2011): Resilienz deuten – Schlussfolgerungen für die Prävention. In: M. Zander (Hrsg.), *Handbuch Resilienzförderung.* Wiesbaden: VS, S. 208–218.

Frech, M., Nagl-Cupal, M., Leu, A., Schulze, G. C., Spittel, A. M. & Kaiser, S. (2019): Wer sind Young Carers? Analyse der Begriffsverwendung im deutschsprachigen Raum und Entwicklung einer Definition. In: *International Journal of Health Professions,* 6 (1), S. 19–31.

Gentner, T. (2018): *Pflegende Kinder und Jugendliche an der Schule … und die subjektiven Theorien ihrer Lehrer.* Bad Heilbrunn: Julius Klinkhardt Verlag.

Geschwisterrat (2013): Wir melden uns zu Wort (Memorandum). In: Janusz Korczak-Geschwisterbücherei & Stimme e. V. (Hrsg.), *Janusz Korczak – Herausforderungen in der Begleitung von Geschwistern. Mit und von Geschwistern lernen. 30 Jahre Entwicklung von Geschwisterseminaren.* Dokumentation der Fachtagung 19./20. April 2013 in der Bremischen Bürgerschaft. Gefördert vom Bundesministerium für Familie, Senioren, Frauen und Jugend. Vechta: Geest-Verlag.

Hackenberg, W. (2008): *Geschwister von Menschen mit Behinderung. Entwicklung, Risiken, Chancen.* München, Basel: Ernst Reinhardt.

Kaiser, S. (2019): *Heranwachsen im Spannungsfeld von Schule und Pflegetätigkeiten – Eine empirische Studie zur schulischen Situation von pflegenden Jugendlichen.* Berlin: Logos Verlag.

Kaiser, S. & Schulze, G. C. (2014): Pflegerische Tätigkeiten in der Familie – eine mögliche Ursache für Schulabsentismus bei Kindern und Jugendlichen. *Zeitschrift für Heilpädagogik,* 9, S. 332–346.

Knecht, C. (2018): *Geschwister von chronisch kranken Kindern und Jugendlichen. Erleben und Bewältigungshandeln.* Wiesbaden: Springer VS.

Knecht, C., Hellmers, C., Metzing, S. (2015). *Ambivalenz- und Ambiguitätserleben gesunder Geschwister von Kindern und Jugendlichen mit chronischer Erkrankung. Diskurs Kindheits- und Jugendforschung/Discourse. Journal of Childhood and Adolescence Research,* 10 (3), S. 323–337. Im Internet: https://www.ssoar.info/ssoar/bitstream/handle/document/44970/ssoar-disk-2015-3-knecht_et_al-Ambivalenz-_und_Ambiguitatserleben_gesunder_Geschwister.pdf?sequence=1&isAllowed=y&lnkname=ssoar-disk-2015-3-knecht_et_al-Ambivalenz-_und_Ambiguitatserleben_gesunder_Geschwister.pdf (Zugriff: 2.2.2023).

LandesArbeitsGemeinschaft Schulsozialarbeit NWR e.V. (2021): *Qualitätsstandards in der Schulsozialarbeit Nordrhein-Westfalen.* Bergheim-Glessen: LAG Schulsozialarbeit NWR e.V. Im Internet: https://www.schulsozialarbeit-nrw.de/wp-content/uploads/2021/06/Standards-mini-Original.pdf (Stand: 18.12.2022).

Letschert-Grabbe, B. (2021): *Das übersehene Kind – Wenn »Super!« zu wenig und Verwöhnen Vernachlässigung ist.* Weinheim: Beltz Juventa.

Mesch, D. & Foltin, W. (2019): Schulsozialarbeit – Im Spannungsfeld zwischen fachlichen Standards und derzeitigen Rahmenbedingungen. In: S. Drucks & D. Bruland (Hrsg.), *Kritische Lebensereignisse und die Herausforderungen für die Schule.* Weinheim, Basel: Beltz Verlag, S. 128–149.

Metzing, S. (2007): *Kinder und Jugendliche als pflegende Angehörige. Erleben und Gestalten familialer Pflege.* Bern: Hans Huber.

Metzing, S. (2017): Pflegende Kinder und Jugendliche. Ein Überblick. In: Zentrum für Qualität in der Pflege (Hrsg.), *ZQP-Report: Junge Pflegende,* Berlin: Zentrum für Qualität in der Pflege, S. 8–13. Im Internet: https://www.zqp.de/wp-content/uploads/ZQP_2017_Report_JungePflegende.pdf (Zugriff: 1.2.2023).

Metzing, S., Ostermann, T., Galatsch, M., Chikhradze, N., Knecht, C., Barbknecht, K., Piechkamp, F., Hartenstein-Pinter, A. & Robens, S. (2018): *Abschlussbericht zum Projekt »Die Situation von Kindern und Jugendlichen als pflegende Angehörige«.* Witten: Department für Pflegewissenschaft, Fakultät für Gesundheit, Uni Witten/Herdecke. Im Internet: https://www.bundesgesundheitsministerium.de/fileadmin/Dateien/5_Publikationen/Pflege/Berichte/Abschlussbericht_KinderundJugendlichepflegAngeh.pdf (Zugriff: 1.2.2023).

Michelsen, M. (2015): 10 Wünsche eines Young Carers an Gesundheitsfachpersonen. Blog BarnsBeste. Im Internet: https://sshf.no/seksjon/BarnsBeste/Documents/Kunnskapsbanken/Plakat_10-pa%CC%8Ar%C3%B8rende-ra%CC%8Ad_Tysk.pdf (Zugriff: 2.2.2023).

MSB NRW (Ministerium für Schule und Bildung des Landes Nordrhein-Westfalen) (2017): *Arbeitshilfe: Gewährung von Nachteilsausgleichen für Schülerinnen und Schüler mit Behinderungen, Bedarf an sonderpädagogischer Unterstützung und/oder besonderen Auffälligkeiten in der Sekundarstufe I – Eine Orientierungshilfe für Schulleitungen.* Im Internet: https://www.schulministerium.nrw/sites/default/files/documents/2-Arbeitshilfe_Sek_I.pdf (Zugriff: 2.2.2023).

Moore, T., Morrow, R., McArthur, M., Noble-Carr, D. & Gray, J. (2006): *Reading, writing and responsibility. Young carers and education.* Canberra, Australia: Institute of Child Protection Studies.

Nagl-Cupal, M., Daniel, M., Kainbacher, M., Koller, M. & Mayer, H. (2015): *Kinder und Jugendliche als pflegende Angehörige.* Teil I (Dez. 2012): *Einsicht in die Situation gegen-*

wärtiger und ehemaliger pflegender Kinder in Österreich. (Sozialpolitische Studienreihe, Bd. 19) [Eine repräsentative Untersuchung im Auftrag des Bundesministeriums für Arbeit, Soziales und Konsumentenschutz (BMSGPK).] Wien: ÖGB-VerlagS. 1–265. Im Internet: https://www.ssoar.info/ssoar/bitstream/handle/document/43946/ssoar-2015-nagl-cupal_et_al-Kinder_und_Jugendliche_als_pflegende.pdf?sequence=1&isAllowed=y&lnkname=ssoar-2015-nagl-cupal_et_al-Kinder_und_Jugendliche_als_pflegende.pdf; auch: https://broschuerenservice.sozialministerium.at/Home/Download?publicationId=307 (Zugriff: 1.2.2023).

Rochholtz, S. (2022): Wie Corona die Jugend abhängt. *Neue Ruhr Zeitung (NRZ),* 29.8.2022.

Opp, G. (2007): »Schule – Chance oder Risiko?« In: G. Opp & M. Fingerle (Hrsg.), *Was Kinder stärkt. Erziehung zwischen Risiko und Resilienz.* 2. Aufl. München: Ernst Reinhardt, S. 227–244.

Palacio, R. J. (2020): *Wunder.* 17. Aufl. München: Carl Hanser Verlag.

SchulG NRW (Schulgesetz für das Land Nordrhein-Westfalen) (2022): § 1 Abs. 1, § 4 Abs. 4., § 44 Abs. 5, Im Internet: https://recht.nrw.de/lmi/owa/br_text_anzeigen?v_id=10000000000000000524 (Zugriff: 2.2.2023).

Schulze, G. C. & Kaiser, S. (2017): Lernen zwischen Schulbesuch und Pflege. In: Zentrum für Qualität in der Pflege (Hrsg.), *ZQP-Report: Junge Pflegende.* Berlin: Zentrum für Qualität in der Pflege, S. 89–93.

Sekretariat der KMK (Sekretariat der Ständigen Konferenz der Kultusminister der Länder in der Bundesrepublik Deutschland) (Hrsg.) (2021): Allgemeinbildende Schulen in Ganztagsform in den Ländern in der Bundesrepublik Deutschland – Statistik 2016 bis 2020. Im Internet: https://www.kmk.org/fileadmin/Dateien/pdf/Statistik/Dokumentationen/GTS_2020_Bericht.pdf (Zugriff: 2.2.2023). Berlin: Sekretariat der Ständigen Konferenz der Kultusminister der Länder in der BRD.

Steinmayr, R., Paschke, P. & Wirthwein, L. (2022): Elementary school students' subjective well-being before and during the COVID-19 pandemic: A longitudinal study. *Journal of Happiness Studies*, 23, S. 2985–3005. Im Internet: https://doi.org/10.1007/s10902-022-00537-y (Zugriff: 2.2.2023).

TK (Techniker Krankenkasse) (2022): in.kontakt – App unterstützt pflegende Angehörige: Im Internet: https://www.tk.de/presse/themen/pflege/digitalisierung-in-der-pflege/wir-pflegen-nrw-2058356 (Zugriff: 2.2.2023).

wir pflegen e. V. (2018): Das Tor zur Welt für pflegende Angehörige [Online-Selbsthilfe-Initiativen für pflegende Angehörige (OSHI-PA)]. Im Internet: https://www.wir-pflegen.net/helfen/digitale-selbsthilfe (Zugriff: 2.2.2023).

WD (Wissenschaftliche Dienste – Deutscher Bundestag) (2019) (WD 8–3000–059/19): Rechtliche Rahmenbedingungen und Finanzierungsmodalitäten der Schulsozialarbeit in den Bundesländern, Im Internet: https://www.bundestag.de/resource/blob/660798/0330d2b5dee1c360fa6ab23e159eea7c/WD-8-059-19-pdf-data.pdf (Zugriff: 2.2.2023).

Witte, J., Zeitler, A., Batram, M., Diekmannshemke, J. & Hasemann, L. (2022): *Kinder- und Jugendreport 2022. Kinder-und Jugendgesundheit in Zeiten der Pandemie.* (Eine Studie im Auftrag der DAK-Gesundheit). Bielefeld: Vandage Health Economics Analytics. Im Internet: https://www.dak.de/dak/download/dak-kjr22-vand-report-pdf-2572514.pdf (Zugriff: 2.2.2023).

EVA PATTIS ZOJA

»Träume im Klassenzimmer erzählen«

Ein Projekt gegen virtuelle Reizüberflutung im Kindesalter

Bedenk, ist irgend Leben mehr erlebt
als deiner Träume Bilder? und mehr dein?

Rainer Maria Rilke,
Die weiße Fürstin, S. 13

Träume sind nichts Kulturspezifisches, es gibt sie in allen Kulturen – wir träumen alle, und jeder träumt anders. Das Projekt »Träume im Klassenzimmer erzählen« hat es sich zum Ziel gemacht, Kinder im Grundschulalter vor den Folgen virtueller Reizüberflutung zu schützen. Wir befassen uns hier nicht mit den virtuellen Bildern, denen ein Kind heute ausgesetzt sein mag, sondern wir suchen nach seelischen Immunkräften, die diesem Ausgesetzt-Sein entgegenwirken könnten.

Wie würde ein möglicher angeborener psychischer Schutz gegen etwas so Neues wie die »Invasion« von Bildschirmen im Kinderzimmer aussehen? Und wenn es eine solchen Schutz gäbe, welche pädagogischen Interventionen könnten sich daraus ergeben? Vorweg ein kleiner Exkurs in die analytische Psychologie nach C. G. Jung.

Die Selbstregulation durch Träume bzw., allgemein, unbewusste Bilder

Die menschliche Psyche erzeugt unentwegt spontane, innere Bilder, die wir normalerweise aus unseren Nachtträumen kennen (vgl. Jung 1957). Unbewusste Bilder liegen jedoch auch unseren Tagesphantasien, Impulshandlungen und schöpferischen Ideen zugrunde. Dieser innere Bilderfluss hat eine spezifische Funktion. Er ist Teil einer »Verdauungsarbeit«, die die Psyche Tag für Tag und Nacht für

Nacht erledigt, um Erlebtes in die Persönlichkeit zu integrieren, d. h. dieses Erlebte in abrufbare Erfahrung zu verwandeln.

Dieses spontane Hervorbringen unbewusster Bilder ist Teil der – von Jung beschriebenen – psychischen Selbstregulation. Mit ihrer Hilfe werden eine Reihe von Gegensatzspannungen und Polaritäten kontinuierlich ausbalanciert: z. B. die Spannung zwischen innen und außen, zwischen Eigenem und Fremden und zwischen Autonomiebestreben und dem Bedürfnis nach Zugehörigkeit. Wir bemühen uns im Leben ständig, solche Gleichgewichte in uns herzustellen, und der unbewusste Bilderfluss, der archetypisch, d. h. aus der Quelle der Urbilder der Menschheit, gespeist ist, begleitet dieses Unterfangen. Unsere Tageserlebnisse werden durch Traumbilder angereichert. Und die Träume tendieren (nach der Auffassung von C. G. Jung) dazu, einseitige Bewusstseinshaltungen zu kompensieren, d. h. ihnen gerade das entgegenzusetzen, was in einer Bewusstseinshaltung fehlt. Wie wir wissen, sind Träume paradox, phantasie- und facettenreichreich; sie sind gerade das Gegenteil von Vereinfachungen, Stereotypen und einer Schwarz-und-weiß-Sicht der Welt.

Die politische Dimension von Träumen

Wir bemerken nun, mit der letzten Überlegung, vielleicht, dass unser Diskurs hier nicht nur eine psychologische, sondern auch eine politische Dimension berührt: Reduktive Weltsichten, die »wir« und »die Anderen« einander gegenüberstellen, dabei die Anderen ausgrenzen, haben meistens Angst als Hintergrund, und sie engen das Bewusstsein ein, was mit Verarmung – bis hin zur Verkümmerung – des Gefühlslebens einhergeht.

Wir wissen, dass sich dies alles bereits im Kindesalter anbahnen kann. Gibt man hingegen den Traumbildern, die, wie erwähnt, einseitige Bewusstseinshaltungen kompensieren, schon sehr früh in der Kindheit einen angemessenen Raum, dann ist dies Psychohygiene im weitesten Sinne und hat eine enorme soziale Bedeutung.

Wie politisch relevant Traumbilder sein können, zeigt Charlotte Beradts Buch *Das Dritte Reich des Traums* (Beradt 1981). Die Autorin hat in den Jahren 1933 bis 1939, als sie das Land verließ, Träume in Deutschland gesammelt. Hier zwei Beispiele, die zeigen, wie sich die Träume nicht nur auf Geschehnisse der Außenwelt beziehen, sondern vielmehr in allarmierender Weise aufzeigen, dass auch die Innenwelt von denselben Geschehnissen betroffen ist.

Der Traum eines jungen Mannes: »Ich träume, daß ich nur noch von Rechtecken, Dreiecken und Achtecken träume, […] weil es doch verboten ist zu träumen.« (Beradt 1981, S.7) Dieser Traum beschreibt die Schwierigkeit des Träumens selbst.

Ein weiterer Traum lässt nachempfinden, wie tief der psychische Terror in das Privatleben der Menschen eingedrungen ist: »Ein SA-Mann steht vor dem großen altmodischen blauen Kachelofen in der Ecke unseres Wohnzimmers, vor dem wir abends immer im Gespräch sitzen, macht die Ofentür auf, und der Ofen fängt mit schnarrender, durchdringender Stimme zu reden an […]: jeden Satz, den wir gegen die Regierung gesagt, jeden Witz, den wir erzählt haben.« (Ebd., S.8)

Welche Funktion haben solche Träume? Sollte und wollte den Träumenden bewusst werden, dass nicht nur im Staat Unvorstellbares geschah, sondern dass auch das Innenleben jedes Einzelnen im Begriff war, davon beeinflusst zu werden?

Zur Bedeutung von Träumen

Bezüglich der Fragestellung dieses Beitrags können wir überlegen, ob es auch heute kollektive, zeitgemäße Themen gibt, die in die Träume von Kindern hineinreichen. Es besteht kein Grund zur Sorge, wenn Kinder immer wieder von Hexen, Dinosauriern, Naturkatastrophen oder von Sterben und Ermordungen träumen – das sind Themen, von denen seit jeher in allen Völkern und Kulturen geträumt wurde. Eher könnten wir uns fragen, was es für die Zukunft bedeutete, wenn das Träumen selbst abhanden käme. Und zwar nicht von einem autoritären Regime unterdrückt wie damals, sondern durch Konsumgewohnheiten, deren psychische Folgen wir noch nicht abschätzen können. In unserer klinischen Arbeit mit Träumen finden wir täglich bestätigt, was Elias Canetti (1973, S.269) sagt: »Alles, was man vergessen hat, schreit im Traum um Hilfe.« Was aber, wenn nichts mehr um Hilfe schreit, weil das Erinnern von Träumen und deren Bedeutung für das seelische Gleichgewicht in Vergessenheit gerät?

Wenn wir als Psychotherapeuten mit Träumen arbeiten, sehen wir etwas durchaus Nützliches: Die Psyche bringt gerade diejenigen Trauminhalte hervor, die sie für ihre Ganzwerdung, ihre Differenzierung und ihre Reife benötigt. Hier ein einfaches Beispiel aus unserem Projekt: In den Träumen, die 130 Kindern über vier Jahre hindurch erzählt hatten, kamen Vaterfiguren häufiger vor als Mütter. Es wurde zwar keine Studie darüber durchgeführt, denn dies war nicht der Zweck des Projekts, aber die Präsenz der Väter in den Träumen von Mädchen und Jungen war allen Lehrern aufgefallen. Väter sind im Süden Italiens im Alltag der Kinder nicht sehr präsent, da die Rollentrennung in der Erziehung noch stark ist. Man könnte nun überlegen, ob die Tatsache, dass Väter in den Träumen dieser Kinder häufig vorkamen, ein Ausdruck der psychischen Selbstregulation ist. Die Kinder brauchten die Väter, und so holten sie sie in den Träumen gleichsam näher zu sich heran.

Nun zu den virtuellen Bildern: Man kann die Ansicht vertreten, dass Filme oder Videospiele zur Lebenserfahrung beitragen, starke Emotionen hervorrufen, die Phantasie anregen, Konzentration und strategisches Denken und – bei Gruppenspielen – auch soziales Handeln fördern. Viele der heute 30-Jährigen betonen, dass sie ihre soziale Kompetenz und die Fähigkeit, in einem Team zurechtzukommen, vor allem durch nächtelanges Online-Spielen über Jahre hinweg erworben hätten.

Gibt es eine grundsätzliche Unterscheidung zwischen dem Einfluss von Traumbildern und dem virtueller Bilder auf die Psyche? Aus einem ganz einfachen Grund müssen wir annehmen, dass Traumbilder ganz anderer Natur sein müssen als virtuelle Bilder: Wir könnten nämlich auch ohne Letztere leben, ohne das Träumen hingegen nicht. Träumen ist Grundvoraussetzung für eine gesunde Psyche. Wenn Träume im Experiment lange genug unterdrückt werden, kommt es zu Halluzinationen und psychotischen Zuständen. Die fatalen, seelischen Auswirkungen, die ein Entzug von REM-Schlaf – in welchen die Träume stattfinden – mit sich bringt, sind heute bei Erwachsenen experimentell gut untersucht.

Hingegen könnte eines der größten Probleme der virtuellen Reizüberflutung im Vorschul- und Grundschulalter unerkannt und unerforscht bleiben: Die von außen von Bildschirmen auf das Kind eindringenden Bilder könnten das Erinnern und sogar das Entstehen von Traumbildern behindern. Innere und äußere virtuelle Bilder könnten in Konkurrenz miteinander stehen. Wenn der spontane, innere Bilderfluss, der, wie oben erwähnt, der psychischen Hygiene dient, übertönt wird, dann ist das Kind um eine lebenswichtige Funktion betrogen. Andererseits können wir – nach mehr als 100 Jahren Tiefenpsychologie und einer noch viel längeren Zeit, in der Werke unterschiedlichster Art von Literatur verfasst wurden, die zeigen, dass Träume in unterschiedlichsten Kulturen eine zentrale Rolle spielen – davon ausgehen, dass schon das Erinnern und Erzählen von Traumbildern dem psychischen Wohlergehen förderlich sind.

Unser Projekt »Mein Nächtebuch«

Die »Traumstunde« – Vorbereitung und Ablauf

Hiermit ist die konzeptuelle Basis skizziert, von der ich gemeinsam mit den Lehrern einer öffentlichen Grundschule in Apulien im Jahr 2014 ausgegangen bin. 130 Kinder durften ihre Träume innerhalb des Schulunterrichtes erzählen und ihre Klassenlehrerin hörte ihnen dabei zu. Die Traumstunde »Mein Nächtebuch« fand einmal wöchentlich statt. Die von den Kindern aufgeschriebenen oder auch nur gezeichneten, zum Teil lediglich erzählten und von der Lehrerin aufgeschriebenen Träume blieben in der Schule verwahrt. Jedes Kind konnte seine in einen Ordner geheftete Traumsammlung immer wieder einsehen, jedoch erst am Ende des gesamten Zyklus, nach Abschluss des fünften Schuljahres, konnten die Kinder jeweils vier dicke Ordner – je einen für ein Schuljahr – mit nach Hause nehmen. Die Kinder nannten diese liebevoll verzierten Ordner ihre »Schatztruhen«.

Die Lehrerinnen und Lehrer wurden in einem dreieinhalbstündigen Seminar (in Präsenz oder online) in die Richtlinien des Projektes eingeführt. Dazu gehörte eine Simulation, in der sie eine Traumstunde an sich selbst erfahren konnten. Der Fokus lag auf dem gemeinsamen Erarbeiten eines geschützten Rahmens der Urteilsfreiheit im Hinblick auf die Träume der Kinder.

Die »Traumstunde« gestaltet sich dann folgendermaßen: Ein Kind erzählt seinen Traum und es folgen keinerlei Kommentare. Der Lehrer bzw. die Lehrerin bedankt sich für seinen Traum. Die Kinder merken sehr rasch, dass andere Voraussetzungen gelten als im sonstigen Schulbetrieb: Das, was es zu sagen gibt, muss nicht gelernt werden, es ist bereits im eigenen Innern da. Die Lehrpersonen müssen damit umgehen, dass die Erzählungen der Kinder ungereimt, nicht linear, unvollständig und voller Widersprüche sind und dass keinerlei Erklärungsversuche angestellt werden können.

Je weiter das Projekt fortschreitet, desto stärker fühlt sich jedes Kind in der Wahrnehmung seiner Eigenheit bestätigt, seine Träume, d. h. seine intimste Innenwelt, können noch so bizarr, von Monstern bevölkert, voller Gewalt, chaotisch oder auch angstvoll sein – allem Erzählten wird Interesse entgegengebracht.

Ein wichtiges Element ist ein kleines Ritual, dessen Inhalt zum Teil mit den Kindern selbst erarbeitet werden kann. Es trägt dazu bei, diese Aktivität vom Schulalltag abzugrenzen und auch abzuschirmen. Das Ritual besteht darin, dass das Klassenzimmer ein wenig abgedunkelt wird und jedes Kind ein Blatt Papier bekommt, damit es seinen Traum aufschreiben oder zeichnen kann. Dann wird gemeinsam ein Reim aufgesagt, der den Beginn einer besonderen Atmosphäre markiert:

Und eins und zwei und eins, zwei, drei,
gleich ist die Redezeit vorbei,
Augen zu und Lichter aus,
Träume fließen leichter raus;
gleich, ob klar oder verschwommen,
ein jeder Traum ist hier willkommen.

Ein Gong oder das Schütteln eines Regenstabes, und es schlägt die »Traumstunde«.

Dann dürfen die Kinder nacheinander einen Traum erzählen. Damit die zuhörenden Kinder selbst entscheiden können, ob oder wie lange sie den Erzählungen zuhören wollen, kann jederzeit gezeichnet oder gemalt werden. Die einzige Bedingung ist, leise zu sein und die Erzählungen nicht zu stören.

Das Ergebnis ist ausnahmslos eine 45 Minuten dauernde, gebannte Aufmerksamkeit der gesamten Klasse. Kaum ein Kind kann sich der Faszination der Traumbilder entziehen. Anfangs sind die Erzählungen kurz, aber sichtlich befriedigend. »Ich hab von Einbrechern geträumt und dass ich mich unter meinem Bett versteckte.« Wie bereits erwähnt, wird keinesfalls weitergefragt. Manchmal entweicht einem zuhörenden Kind ein: »Und dann??«, als handle es sich um ein Märchen. Die Traumerzählung wird, auch wenn sie noch so stockend, unartikuliert, fragmentarisch und unzusammenhängend vorgetragen wird, wie ein literarischer Text behandelt. Nichts wird korrigiert – auch keine niedergeschriebenen Träume, etwa im Hinblick auf Grammatikfehler –, nichts wird ergänzt, nichts wird erfragt. Gerade schüchterne Kinder erleben die Traumstunde als einen Raum innerer Freiheit, in dem sie mitten im Schulkontext auch einfach nur beobachten können, ohne fürchten zu müssen, aufgerufen zu werden. Ein Kind aus Albanien, das zwei Monate lang keinen Traum erzählt und nur zugehört hatte, sagte am Ende des Schuljahres auf die Frage, ob ihm die Traumstunde gefallen hätte: »Ich hätte nie gedacht, dass auch italienische Kinder so schreckliche Träume haben, ich war überzeugt, nur ich hätte sie.«

In den ersten Monaten fiel den Lehrern auf, dass manche Kinder keine Träume erzählten, sondern Geschichten, die eher Szenen aus Filmen oder Videospielen zu sein schienen. Manchmal wurden Träume erfunden und mit Filmszenen gemischt: Das Kind hatte da meist eine Heldenrolle inne, die detailliert und langatmig geschildert wurde. Wenn zum fünften Mal alle Feinde besiegt werden und eine Prinzessin unendlich viele Geschenke bekommt, dann wird das Zuhören langweilig. In solchen Fällen greift der Lehrer ein und sagt: Deine Erzählung ist heute lang, wir müssen hier stoppmachen, damit jeder drankommen kann.

Interessant ist zu beobachten, dass die Kinder nach wenigen Wochen selbst auseinanderhalten können, was Traum und was Film ist. Die Schilderungen der Träume werden präziser, die Dramaturgie klarer. Der sprachliche Ausdruck verbessert sich in demselben Maße, wie sich die Körperverspannungen lösen. Der Schilderung eines Albtraumes folgt ein Erleichterungsseufzer: »Ah«. Oder: »Jetzt bin ich es los. Es war echt schlimm.«

Es gibt einige Richtlinien, die den Kindern zu Anfang erklärt werden, wie z. B.: Die Namen von Anwesenden, die im Traum vorgekommen, werden nicht genannt. Ebenso werden die Kinder gebeten, die Träume, die sie in der Traumstunde von Anderen gehört haben, nicht nach außen zu tragen. Dies wird nicht als Verbot ausgesprochen, sondern als Vorschlag, und die Kinder halten sich gerne und spontan daran. Das kleine Anfangs- und Abschlussritual, das der Traumstunde diese besondere, intime Qualität verleiht, ist dabei sicher hilfreich. Der die Traumstunde abschließende Reim lautet:

Schon ist vorüber diese Stunde,
hinaus die Angst aus aller Munde.
In meinem Kästchen liegt der Traum,
dort finden Held und Drache Raum.
Nun weiß ich wohl, dass Angst zu teilen
die beste Art ist, sie zu vertreiben.

Drei Monate nach Projektbeginn folgt für die Lehrer ein Supervisionsangebot, in dem offene Fragen und Probleme geklärt werden können.

Die Rückmeldungen der Kinder waren in jeder Phase positiv bis enthusiastisch, es zeigten sich keine Ermüdungserscheinungen. Eltern sind hingegen anfangs manchmal skeptisch. Sie befürchten, ihre Familienprobleme könnten nach außen getragen werden. Besonders getrennte Elternpaare drücken die Sorge aus, die Kinder könnten zu viel Privates von ihnen erzählen. Wenn sie dem Projekt zustimmen, machen sie jedoch rasch die Erfahrung, dass dies nicht geschieht, dass ihre Kinder vielmehr ihnen gegenüber offener werden und generell mehr von sich mitteilen.

Inhalte der Träume und die positive Wirkung, die das Darstellen der Träume hat

Nun zu einigen Themen und Trauminhalten. Es gibt viele Traumerzählungen und Bilder, welche reine Freude ausdrücken. Es werden aber auch häufig Angstträume erzählt und gezeichnet (vgl. Bild 1).

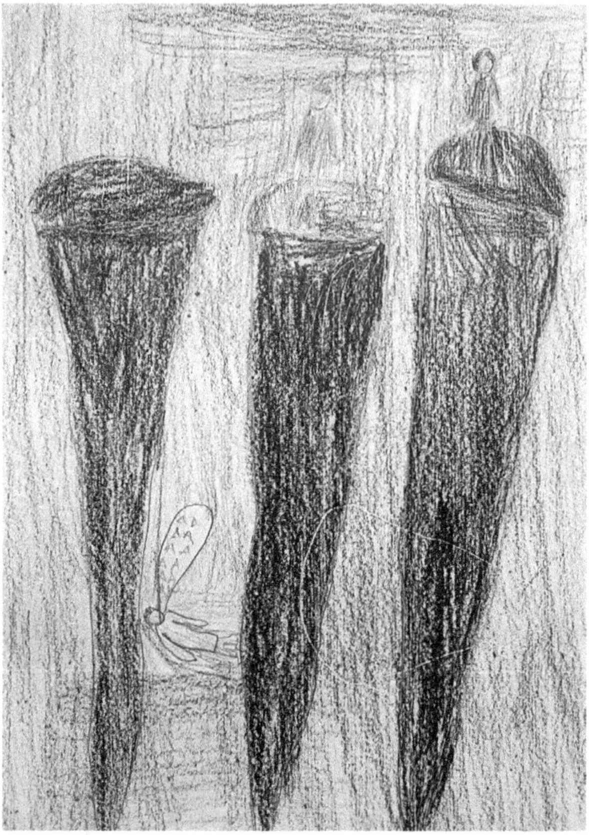

Bild 1: Ein Angsttraum (Copyright: Eva Pattis Zoja)

Aus den gezeichneten Bildern kommen dem Betrachter die Emotionen eines Kindes, auch dessen Verletzungen, ungefiltert entgegen, mehr als es bei spontanen Zeichnungen der Fall wäre. Nicht jeder Lehrer ist das gewohnt. Wichtig ist dabei zu betonen, dass seitens der Lehrer keinerlei therapeutische Haltung erwartet wird. Die klare Struktur des Projekts wirkt auch für sie haltend. Dessen Stärke liegt in der Kontinuität und in der Langfristigkeit. Zu wissen, dass Träume Woche für Woche durch die gesamte Grundschulzeit hindurch erzählt werden können, gibt auch unsicheren Lehrern einen längeren Atem und Vertrauen in einen selbstregulierenden Gruppenprozess.

Träume sind zudem nicht nur einzelne Bilder, sondern Szenen und Sequenzen, in denen sich Entwicklungen vollziehen.

Häufig wird von Unfällen geträumt, von Fallen und von Stürzen. Zum Beispiel: »Ich wollte zu Bett gehen, da kam ein Geist, der hat mich erschreckt,und dann bin ich die Treppe heruntergefallen.« Dass da eine ganze Klasse zuhört und ähnlich erschrickt, wie das Kind im Traum erschrocken ist, hat eine befreiende Wirkung. Anstelle gesprochener Worte erfolgt empathisches, körperliches Mitschwingen. So werden individuelle Verarbeitungsversuche kleinerer oder größerer Traumata kollektiv unterstützt.

Immer wieder werden Verwandtschaftsbeziehungen dargestellt: »Einmal habe ich geträumt, dass wir im Tiefen schwammen, und da habe ich meine Kusine ertränkt.« Man kann sich vorstellen, wie wichtig es für ein Kind sein kann, einen solchen Traum erzählen und zeichnen zu dürfen. Alles noch so Schlimme und Peinliche, das im Traum vorkommt, bleibt einerseits auf Distanz: Es ist ja nur ein Traum, ich bin also nicht direkt verantwortlich. Andererseits ist es – im Traum – geschehen, wurde auf dem Blatt festgehalten, und jede Zeichnung wird Teil der Schatztruhe, der eigenen, nächtlichen Biografie.

»Meine Schwester ist ein Teufel geworden und tötet alle, mich, meine Mutter, meinen Vater und meine Tante.« (Bild 2) Mit Hilfe der Zeichnung treten intensive Gefühle ins Bewusstsein des Kindes und werden ihm selbst klarer: Dies ist bereits der Beginn einer besseren Emotionsregulierung.

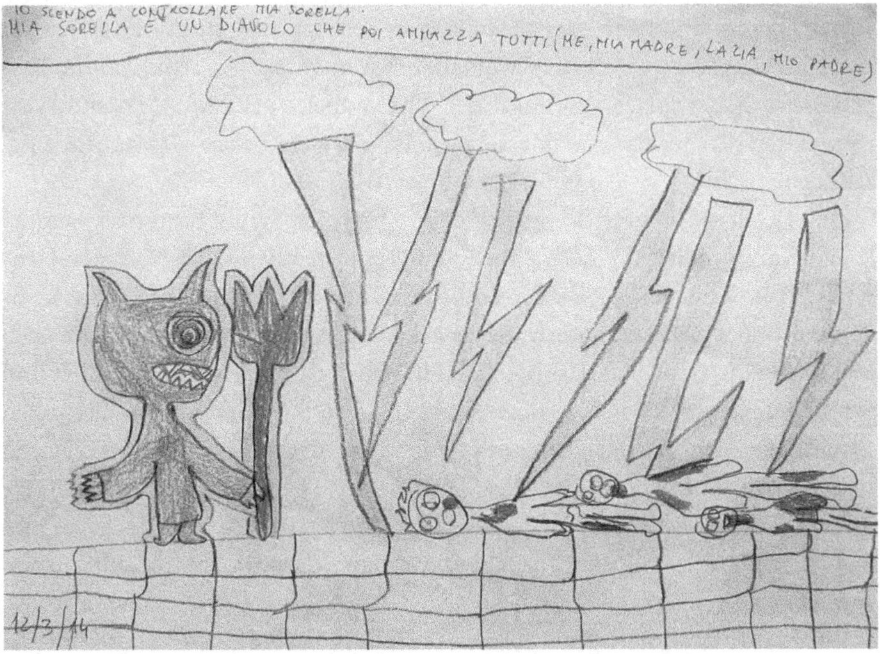

Bild 2: »Meine Schwester ist ein Teufel geworden« (Copyright: Eva Pattis Zoja)

Auch hier ist es wichtig, dass der Lehrer nicht moralisierend oder tröstend eingreift, sondern seine eigenen Gefühle und Interventionsimpulse nur wahrnimmt, um sie dann in den dafür vorgesehenen Diskussionsrunden der Lehrerinnen und Lehrer zu besprechen.

Themen, die mit Verlassenheit zu tun haben – entweder vom träumenden Kind direkt erlebt oder von einer anderen Traumfigur dargestellt – sind ebenso häufig wie die Trauer um verstorbene Tiere, etwa Haustiere. Wieder fühlt eine ganze Klasse mit. Die Kinder werden ermutigt, Träume zu erzählen, die sie sonst für sich behalten würden, und es kann Trauerarbeit stattfinden.

Wir wissen heute, dass seelische Traumata im Kindesalter die Entwicklung des Erinnerungsvermögens einschränken und damit das Entstehen einer biografischen Erzählung. Dies hat wiederum Einfluss auf die Identitätsbildung eines erwachsenen Menschen. In der Psychotherapie sind wir deshalb bemüht, Erinnerungssplitter und Bruchstücke zu sammeln und zu einem Narrativ zusammenzufügen. Mit dem Projekt »Mein Nächtebuch« haben Kinder die Möglichkeit, solche inneren Leerstellen der eigenen Biografie nach und nach auszufüllen und versäumte Entwicklung nachzuholen.

Da die Erfahrung mehrere Schuljahre dauert, verbessern und verfeinern sich die sozialen Kompetenzen. Durch die Traumerzählungen wird gerade das Grundeigene erkannt und respektiert. Damit kann dem Eigenen im Anderen Neugier und Interesse entgegengebracht werden. Emotionen werden artikuliert und regulieren sich, der sprachliche Ausdruck wird mühelos gefördert, Bild und Wort verknüpfen sich, rechts- und linkshemisphärische Gehirnaktivitäten arbeiten zusammen.

Hier ein Beispiel dafür, wie tiefsitzende Ängste im Traum bearbeitet werden: Kinder von Familien mit Migrationshintergrund träumen wiederholt von Häusern und Wohnungen, die sie suchen müssen und nicht finden, die verschwunden sind und wieder auftauchen, die zerstört oder abgebrannt sind und dann doch wieder intakt erscheinen. Das Traumbild »Haus« scheint für Geborgenheit und soziale Integration zu stehen. Eine verzweifelte, sich wiederholt in Albträumen abspielende Suche nach dem eigenen Zuhause ist gar nicht leicht zu erzählen, da treten Schweißperlen auf die Stirn. Aber die Kinder wollen gerade schwierige Träume erzählen, wobei sie von Anfang an die Zuversicht haben, dass darauf niemals Urteil, Kritik oder auch nur Mitleid vonseiten der Klassenkameraden folgen würden.

Die Erleichterung nach einer solchen Erzählung ist enorm. Und sie betrifft alle Kinder, auch diejenigen, die scheinbar gar nicht wirklich zuhören. Manche Kinder wirken ein wenig abwesend, oft halten sie die Augen geschlossen und man hat den Eindruck, ihnen würde insgeheim etwas Neues widerfahren. Sie scheinen in einen Zustand von »Reverie-Bereitschaft« getaucht zu sein. Es sieht so aus, als würde sich ihr vorsprachliches Körperselbst einem hier angebotenen Gruppenselbst öffnen – das ebenso vorsprachlich ist und allumfassend.

Ein solch körperlich und symbolisch erfahrenes Aufgehoben-Sein im Kollektiv, das sich Woche für Woche wiederholt und das sich über Jahre erstreckt, lässt Urvertrauen entstehen und kommt einer Bindungserfahrung nahe. Es verwundert uns nicht, wenn Eltern berichteten, dass ihre Kinder schon nach einigen Wochen »Nächtebuch« besser schliefen, länger und häufiger in freiem Spiel versunken waren und ihre Gefühle und Bedürfnisse spontaner ausdrückten: Zum Beispiel sagte ein Kind ganz unerwartet zu seiner Mutter: »Jetzt brauche ich eine Umarmung.«

Ein 9-jähriger Junge beschreibt die Atmosphäre der »Traumstunde« wie folgt: »Während dieser Stunden ist es, als wäre ich zu Hause in meinem Bett in vollkommener Ruhe und beginne meine Gedanken und meine Unsicherheiten auf das Zeichenblatt zu übertragen und mich von ihnen zu befreien. Ich glaube, diese Momente sind nützlich und helfen mir, mich besser zu verstehen.«

Kinder, die sich nicht an Träume erinnerten – Videospiele und Filme

Einige andere Kinder hatten gar keine Träume. Sie erzählten von Videospielen oder Filmen. Ihnen wurde vorgeschlagen, ihr Schlafzimmer und vielleicht ihr Bett zu zeichnen, denn – so wurde ihnen erklärt – die Träume seien manchmal scheu wie Tiere im Wald und trauten sich nicht hervorzukommen. Deshalb sei es hilfreich, sie einzuladen: »… und wenn ihr das Bett zeichnet und euch selbst, wie ihr drin schlaft, dann hilft das vielleicht den Träumen auf den Weg …«

Kinder, die sich über Wochen hindurch an keinen einzigen Traum erinnerten, waren gerne bereit, ihr Schlafzimmer zu zeichnen. Und es entstanden Bilder dieser Art (Bild 3):

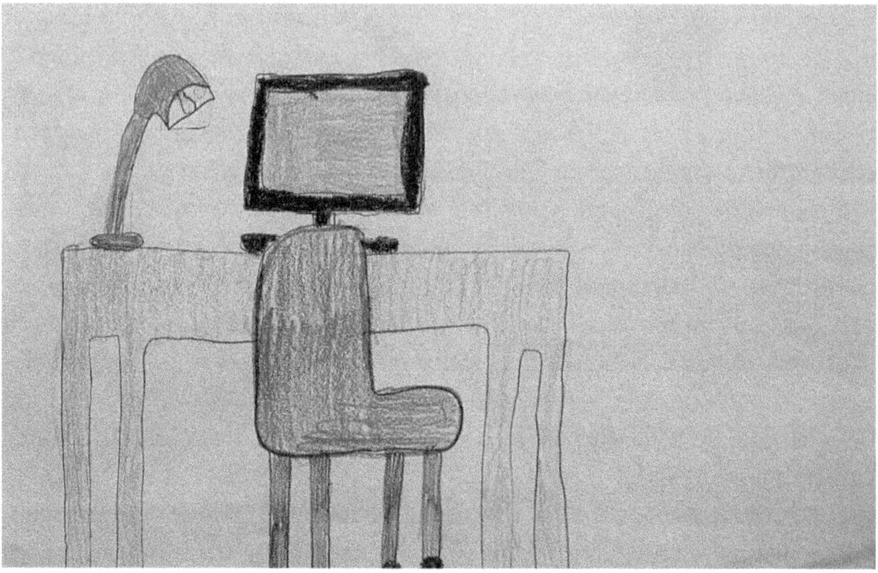

Bild 3: Zeichnung eines 8-Jährigen, der sich über Wochen an keinen Traum erinnerte (Copyright: Eva Pattis Zoja)

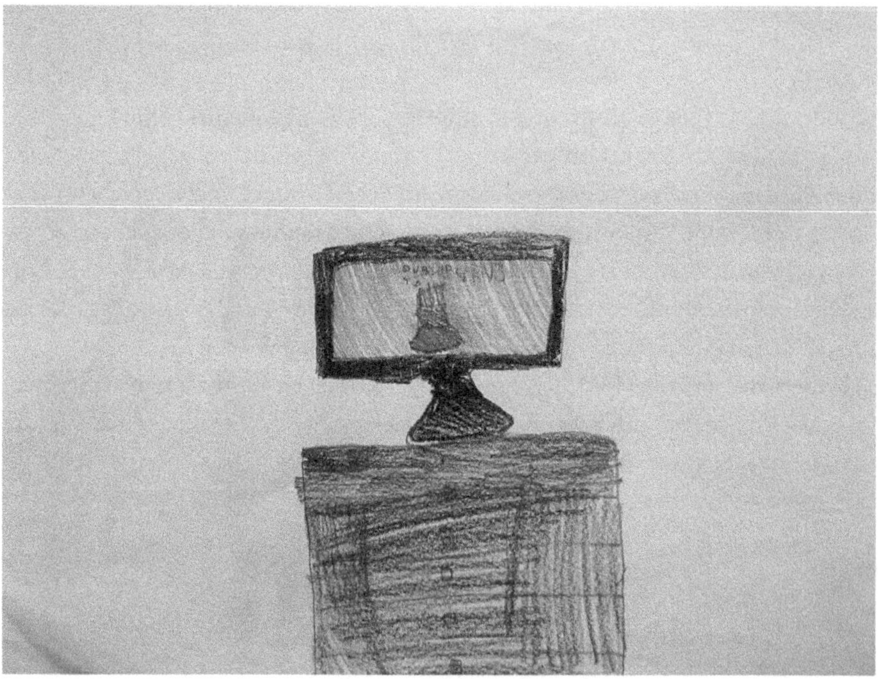

Bild 4: Zeichnung eines weiteren Kindes, das sich an keine Träume erinnerte (Copyright: Eva Pattis Zoja)

Es sieht tatsächlich so aus, als hätte die Präsenz von Bildschirmen im Kinderzimmer jede Art von eigenen Vorstellungsbildern unterdrückt.

Im folgenden Bild 5 wird ein Traum dargestellt, der lautet: »Ich träumte von einem Videospiel, in dem man Punkte erreichen musste, ich war auf dem Level von 500 Punkten! «

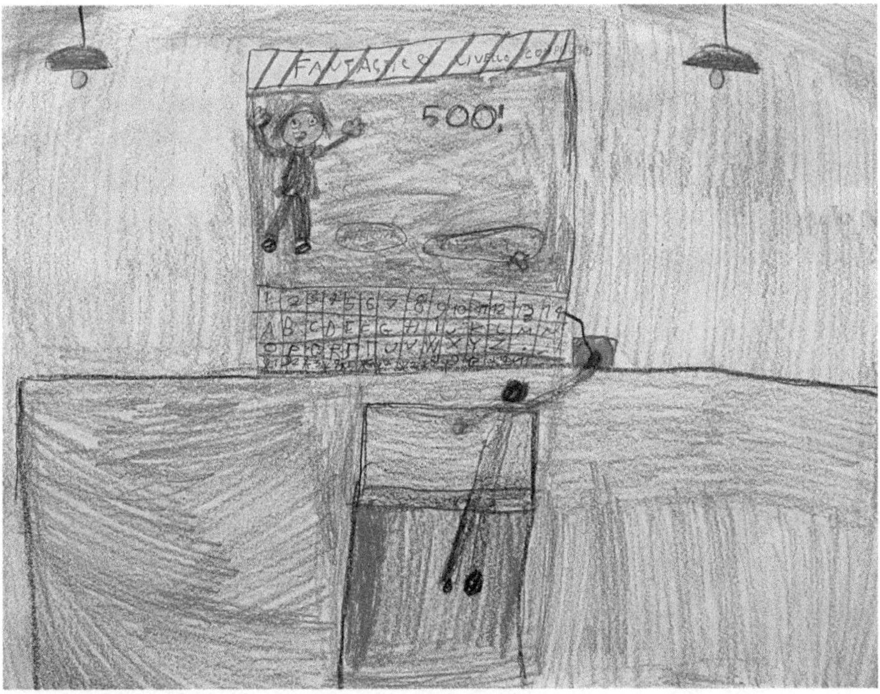

Bild 5: Traum von einem Videospiel (Copyright: Eva Pattis Zoja)

Es fällt ein Gegensatz zwischen dem Stolz und der sichtlichen Befriedigung, die aus den Worten zu hören ist, und dem Bild auf. Die rote Farbe, die das Bild (im farbigen Original) beherrscht, hat etwas Aufgeregtes, es ist kein warmer Farbton. Es sieht so aus, als hätten sich die virtuellen Bilder der Psyche dieses Kindes bemächtigt, es ist, als hänge das Kind tatsächlich am übergroßen Bildschirm und sei in keiner Weise Herr der Situation.

Wir nehmen nun an, dass eine solche zeichnerische Darstellung des Traumes etwas im Kind bewegt. Tatsache ist, dass sich auch dieser Junge, wie auch alle anderen, nach und nach an seine Träume erinnerte, sie erzählte und zeichnete. Trotz des massiven Einflusses virtueller Medien – Eltern berichteten, dass ihre Kinder 4–5 Stunden täglich an Bildschirmen verbrachten – haben sich die Träume ihren Weg gebahnt, und die individuelle Verarbeitung der Trauminhalte sowie der Gruppenprozess behielten überhand.

Gedanken von Kindern nach vier Jahren des Projekts

Nach vier Jahren »Nächtebuch« gaben einige nun 10-jährige Kinder ihren Gedanken Ausdruck:

- »Am Morgen war ich oft erschrocken über meine Albträume (als ich noch klein war). Wie ich sie dann gezeichnet habe, waren sie nicht mehr so schlimm.«
- »Die Anderen können mich nicht wegen eines Traumes verurteilen … es ist wichtig, die Träume erzählen zu können, um sich von den schlimmen Gedanken zu befreien.«
- »Während all dieser Jahre habe ich gedacht: Die Schatztruhe ist wie ein treuer Freund, der alle meine Geheimnisse aufbewahrt.«
- »Indem wir unsere Träume, unsere Ängste und unsere Unsicherheiten miteinander geteilt haben, haben wir einander besser kennengelernt, und wir verstehen uns nun besser.«
- Die Beschreibung eines Gefühls von Intersubjektivität durch das Erzählen der Träume stammt von einem 10-jährigen Mädchen: »Beim ›Nächtebuch‹ sind wir zu zweit: Ich erzähle mir selbst einen Traum, um mich zu befreien.«

Literatur

Beradt, C. (1981): *Das Dritte Reich des Traums.* Frankfurt a. M.: Suhrkamp.
Canetti, E. (1973): *Die Provinz des Menschen: Aufzeichnungen 1942–1972.* München: Hanser.
Jung, C. G. (1957): Kommentar zu »Das Geheimnis der Goldenen Blüte«. In: C. G. Jung, *Gesammelte Werke,* Bd. 13: *Studien über alchemistische Vorstellungen,* Sonderausg., 3. Aufl., Ostfildern: Patmos-Verlag der Schwabenverlag AG 2011, S. 11–63.
Pattis Zoja, E. & Liturri, L. (2017): *Träume im Klassenzimmer erzählen. Eine praktische Anleitung für die Traumstunde.* Gießen: Psychosozial-Verlag.
Rilke, R. M. (1889/1904): *Die weiße Fürstin.* Villingen-Schwenningen: Nexx Verlag 2014.

KARL HEINZ BRISCH

Stationäre Intensiv-Psychotherapie von traumatisierten Jugendlichen mit extremer Internet-Sucht

Einleitung

Vor einigen Jahren war ich eingeladen, den Öffnungsvortrag bei einem Kongress der Computerspielindustrie in München zu halten. Die Veranstalter hatten sich gewünscht, dass ich einen Vortrag »über Bindung« halten möge. Erst war ich skeptisch und zögerte, diese Einladung anzunehmen, dann war ich aber doch neugierig, ob ich mit den Themen »Bindung« und »Abhängigkeit von Computerspielmedien« bei diesem Kongress Gehör finden könnte.

Mein Vortrag wurde freundlich aufgenommen und erhielt Applaus. Es gab eine interessante Diskussion mit einigen kritischen Rückfragen. Es wurde etwa angezweifelt, ob die Computerspielsucht tatsächlich etwas mit dem Thema »Bindung und Emotionen« zu tun haben könnte.

Am Ende war ich davon überzeugt, dass ich die Zuhörenden emotional und inhaltlich mit meinem Vortrag und mit meinen Antworten in der Diskussion nicht erreicht hatte und dass es eine eher kritische bis skeptische Ablehnung als Reaktion gab.

Aus Neugier blieb ich noch während des Vormittags bei diesem Kongress und hörte mir die nachfolgenden Vorträge an. Ich war darüber erschrocken, dass die Thematik der Vorträge gänzlich auf die Vermarktung der Spiele und darauf, wie Spielerinnen und Spieler möglichst gut anzusprechen seien, fokussiert war. Es ging um die Frage, welche Art von Charakteren in den Spielen dazu führen könnten, dass die Spielenden so fasziniert wären, dass sie nicht mehr von dem Computerspiel »loskommen« könnten. Diskutiert wurde,

- wie die Spiele so gestaltet werden könnten, dass die Spiele-Anwender abhängig würden und das Spiel der betreffenden Anbieter vor allen anderen bevorzugten;
- welches Niveau an »Action« dazu etwa notwendig sei.

Unter anderem lernte ich, dass Levels »ohne Ende« eine Form der Gestaltung sind, welche das Belohnungssystem immer neu aktivieren und eine »Bindung«, sprich: eine suchtartige emotionale Abhängigkeit, zum Computerspiel herstellen. Die Akteure dieses Kongresses der Computerspielindustrie beschäftigten sich also sehr intensiv mit dem Thema »Bindung«, aber unter dem Gesichtspunkt: Wie »binden« wir die Spielerinnen und Spieler an das Computerspiel, sodass sie immer mehr und intensiver spielen? Das entsprechende Computerspiel sollte zu ihrem einzigen, bevorzugten Spiel werden, das sie vor allen anderen Spielen auswählen und mit dem sie sich emotional identifizieren und »verbunden« fühlten, von dem sie emotional abhängig wären.

Desillusioniert von dem, was ich gesehen und gehört hatte, ging ich nach Hause.

Computerspielstörung (Internet Gaming Disorder – IGD)

Die internetbezogene Computerspielstörung (Internet Gaming Disorder), wie sie auch in die Klassifikationssysteme für psychiatrische Erkrankungen (DSM-5 und ICD-11) aufgenommen wurde, gehört zu den sog. »internetbasierten Störungen«. Zu den Symptomen gehören dysfunktionale und zumeist zeitlich ausufernde Onlineaktivitäten. Zudem kommt es durch diese Störung zu Kontrollverlust, Fortführung der Computerspielnutzung trotz negativer Konsequenzen – wie Leistungsproblemen in der Schule aufgrund eines Schlafdefizits – und sozialer Isolation in der Peer-Gruppe. Weiterhin werden aversive Zustände beschrieben, wenn der Konsum nicht möglich ist (vgl. auch den Abschnitt über die »Diagnostik der internetbezogenen Störungen«, S. 38 ff. im Beitrag von te Wildt & Dieris-Hirche in diesem Band; Lindenberg & Holtmann 2022).

Es ist bemerkenswert, dass die Entzugssymptome denjenigen Symptomen gleichen, die wir auch von stoffgebundenen Suchtmitteln kennen: etwa Schwindel, Schweißausbruch, Unruhe, Puls- und Blutdrucksteigerung. Bei einer Abhängigkeit von einem Suchtmittel – wie etwa Kokain oder Heroin –, das auch in den

Gehirnstoffwechsel eingreift, sind Herz-Kreislauf-Reaktionen im Entzug nachvollziehbar. Dass solche Reaktionen ebenfalls bei der nicht stoffgebundenen Sucht des Computerspiels auftreten, legt nahe, dass auch diese zu Veränderungen in der Struktur und Neurobiologie des Gehirns führen könnten, mit der Folge eben der entsprechenden zerebralen und insgesamt physiologischen Reaktionen (Alvarez-Monjaras et al. 2019).

Warum entwickeln manche Kinder eine Internet-Sucht, während andere davor geschützt sind? Ergebnisse aus der Forschung

Warum erkranken manche Kinder, wenn sie internetbasierte Computerspiele spielen, an einer Internet-Sucht, während andere durchaus intensiv bis exzessiv online spielen, aber offensichtlich sehr gut davor geschützt sind, in eine suchtartige Abhängigkeit zu geraten? Im Folgenden werden einige Ergebnisse aus der Forschung berichtet, die bezüglich dieser Frage einen Beitrag leisten können.

Häufigkeit der Internetsucht in Deutschland und Symptome

Nach einer repräsentativen deutschen Stichprobe – bestehend aus 1531 Personen – von 12- bis 25-jährigen Jugendlichen und jungen Erwachsenen beträgt die Häufigkeit der Computerspiel-Störung 5,7–7,0 %. Es fanden sich signifikante Zusammenhänge mit der Zugehörigkeit zum männlichen Geschlecht, einem niedrigen Lebensalter, einer stärkeren Depressivität, größeren Ängstlichkeit und einer wegen der Computerspielnutzung häufigen Vernachlässigung sozialer Kontakte, die früher wichtig gewesen waren (Wartberg et al. 2017). Aufgrund dieser Daten muss man davon ausgehen, dass – bei sicherlich vorhandener Dunkelziffer – die Störung womöglich noch viel häufiger auftreten könnte. Wahrscheinlich müssen wir damit rechnen, dass fast jedes zehnte Kind – wobei besonders Jungen ab der Pubertät und bis ins junge Erwachsenenalter betroffen sind – in irgendeiner Weise mit dem Thema »Sucht und Abhängigkeit« in Bezug auf Computerspiele im Internet konfrontiert ist bzw. mit den damit verbundenen Problemen zu kämpfen hat.

Treten Ängste und Depressivität als Symptome auf, ist es nach unserer Erfahrung nicht selten, dass Jugendliche quasi im Selbstversuch ausprobieren, diese Symptome mit vermehrtem Computerspiel zu therapieren. Dies soll dazu führen, dass sie unangenehme Gefühle nicht mehr wahrnehmen, sondern diese vielmehr durch neue und stärkere Erregungserfahrungen im Spiel abwehren. Die Jugendlichen und jungen Erwachsenen geraten so in einen Teufelskreis: Sie versuchen, ihre Symptome – Angst und Depressivität – mit dem Suchtmittel zu bekämpfen. Dies verschafft kurzfristig Entlastung von der Symptomatik, die auf lange Sicht aber verstärkt auftritt, so dass es zu einer entsprechenden Suchtspirale kommt. Damit wird die Abhängigkeit größer, es entstehen noch mehr Symptome, wie Rückzug aus schulischen Aktivitäten, Abbruch der Beziehungen zu Gleichaltrigen und zunehmend mehr Isolationserfahrungen. Bindungsstörungen, internetbasierte Abhängigkeiten in Bezug auf Computerspiele, Online-Sexsucht und suchtartige Nutzung sozialer Netzwerke sind Symptome, die oft gemeinsam vorkommen (Dieris-Hirche et al. 2021; Gao et al. 2022). Dies weist darauf hin, dass Bindungsstörungen unter Umständen eine Voraussetzung dafür sein könnten, dass sich im Kontext von Internetgebrauch und Computerspielen überhaupt ein suchtartiges Verhalten entwickelt. Eine japanische Studie konnte den Zusammenhang zwischen unsicherem Bindungsstil und problematischer Internet-Nutzung bestätigen (Suzuki et al. 2023).

Bedeutung der Eltern und der Familie, Risiko- und Schutzfaktoren

Wenn Eltern um die Computerspielaktivitäten ihrer Kinder wissen und sich um die Kontrolle des Internetzugangs bemühen, scheint dies eher hilfreich zu sein, um jungen Menschen vor einer suchtartigen Entwicklung zu schützen (Brandhorst et al. 2021). Jugendliche aus Familien, die in prekären familiären Verhältnissen leben, sind besonders suchtgefährdet (Colasante et al. 2022).

Wenn Jugendliche mit nur einem Elternteil aufwachsen oder wenn ein Elternteil psychiatrisch erkrankt ist oder eine psychiatrische Krankheit in der Vorgeschichte hat, oder wenn sich die Jugendlichen eher von Gleichaltrigen isolieren, haben sie ein deutlich größeres Risiko, an Computerspielsucht zu erkranken (Doi et al. 2021). Insgesamt ist die Computerspielsucht der Jugendlichen aus Familien, in denen viele Beziehungen gestört sind, wesentlich häufiger und ausgeprägter (Hwang et al. 2020).

In einer koreanischen Studie zeigte sich, dass das Ausmaß der Computerspielsucht von Jugendlichen, die wegen ihrer Sucht keine Schule mehr besuchten, aufgrund der Art der Bindungsbeziehung, die sie zu ihren Eltern hatten, besser vorhergesagt werden konnte als im Hinblick auf die Art der Bindungsbeziehung zu den Gleichaltrigen (Kim & Chun 2023).

Demgegenüber gibt es auch Schutzfaktoren, die sich auf das elterliche Verhalten beziehen und einer Suchtentwicklung der Jugendlichen entgegenwirken, wie z. B. den Jugendlichen eine ausreichende Autonomie-Entwicklung zu ermöglichen, für sie eine positive Lebensumgebung zu schaffen und ein altersgerechtes and angepasstes Monitoring der Internet-Aktivitäten der Jugendlichen durch die Eltern (Coşa et al. 2022). Wichtig ist, dass sogenannte »basale« Bedürfnisse von Jugendlichen im realen Leben grundsätzlich befriedigt werden, so das Bedürfnis nach Autonomie, die Entwicklung von altersgerechten Kompetenzen und Fähigkeiten in Gruppen sowie ein Leben mit Erfahrungen in verlässlichen Beziehungen (Kaya et al. 2023).

Man könnte annehmen und postulieren, dass stressvolle Erfahrungen in der Familie, traumatische Erfahrungen und Bindungsstörungen die Ursache sind, warum sich in bestimmten Arealen des Gehirns, z. B. im Bereich des Belohnungssystems, vermutlich andere Netzwerke bilden. Dies könnte ein Risikofaktor für die Suchtentwicklung sein.

Grundsätzlich gilt großes Stresserleben der Jugendlichen – neben etwa Depression und dem Erleben eines geringen Selbstwerts – als einer der bedeutendsten generellen Risikofaktoren (Gao et al. 2022; siehe auch Li et al. 2023). Soziale Ängste (Gan et al. 2022b) sowie vermeidende Bewältigungsstile (Chang & Ko 2023) spielen ebenso eine Rolle. Zudem konnten elterliche Ablehnung bis hin zur Gewalterfahrung der Jugendlichen vonseiten der Eltern, der Rückzug der Eltern aus der Beziehung und auch das Gegenteil, nämlich ein übermäßiges Involviertsein der Eltern in der Beziehung zu ihrem Kind, als Risikofaktoren für die Computerspielsucht identifiziert werden (Coşa et al. 2022; She et al. 2022).

Angststörungen im Jugendalter scheinen als Risikofaktor von großer Bedeutung zu sein. Mädchen mit einer *generalisierten* Angststörung und Jungen mit einer *sozialen* Angststörung entwickelten besonders häufig eine Computerspielsucht (Lavoie et al. 2023). Mädchen mit suchtartiger Internet-Nutzung fielen sowohl durch mehr Probleme aufgrund depressiven und ängstlichen Verhaltens sowie auch durch aggressive Verhaltensprobleme auf. Sie waren weniger ausdauernd und zielstrebig bei der Lösung von Aufgaben als Mädchen ohne Probleme mit der Internetnutzung. Suchtgefährdete Jungen zogen sich eindeutig mehr emotional zurück und verfügten über weniger Bewältigungsstrategien, um sich vor selbstschädigendem Verhalten zu schützen (Winds et al. 2022).

Auswirkungen auf die Gesundheit und Veränderungen im Gehirn

Kinder, die mehr als 6 Stunden pro Tag Computerspiele spielten, litten vermehrt unter emotionalen Problemen, einer ausgeprägten Hyperaktivität und schlechter Schlafqualität, verglichen mit Kindern, die 1–2 Stunden pro Tag spielten (Ahmed et al. 2022). Auch wurde bei Jugendlichen, die wegen nächtlicher Spieleaktivität unter Schlafentzug litten, häufiger aggressives Verhalten beobachtet (Lin et al. 2023).

Jugendliche mit Internet-Computerspielsucht zeigten bei der Untersuchung ihrer Gehirne deutliche Veränderungen in den Bereichen, die für Kontrolle und Belohnung zuständig sind. Weiterhin fanden sich Veränderungen in Arealen, die eine Funktion bezüglich Aufmerksamkeit und visuomotorischer Kontrolle haben. In den Regionen des Gehirns, die für die kognitive Kontrolle zuständig sind, war die Dichte der funktionalen neuronalen Verbindungen zu anderen Gehirnarealen vermindert. Der Gehirnmetabolismus war ebenso betroffen, mit verringerter metabolischer Aktivität in den Bereichen der präfrontalen Hirnareale und des Cingulums. Dagegen zeigten sich gesteigerte Aktivtäten in Bereichen, die dem heftigen Verlangen nach dem Suchtmittel (»craving«), dem Belohnungserleben, den affektiven Prozessen sowie der Verarbeitung von sensorischen und motorischen Reizen zugeordnet werden (Weinstein 2022).

Smartphone- und Social-Media-Abhängigkeit

Auch für die suchtartige, exzessive Nutzung des Smartphones und die Entwicklung einer Social-Media-Abhängigkeit zeigten sich Risikofaktoren, wie mangelndes Selbstwertgefühl, gering ausgeprägte Selbstkontrolle und fehlende soziale Unterstützung in der Peer-Gruppe der Jugendlichen (Ding et al. 2022).

Wenn Eltern ihrerseits selbst sehr intensiv bis suchtartig ihr Smartphone nutzten, war dies ein negativer Vorhersagefaktor für die suchtartige Entwicklung des Smartphone-Gebrauchs und für eher aggressive Verhaltensauffälligkeiten der eigenen Kinder, besonders dann, wenn es für die Jugendlichen kein positives familiäres Entwicklungsumfeld gab (Doo & Kim 2022; Jiang et al. 2022). Manche Jugendlichen geraten in eine spezifische Abhängigkeit von Instagram. Hier spielen offensichtlich ausgeprägte soziale Ängste, wie der oder die Jugendliche in sozialen Netzwerken von anderen Peers gesehen und bewertet wird, eine große Rolle bei der Suchtentwicklung, ebenso ein vermeidender Bindungsstil (Ekinci & Akat 2023).

Bindungstraumatisierung, Dissoziation und Internet-Sucht

Wenn man eine Stufenfolge von Phänomenen oder Geschehnissen beschreiben wollte, die zu einer Internet-Computerspielsucht führen könnte, könnte man sich ganz am Anfang, als erste Stufe, eine Bindungstraumatisierung mit extremer Stresserfahrung vorstellen (Brisch 2018a). Solcher Stress bzw. die Traumatisierung kann durch Erfahrungen von Vernachlässigung und Gewalt in jeder Form – etwa körperlich, sexuell, emotional – in der frühen Kindheit hervorgerufen werden; ich will hier besonders die Bedeutung der emotionalen Gewalt betonen, weil diese oft als solche gar nicht erkannt wird (Brisch 2017). Bei wohlstandsverwahrlosten Kindern, welche, oberflächlich betrachtet, alles haben, um ein zufriedenes, glückliches Leben führen zu können, ist nicht gleich zu erkennen, dass ihnen emotional sichere, verlässliche Bindungserfahrungen fehlen, auf die sie zurückgreifen könnten. Eine frühe Bindungstraumatisierung kann zu einem Gefühl extremer Hilflosigkeit führen, verbunden mit einer Erfahrung großer Angst und Panik. Das Gefühl der Hilflosigkeit, das kleine Kinder mit einer Bindungstraumatisierung verinnerlichen, lässt sich als die Empfindung beschreiben, ohnmächtig, ausgeliefert zu sein, sich nicht helfen zu können, ja, vom Tode bedroht zu sein, zu sterben.

Eine solche Traumatisierung kann im Zusammenhang mit körperlicher Gewalt und Misshandlung entstehen, sie kann aber auch das Ergebnis vieler »kleiner« Erfahrungen von emotionaler Vernachlässigung, Zurückweisung und Ablehnung sein. Teilweise erleben die Kinder die Gewalt, die ihnen von ihren eigenen Eltern zu Hause zugefügt wird, über viele Jahre, ohne dass Außenstehende etwas davon ahnen.

Als Kind kann man eine solche Situation nur überleben, indem einer der psychisch wirkungsvollsten Mechanismen aktiviert wird, die sogenannte »Dissoziation«, was bedeutet, dass eine bestimmte extrem stressvolle, lebensbedrohliche Erfahrung in der psychischen inneren Wahrnehmung abgespalten und damit »unbewusst« wird, samt der damit ursprünglich verbundenen Affekte, Bilder und Körpersensationen.

Oft gibt es Teil-Dissoziationen, bei denen Teile der Ursachen der Bindungstraumatisierung noch gespürt und erlebt, einzelne Bilder erinnert werden, einzelne Körperteile schmerzen. Die Affekte, die Gefühle, die Körperwahrnehmung, die Bilder, Gedanken, Gerüche, Hautsensationen, auch Geräusche sind dann so abgespeichert, dass sie nicht ganzheitlich und als miteinander verbunden erlebt werden. Es kommt zur Fragmentierung einzelner Wahrnehmungen. Jedes dieser Wahrnehmungsfragmente – Bilder, Gerüche etc. – kann, wenn es erinnert wird, später potentiell als »Trigger« ganze Kaskaden heftigster Gefühle und Wahrnehmungen auslösen. Dabei kann es zu einem plötzlichen Affektsturm, Wutausbruch und Ähnlichem kommen, die der- oder diejenige selbst mit dem Geschehen, auf das sie folgen, nicht erklären und keiner erkennbaren Ursache zuordnen kann; die Affekte brechen gleichsam aus einer Welt, die er oder sie nicht kennt, über die Betroffenen herein.

Um solche unerwarteten »Überfälle« von Gefühlen und damit verbundene Handlungen zu bewältigen, kommt es in dieser Situation meist zu einer erneuten Dissoziation. Manchmal verhalten sich die Betroffenen eine halbe Stunde später wieder »normal« und können sich selbst nicht erklären, was kurz vorher passiert ist: warum sie etwa Mobiliar zerstört haben, aggressiv auf andere Menschen losgegangen sind, diese verletzt haben.

Solche Handlungen dienten dazu, sich zu schützen oder mit der Wut zurechtzukommen, die durch bestimmte Auslösereize getriggert wurde. Menschen mit frühen Bindungstraumatisierungen suchen in aller Regel nach Möglichkeiten, solche »Durchbrüche« von Gefühlen mit dem entsprechenden Handeln zu vermeiden, diese zu kontrollieren.

Beim Spiel am Computer können sie das Geschehen auf dem Monitor kontrollieren und beherrschen, die dortigen hochaffektiven, aufwühlenden Spielszenen überdecken die abgespaltenen Gefühle, die Betroffenen erleben, dass die hohen Erregungsniveaus beim Spiel ihnen helfen, sich zu steuern, sie erleben Selbstwirksamkeit. Diese Erfahrung entlastet sie sehr, sie gibt ihnen ein Gefühl von Sicherheit, Stabilität, von Struktur. Dabei beherrschen sie im besten Fall das Computerspiel. Aber das nächste Level droht und damit auch die nächste Gefahr, zu scheitern und von den abgespaltenen, mit dem Computerspiel bloß überdeckten Gefühlen wieder überrannt zu werden.

Dies hat zur Folge, dass sie ohne Unterbrechung spielen und spielen, um auch das nächste Level zu beherrschen und auch auf dieser Ebene Kontrolle und Selbstwirksamkeit zu erfahren. Ist die Szenerie der Level nach oben offen, führt dies geradezu in die Computerspielsucht. Dahinter steht der Versuch, durch das Computerspiel eine frühe Bindungstraumatisierung im Selbstversuch zu »heilen«, zumindest die Symptome zu kontrollieren. In gewisser Weise bekommt das Computerspiel damit eine bindungsorientierte Bedeutung, es wird zu einer »Surrogat-Bindungsperson«. Schlussendlich kann auf das Suchtmittel Computerspiel – wie auf eine Bindungsperson während der frühkindlichen Entwicklungszeit – nicht mehr verzichtet werden, weil es zur Ko-Regulation von stressvollen Gefühlen, ja zum emotionalen Überleben so lebensnotwendig geworden ist.

Stresstoleranzfenster und Suchtentwicklung

Normalerweise befinden wir uns bei großer Erregung außerhalb eines »Fensters« der Stresstoleranz. In einem solchen Moment wird unser Bindungsbedürfnis maximal aktiviert. Babys suchen dann nach ihrer Bindungsperson, schreien nach ihr. Kommt die Bindungsperson, nimmt das Baby auf den Arm und tröstete es, ko-reguliert sie den Stress, sei er durch Schmerz, Hunger, Durst oder Angst ausgelöst. So ko-reguliert die Bindungsperson ein Gefühl von Panik und Todesangst, die als Affekte hinter dem Weinen stehen. Denn Babys können sich selbst in solchen Situationen nicht alleine helfen und sind völlig auf die hilfreichen Interventionen von Bindungspersonen angewiesen. Durch die Ko-Regulation vonseiten der Bindungsperson gerät das Baby wieder in einen mittleren Erregungszustand, was sich etwa auch in der niedrigeren Frequenz des Herzschlags zeigt. Die Niveaus der verstärkt ausgeschütteten Stresshormone – wie Cortisol – sinken. Ebenso bewegen sich die »Pegel« anderer Hormone, die mit der Stressregulation zu tun haben, die zum autonomen Nervensystem des Sympathikus gehören – wie Adrenalin und Noradrenalin –, wieder hin zu normalen Werten.

Ist der Stress extrem ausgeprägt, mit höchster Erregung, und es kommt keine Bindungsperson, kann es sein, dass das Baby in einen parasympathischen Erregungszustand wechselt. Hierbei sind dann Puls und Blutdruck sehr niedrig, ebenso die Werte von Adrenalin und Noradrenalin. Wenn in diesem Stadium die Bindungsperson kommt und das Baby ko-reguliert, wird sie es auch wieder entsprechend in ein mittleres Erregungsniveau zurückbringen. Dies gelingt besonders gut, wenn die Antwort auf den Stress des Babys angemessen war.

Wird bei der extremen sympathischen Erregung keine Hilfe durch eine Bindungsperson angeboten, kann es zur Dissoziation kommen, mit motorischem und affektivem Einfrieren. Das Baby erstarrt dann und ist von einem auf den anderen Augenblick komplett stumm und still. Gerät es in eine parasympathische Dissoziation, sehen wir auf der körperlichen Ebene genau das Gegenteil, nämlich eine Erschlaffung der Motorik mit, wie gesagt, niedrigem Puls und Blutdruck. Auch diese Variante der Dissoziation bedeutet, dass Affekte wie extreme Angst und Panik komplett abgespalten werden. Manche Autoren und Autorinnen bezeichnen diese Art der Dissoziation mit parasympathischer Erschlaffung auch als »Unterwerfung«. Ich selbst halte diesen Begriff für unglücklich, weil er suggeriert, das Baby begebe sich aktiv in einer ohnmächtigen und hocherregten Situation in einen Modus der Unterwerfung. Aber das autonome Nervensystem des Sympathikus und das des Parasympathikus agieren, wie der Begriff »autonom« schon andeutet, vollkommen selbständig und lassen sich nicht durch willentliche »Unterwerfung« steuern oder regulieren.

Wird in Situationen mit solch einer hohen Erregung als Ersatz (»Surrogat«) für eine Bindungsperson ein Suchtmittel angeboten, wird die physiologische Erregung des Sympathikus auf einen anderen Reiz verschoben. Auch durch die Nutzung des Bindungssurrogats »Suchtmittel« kommt es zu einer gewissen physiologischen Beruhigung. Das Suchtmittel kann bei Kindern z.B. übermäßiger Konsum von Nahrungsmitteln sein, aber auch von Musik, Fernsehen oder Computerspielen.

Der gleiche Mechanismus kann auch ablaufen, wenn Jugendliche und junge Erwachsene in einem dissoziativen parasympathischen Erschlaffungszustand sind. Auch hier kann der »Kick« durch ein Suchtmittel, etwa die Erregung durch das Computerspiel, die schrecklichen Gefühle, die dissoziiert werden mussten, überdecken. Auf diese Weise werden Angst, Panik und das Gefühl der Lebensbedrohung nicht mehr wahrgenommen. Das Suchtmittel wird sozusagen zur Bindungsersatz-(Surrogat-)Person.

Das Suchtmittel hat den Vorteil, dass es oft umfassend verfügbar ist, benutzt werden kann, ohne sich auf eine Beziehung einlassen zu müssen, und sich dem Gebrauch von Kindern und Jugendlichen »ohne Nachfrage« (wie es bei Beziehungen zu Menschen der Fall wäre) anpasst. Auf diese Weise geraten viele Kinder in suchtartige Verhaltensweisen. So wird verständlich, dass gute Erklärungen und kognitive Einsichten bei weitem nicht ausreichen, um sie zu einem Verzicht auf das Suchtmittel zu bewegen, steht es doch, als Surrogat, für die Bindungsperson.

Die Beziehungslosigkeit und die umfassende oder gar unbegrenzte Verfügbarkeit des Suchtmittels sind auch für alle internetbasierten Computerspiele charakteristisch. So entsteht beim Nutzer von Computerspielen die Fantasie, die eigene Stressregulation jederzeit selbst in der Hand zu haben und alleine steuern und kontrollieren zu können. Eine Bindungsbeziehung ist nicht mehr notwendig. Dies gilt besonders, wenn die Jugendlichen in früheren Zeiten oftmals von Bindungsbeziehungen enttäuscht und sie in diesen vielleicht sogar traumatisiert wurden.

Das Computerspiel ist somit eine ideale »Ersatz«-Bindungsperson, immer verfügbar, immer mit einem guten Ergebnis der Ko-Regulation von Stress, sodass eine stabile Abhängigkeit der Psyche des Computerspiele Spielenden vom Computerspiel entsteht. Wichtig sind hierbei die beim Computerspiel erlebte Selbstwirksamkeit und das Belohnungssystem. Anders als etwa bei Brettspielen, die ein definiertes Spielende haben – man denke nur an Schach, wo eine Partie mit der

Aufgabe eines Spielers bzw. einer Spielerin oder mit »Schachmatt« beendet wird, aber auch an Spiele wie »Mensch ärgere dich nicht«, Halma, Monopoly etc. –, sind die Möglichkeiten der Level beim Computerspiel quasi unendlich: Sobald eine Ebene im Spiel erfolgreich bewältigt wurde, ruft schon der »Kick« auf dem nächsten Level und lockt mit der nächsten möglichen Belohnung.

Jede Form von Interventionen und Therapie sollte daher zum Ziel haben, das Stresstoleranzfenster von Kindern und Jugendlichen im Sinne größerer Resilienz zu erweitern. Neue Beziehungserfahrungen könnten sie befähigen, Stress mit der Zeit immer mehr und besser selbst zu regulieren. Dies setzt voraus, dass sie in der Therapie über einen längeren Zeitraum positive, stressregulierende Erfahrungen in neuen Bindungsbeziehungen machen können.

Ist die Suchtentwicklung erst einmal fortgeschritten, ist es eine große Herausforderung, korrigierend zu wirken. Eine Bindungsperson, die sich jetzt anbietet, z. B. im Rahmen einer Therapie, muss im Prinzip rascher und schneller verfügbar sein als das Surrogat für Bindung, das Computerspiel. Es muss durch die reale Präsenz und gute Ko-Regulation vonseiten einer Bindungsperson zu einer Stressreduktion auf physiologischer Ebene kommen. Wenn der Stress, der erlebt wird, groß ist, muss die Bindungsperson so unmittelbar wie möglich verfügbar sein, weil sonst der Rückfall mit Rückgriff auf das Surrogat Suchtmittel vorprogrammiert ist.

Die hier beschriebenen Mechanismen finden sich auch bei Erwachsenen mit einer Suchtproblematik und frühen Bindungsstörungen (s. auch Brisch 2022; Brisch 2019).

Beginn der Sucht

In zahlreichen Therapien und Beratungen hat sich gezeigt, dass sowohl Kinder als auch Jugendliche und junge Erwachsene, die wegen Computerspielsucht oder anderen internetbasierten Süchten vorgestellt werden, bei erweiterten Erhebungen ihrer Vorgeschichte oft ein typisches Repertoire von Erfahrungen aufweisen: Da hören wir von traumatischen Erlebnissen, sehr stressvollen Trennungssituationen der Eltern, Erfahrungen und Gefühlen von Verlassenwerden und totaler Einsamkeit, extremen Angstsituationen, die nicht bewältigt wurden, Stress in der Beziehung zu den Eltern, den Geschwistern und der erweiterten Familie; wir hören von Stress auch in den Gruppen mit Gleichaltrigen, Überforderung mit diesem Stress, von Gefühlen der Ohnmacht und Hilflosigkeit. Diese Affekte waren zum Teil so ängstigend, dass ein Empfinden aufkam, vom Tod bedroht zu sein. Die Erfahrung ist, von Gefühlen und Körpersensationen überrollt zu werden und diesen komplett ausgeliefert zu sein, sie nicht mehr steuern zu können. Dies bewirkt ein Gefühl extremer Verwirrung, die Angst steigert sich. Und immer ist in solchen Situationen das Bindungsbedürfnis aktiviert, und immer benötigt jemand in einer solchen Situation eigentlich eine Bindungsperson, die da ist, die real die stressvollen Erfahrungen ko-reguliert. Dies geschieht, indem sie die entsprechenden angstvollen Erfahrungen im Hier und Jetzt entschlüsselt und darauf beruhigend eingeht.

Viele der Internetsucht-Abhängigen haben aber genau solche Bindungserfahrungen nicht gemacht. Vielmehr waren die Bindungspersonen, die für Schutz und Sicherheit sorgen sollten, diejenigen, die dafür verantwortlich waren, dass die Kinder Angst und Panik und Ohnmacht erlebten – sie waren die Täter, auf welche die Bindungstraumatisierungen zurückgingen. Entsprechend konnten sich die Kinder nicht an die Bindungspersonen wenden, auch wenn ihr Bindungsbedürfnis extrem aktiviert war. Der Rückgriff auf das Computerspiel als »Ersatz«-Bindungsperson war dann der Versuch einer Bewältigung von extremem Stress, mit der Nebenwirkung der Suchtentwicklung.

Entzugssymptome bei Internetsucht

Das Absetzen des Suchtmittels »Internet« führt erstaunlicherweise zu körperlichen Entzugserscheinungen wie bei stoffgebundener Sucht, mit Schweißausbrüchen und kardiovaskulären Symptomen. Es kommt zudem zu einem »seelischen Entzug«, mit hoher Erregung und Angstzuständen, weil das Internet, das Surrogat für die Bindungsperson, fehlt. Symptome von psychischem Schmerz, Trauer, bis zur Depression – wie nach dem realen Verlust einer Bindungsperson – können auftreten, die physischen Schmerzen, die erlebt werden, können denen gleichen, die von heroinabhängigen Patienten im Entzug geschildert werden. Große Angst, Panik, Hilflosigkeit, Ohnmacht und das Gefühl, vom Tod bedroht zu sein, begleiten in der Regel den gesamten Entzug. Das eindringliche Bitten und Betteln, einen Zugang zum Internet, sprich: zum Suchtmittel, zu erhalten, unterscheidet sich auch nicht vom Verhalten, das Abhängige mit einer stoffgebundenen Sucht beim Entzug haben. Das Suchtmittel wird herbeigesehnt, um das Überleben sicherzustellen. Es findet also richtiggehend ein psychischer und körperlicher Kampf ums Überleben statt, das in der Erfahrung und Vorstellung des Abhängigen einzig und alleine durch den Gebrauch des Suchtmittels sichergestellt werden kann.

Die Bereiche der Therapie

Es hat sich aus meiner Erfahrung für die Therapie grundsätzlich als hilfreich erwiesen, vier Bereiche im Blick zu haben:

- die traumatischen, früheren Erfahrungen,
- die in der Sucht bestehende Abhängigkeit vom Internet, das ein Surrogat der Bindungsperson ist,
- der Beziehungsaufbau in der Therapie und
- die psychosozialen Faktoren.

Zu Letzteren gehören die sozialen systemischen Verflechtungen der Jugendlichen in der Internetcommunity, in ihrer Internet-Peergroup, die daran mitwirkt, das Verhalten der Internetsucht zu verfestigen. Es ist für einzelne Computerspiel-Süchtige kaum möglich, aus einer Spiele-Gruppe auszusteigen, da es in dieser über das Spielen auch um Zugehörigkeit, Anerkennung, Sicherheit und Wertschätzung geht. Es gibt Hinweise, dass rechtsextreme Gruppen solche Spiele-Peergruppen unterwandern, indem sie die Spiele mit rechtsextremen Inhalten »füttern« und so die Jugendlichen zu manipulieren versuchen (Herwig & Vollmer 2023).

Zum psychosozialen Bereich gehören zudem die sozialen Entwicklungen innerhalb der Familie – mit Bezugspersonen im näheren Umfeld –, die, mit Blick auf systemische Verstrickungen, erkundet werden müssen, um deren Beitrag zur Aufrechterhaltung der Sucht im Hinblick auf mögliche Ko-Süchtige erkennen und eventuell intervenieren zu können.

Es ist eine große Herausforderung – und bedeutet oftmals eine Überforderung des Therapeuten bzw. der Therapeutin –, alle diese Bereiche (Trauma, Sucht, Bindung und psychosoziale Faktoren) gleichermaßen im Blick zu haben und zu behalten. Beschäftigt man sich in der Therapie mehr mit einem Fokus, kommen die anderen oft zu kurz und führen ein »Eigenleben«. Sich auf einen Bereich zu konzentrieren und die anderen erst einmal außen vor zu lassen, würde den Schmerz und den Suchtdruck in anderen Bereichen zu sehr verstärken. Wenn etwa ein Schwerpunkt der Behandlung auf traumatischen Erfahrungen in der frühen Kindheit läge, ohne gleichzeitig die therapeutische Bindung zu stärken, entstünde durch den Stress der Erinnerung an traumatische Erlebnisse so viel Suchtdruck, dass es zu Rückfällen in der Sucht und zum Abbruch der Therapie kommen könnte.

Heftige Gegenübertragungsreaktionen der Therapeuten

Beim Aufbau einer therapeutischen Beziehung mit Suchtkranken – sei dies im Rahmen der Therapie oder aber des Beratungskontexts – kommt es bei den Behandlern immer wieder zu heftigen Gegenübertragungsreaktionen. Die gängigsten sind die Abwertung des Klienten, Enttäuschungsreaktionen darüber, als Therapeut vom Klienten belogen und betrogen worden zu sein, die Angst des Therapeuten, dass der Klient tiefer in die Sucht hineinrutschen könnte, Therapieabbruch vonseiten der Therapeutinnen und Therapeuten, aber auch eine Überidentifikation mit den traumatischen Erfahrungen des Klienten und Toleranz für sein Suchtverhalten sowie steigender, eigener Suchtdruck des Therapeuten. Ein solcher Druck kann sich insbesondere dann aufbauen, wenn eine solche Dynamik, wie wir sie zuvor im Hinblick auf eine Bindungstraumatisierung beschrieben haben, auch bei Behandlern im Hintergrund vorhanden ist und womöglich nicht gut durch eine entsprechende langjährige Therapie oder Selbsterfahrung verarbeitet oder aufgearbeitet ist.

Therapie der Sucht bei traumatischer Bindungserfahrung

In der Therapie steht der Aufbau einer sicheren therapeutischen Bindungsbeziehung an oberster Stelle. Dies ist – angesichts der zuvor geschilderten möglichen heftigen Gegenübertragungsreaktionen, die den Aufbau einer sicheren Bindungsbeziehung erschweren, manchmal torpedieren und unmöglich machen – gleichzeitig auch die größte Herausforderung. Aus meiner Erfahrung ist es hilfreich, die Klienten einerseits sehr intensiv zu versorgen, etwa häufige kürzere, gleichzeitig sichere, verlässliche Kontakte anzubieten, andererseits ihnen gleichzeitig emotional distanziert zu begegnen. So kann es möglich werden, dass das Suchtmittel – durch die neuen, intensiven Beziehungserfahrungen in der Therapie – mit der Zeit durch die reale Beziehungserfahrung »ersetzt« wird. Dabei müssen die emotionale Wirkung und die neuen Bindungserfahrungen, in denen in stressvollen Situationen eine Ko-Regulation geschieht, intensiver und hilfreicher sein als die Wirkung des Suchtmittels.

Aufgrund der Komplexität der Aufgabe ist bei der Behandlung Internet-Abhängiger eine regelmäßige Supervision dringend empfohlen, um sich nicht in den entsprechenden Fallstricken der Gegenübertragung »zu verheddern« und etwa eine Behandlung frühzeitig abzubrechen, weil die Therapeutin oder der Therapeut die eigenen Gefühle nicht mehr aushält, die durch die Behandlung aktiviert wurden.

Behandlungsbeispiele

Behandlungsbeispiel Felix: Computerspielsucht – »Ich muss mich selbst retten, oder ich gehe unter!«

Aufnahmesituation: Der 13-jährige Felix hatte sich seit mehreren Tagen in seinem Kinderzimmer verbarrikadiert. Die Mutter, Frau O., hatte sogar Sorge, er würde eventuell nicht mehr leben. Laute, die offenbar von Felix' Computer ausgingen und aus seinem Zimmer nach draußen drangen, zeigten ihr, dass im Kinderzimmer noch irgendetwas geschah, woran wahrscheinlich ihr Sohn beteiligt war.

Felix hatte sich nachts, wenn seine Mutter schlief, immer wieder Pizza bestellt, weigerte sich aber konstant, sein Kinderzimmer zu öffnen und herauszukommen, wenn seine Mutter ihn dazu aufforderte. Seit 14 Tagen war er nun nicht mehr in der Schule gewesen, er befand sich nach Ansicht von Frau O. in einem Zustand der »Komplettverweigerung«.

Mit Hilfe von Polizei und Feuerwehr konnte die Tür zum Spielzimmer schließlich aufgebrochen werden. Die Mutter war sehr erleichtert, als sie Felix »lebendig« vor sich sah. Ihr Sohn war körperlich in keinem guten Zustand, sodass er nach Einschaltung des Jugendamtes in die Kinderklinik auf der Kinderpsychosomatischen Station aufgenommen wurde, wo sein schlechter Allgemein- und Ernährungszustand mit fehlender Flüssigkeit und Austrocknung bestätigt wurde. Anscheinend hatte Felix über Tage und Nächte durchgehend ohne Schlaf am Computer gespielt und sich in dieser Zeit nur hier und da gelegentlich mit Pizza versorgt. Im Zimmer fanden sich eine Anzahl von Pizzakartons und Flaschen mit koffeinhaltigen Aufputschgetränken.

Vorgeschichte: Über die nächsten Tage war es möglich, eine Krankheitsgeschichte und eine Familienanamnese zu erheben:

Felix war schon immer ein »PC-Spiele-Freak« gewesen, wie Frau O. sagte. Er hatte auch als Grundschüler tagelang in seinem Zimmer vor dem PC gesessen, sich bisher aber, anders als in der letzten Woche, nie eingeschlossen.

Aus der Familienanamnese ergab sich, dass Frau O. alleinerziehend war und wiederholt längere Aufenthalte in einer psychiatrischen Klinik erforderlich waren: eine Zeit, in der Felix jeweils von ihr getrennt war. Da der Vater anderswo lebte und nicht greifbar war, wurde Felix vom Jugendamt für die – nie vorhersehbare – Dauer der Klinikaufenthalte seiner Mutter jeweils in unterschiedlichen Pflegefamilien untergebracht. Es stellte sich heraus, dass die Mutter nach Felix' Geburt psychisch erkrankt war. Der Junge hatte über Jahre panische Angst davor gehabt, dass seine Mutter neue »Schübe« ihrer Erkrankung bekommen könnte und dann erneut in die Psychiatrie eingewiesen werden müsste. Schon im Grundschulalter hatte er festgestellt, dass er sich durch das Spielen von internetbasierten Computerspielen sehr gut »ablenken und beruhigen« konnte, wie er erklärte, und dass die möglichen – und teils realen – Psychiatrieaufnahmen seiner Mutter dann für ihn nicht mehr so großen Stress bedeuteten. Er hatte das Gefühl, er habe jetzt Kontrolle über sein Leben und er könne alle Geister dieser Computerspiele bekämpfen, denn so viele Levels, wie er in den letzten Tagen – und das in einer solchen Geschwindigkeit! – bewältigt habe, das mache ihm so schnell niemand nach.

Behandlung: Insgesamt wirkte Felix während des Gesprächs in der Art, wie er Kontakt aufnahm, sehr »cool«: Den Kopf hielt er gesenkt und vermied meist Blickkontakt, schaute fast durchgehend zum Boden, hatte die Kapuze seines Pullis weit über den Kopf gezogen, so dass man kaum seine Augen sehen konnte. Seine Antworten waren knapp, emotional wirkte er wie abgeschaltet, fast emotional eingefroren. Es entstand aus dem Gespräch der Eindruck, einer seiner Leitsätze sei: »Ich muss mich selbst retten, oder ich gehe unter!«

Felix war gegen seinen Willen stationär aufgenommen worden (zum genauen Therapiemodell der Station s. Brisch 2018b). Seine Forderung, Zugang zu PC und Internet zu bekommen, wurde ihm, trotz heftiger Proteste seinerseits, verweigert. In den folgenden 8 Tagen zeigte Felix heftige Entzugssymptome mit entsprechenden Körperreaktionen wie Schweißausbrüchen. Auf der psychischen Ebene wechselten Ängste, depressive Gefühle und hohe aggressive Anspannung einander ab.

Felix bestand darauf, sofort wieder entlassen zu werden, er wolle augenblicklich weiter seine Computerspiele spielen. Sein Standardsatz, den er ständig wiederholte, war: »Ich gehe!«, worauf ich regelmäßig antwortete: »Ich möchte auf jeden Fall, dass du bleibst!«

Obwohl die Station eine offene Station war und Felix jederzeit hätte weglaufen können, tat er dies nicht, sondern blieb, wenn auch unter ständigem Protest, wobei er mich und auch das Pflegepersonal immer wieder heftig beschimpfte. Im Aufnahmegespräch wurde ihm eine pflegerische Bindungsperson zugeteilt, eine sogenannte »Bezugsperson«, die ein Auge besonders auf ihn hatte, speziell ihn begleitete und in stressvollen Situationen im Eins-zueins-Kontakt so lange ko-regulierte, bis er sich wieder beruhigt hatte. Wenn diese Person nicht im Dienst war, wurde ihm immer zum Schichtwechsel mitgeteilt, wer von den diensthabenden Pflegekräften sein spezieller Ansprechpartner/seine Ansprechpartnerin sei. Es fiel auf, dass Felix trotz Schichtdienst des Pflegepersonals immer genau wusste, wer in besonders stressvollen Situationen sein Ansprechpartner war. Dies stimmte uns im Team hoffnungsvoll, denn es zeigte, dass er begann, die Bindungsangebote zu registrieren und ihm diese wichtig waren, auch wenn er zugleich ständig davon sprach, dass er die Station jetzt verlassen und keine Stunde länger bleiben wolle!

Es dauerte lange, bis sich Felix auf die Therapie in der kinderpsychosomatischen Station einlassen konnte. Täglich schimpfte er lauthals, weil er keinen Zugang zu einem internetfähigen Computer hatte. Erst allmählich und nach sehr viel Widerstand – Felix saß lange Zeit schweigend in der Therapie, mit vor der Brust verschränkten Armen und die Kapuze über den Kopf gezogen – konnte er in der Einzeltherapie beginnen, etwas ausführlicher, als schon im Aufnahmegespräch angedeutet, über seine früheren Ängste, sein Alleinsein, sein Gefühl von Nicht-gesehen-Werden zu sprechen. Dabei geriet er immer in große Erregung, sprang auf, lief durch den Raum, wollte das Therapiezimmer verlassen, die Therapiesitzung vorzeitig beenden und »gehen«.

In solchen Situationen wurde er therapeutisch feinfühlig in seinem Stress reguliert. Er zeigte sich, dass Felix keinerlei Erfahrung mit feinfühliger Ko-Regulation in stressvollen Situationen hatte und auf dem Hintergrund seiner früheren Erfahrung von Deprivation und viel extremem Stresserleben eine Bindungsstörung mit gehemmtem Bindungsverhalten entwickelt hatte. Das heißt, es fiel ihm ausgesprochen schwer, sich bei großem Stress an seine Behandler oder an seine Bezugsperson auf der Station zu wenden und um Hilfe zu bitten. Daher mussten alle Mitglieder des Behandlungsteams ein besonders feines Sensorium dafür entwickeln, wie er reagierte, wenn er stark unter Stress geriet, sie mussten bereit sein, dies feinfühlig wahrzunehmen und zu spüren.

Eine seiner Verhaltensweisen war dann seine motorische Unruhe, die er – wie er später mitteilte – im Computerspiel gut abbauen und durch das Spielen kontrollieren konnte. Eine andere Stressreaktion war, dass er verstummte, sich zurückzog und emotional fast einzufrieren schien. In solchen Situationen bewegte er seinen Oberkörper vor und zurück und sagte monoton vor sich hin: »Ich will meinen Computer zurückhaben, ich will meinen Computer zurückhaben …!« Ziel der Bezugspersonen besonders im milieutherapeutischen Raum der Station war es, in solchen stressvollen Situationen rasch zu reagieren, bevor er sein Computerspiel einfordern konnte. So machte Felix mit der Zeit neue Bindungserfahrungen mit seinen Bezugspersonen auf der Station sowie in der tiefenpsychologischen, traumazentrierten Einzeltherapie. Auch in verschiedene Gruppentherapien mit Kunst-, Musik- und Bewegungsangeboten konnte Felix mit der Zeit integriert werden.

In den Einzelgesprächen mit der Mutter konnten wir bewirken, dass diese erstmals einen Therapieplatz für sich selbst suchte. Eine eigene Therapie zur Verarbeitung ihrer Lebensgeschichte hatte sie bisher nicht in Anspruch genommen. Sie war bislang überwiegend ambulant betreut worden, mit einer medikamentösen Behandlung aufgrund 5-minütiger psychiatrischer Gespräche, und von Zeit zu Zeit immer wieder stationär, manchmal für mehrere Wochen, wegen akuter Verschlimmerung ihrer Symptomatik aufgenommen worden.

Felix wurde entlassen, ohne während der Zeit der stationären Behandlung Zugang zum Internet und einem Computer gehabt zu haben. Gegen Ende der Behandlung hatte sein Suchtdruck deutlich abgenommen. Es war ihm sehr wichtig, vor der Entlassung mit seiner Bezugsperson zum Abschied einen langen Ausflug zu machen. Während des Ausflugs wurde das Thema Computerspiel und Internet nicht mehr von ihm angesprochen.

Wir hatten dringend eine intensive ambulante, tiefenpsychologisch orientierte Einzeltherapie mit einer Frequenz von 3 Sitzungen pro Woche empfohlen, damit er weiterhin die großen Defizite in der Erfahrung von verlässlichen Bindungsbeziehungen nachholen und emotional »nachreifen« konnte. Entscheidend war, dass die Anbahnung der ambulanten Therapie, die nach der stationären Behandlung fortgeführt werden sollte, noch vor der Entlassung aus der Klinik erfolgte. Felix wurde erst entlassen, nachdem er und seine Mutter nach mehreren ambulanten Vorgesprächen, die noch während der stationären Behandlung stattfanden, eine künftige ambulante Therapie beim gefundenen Therapeuten bejahen konnten und es schon einen Termin für ein Gespräch nach der stationären Aufnahme gab.

Zudem waren während der stationären Behandlung regelmäßig sog. »Helferrunden« mit dem Vertreter des Jugendamts sowie mit Felix, seiner Mutter und den Behandlern notwendig, um genau »im System« zu schauen, welche Hilfestellungen die Mutter, und/oder Felix benötigten, um die früheren Erfahrungen gut zu verarbeiten und um auf einen neuen Weg zu kommen. Hierbei stellte sich z. B. auch heraus, dass die finanzielle Situation der Mutter prekär und ungeklärt war. Es war notwendig, einige Anträge zu stellen, damit Frau O. das, was ihr finanziell an Hilfen zustand, auch einfordern konnte.

Behandlungsbeispiel Leni: Suchtartiges Verhalten in Verbindung mit Social Media – »Wer ist die Schönste im ganzen Land?«

Aufnahmesituation und Therapieziele: Die 12-jährige Leni kam auf Druck ihrer Eltern zur stationären Behandlung in die Kinderpsychosomatik. Letzter und entscheidender Anlass hierfür war, dass sie Nacktfotos von sich an ihre Freundin geschickt hatte, die jetzt in Foren geteilt wurden. Leni schämte sich deswegen unendlich, wollte eigentlich nirgendwo mehr hingehen, sich am liebsten verkriechen. Sie wollte »nie wieder mit Menschen zu tun haben«. Gleichzeitig plagte sie ein steter, suchtartiger Zwang zu erkunden, wer wann wo auf Instagram welche Fotos gepostet hatte. Mit dem Smartphone in der Hand war sie ununterbrochen damit beschäftigt.

Im Aufnahmegespräch stellte sich heraus, dass Leni, obwohl schon 12 Jahre alt, eigentlich wenig konkrete und zuverlässige Informationen über den sicheren Gebrauch von Foren und Chats im Netz hatte, sprich: Ihre digitale Medienkompetenz entsprach in keiner Weise der Intensität ihrer Dauernutzung. Hier waren zunächst einmal Anleitung, Aufklärung und Hilfe beim Löschen, auch von weiterem Bildmaterial, notwendig, um Leni zu schützen. Dabei »stolperten« die Mitarbeiter auch über einen Instagram-Account der Mutter und einer Freundin von Leni und waren doch entsetzt, mit welcher Freizügigkeit hier sexualisierte Posts verbreitet wurden. Leni hatte also bei den Erwachsenen wie bei Gleichaltrigen keine guten Vorbilder dafür, wie sie Social-Media-Angebote sicher und mit Schutz ihrer Privatsphäre nutzen konnte. Vielmehr hatte sie sich eigentlich in die Art der Nutzung, die sie bei allen sah, eingereiht und geglaubt, dies sei »alles so ganz o. k. und normal«.

In den weiteren Gesprächen zeigte sich, dass Lenis Selbstwertgefühl sehr instabil war. Sie fragte sich: »Wer bin ich, wenn ich im Netz keine Likes erhalte?« Ein Therapieziel war es daher, dass Leni neue Selbstwerterfahrungen in der Einzel- und Gruppentherapie und in der Milieutherapie der Station machen sollte. Diese Erfahrungen sollte sie ganz ohne Internet-Foren, vielmehr durch reale positive wertschätzende Rückmeldungen von Mitpatienten und Bezugspersonen aus dem therapeutischen Team machen. Sie sollte somit möglichst viele reale – statt digitale – Erfahrungen sammeln, mit dem Ziel, dass sich dadurch ein »echtes« psychisches Selbst und auch ein echtes Selbstwertgefühl in Beziehungen entwickeln und auf die Dauer stabilisieren sollte, statt eines Fake-Instagram-Selbst.

Leni hatte, im Gegensatz zu Felix, eher eine Bindungsstörung mit Enthemmung bzw. eine Bindungsstörung mit Promiskuität (Brisch 2022), d.h., sie wandte sich in stressvollen Situationen eher hilflos und wahllos an jede beliebige Person auf der Station, auch an Mitpatienten. Es war eine besondere Herausforderung, sie hier zu fokussieren und ihr mitzuteilen, wer jeweils in der Schicht ihre Bezugsperson und damit für sie zuständig und ihr spezifischer Ansprechpartner war.

Vorgeschichte: Ihr Verhalten wurde auf dem Hintergrund ihrer Lebensgeschichte verständlicher: Leni war Einzelkind und Wunschkind ihrer gut situierten Eltern. Schon während des ersten Lebensjahrs und bis zur Einschulung war sie von zahlreichen Betreuungspersonen versorgt worden, die immer wieder, oft in rascher Folge, wechselten, ohne dass die Eltern Leni ermöglicht hätten, sich von der Betreuungsperson, die wegging, zu verabschieden. Diese Personen waren teils Au-pairs aus dem Ausland, die immer nur maximal ein Jahr blieben; manche kehrten aber auch schon früher wieder in ihre Heimat zurück. Ebenso sprangen verschiedene Kindermädchen ein, die sofort wieder gingen, wenn das nächste Au-pair angereist war. Schon im Kindergarten war aufgefallen, dass Leni übermäßig zutraulich war. Sie suchte sogar zu ihr fremden Personen, die die Kita betreten hatten, wahllos Körperkontakt. Ihre Bezugspersonen in der Kita hatten immer Angst, dass Leni mit einer fremden Person einfach mitgehen könnte.

Behandlung: Leni zeigte in der Therapie relativ rasch Fortschritte, nachdem sie sich in der Einzeltherapie und auch im milieutherapeutischen Raum in den Beziehungen zu den Mitpatienten und den Bezugspersonen sicherer fühlte. Positive Rückmeldungen saugte sie förmlich auf und genoss es, von den anderen gesehen und positiv wahrgenommen zu werden, ganz ohne Posts und Video-Clips im Internet! Zu fest vereinbarten Zeiten hatte Leni ihr Smartphone zur Verfügung. In den Zwischenzeiten musste sie ihr Handy abgeben, was ihr sehr schwerfiel und am Anfang zu Weinkrämpfen führte. Sie wurde dann von ihrer Bezugsperson getröstet und emotional begleitet, auch die Mitpatienten waren voller Verständnis für ihren Schmerz und ihre Entzugssymptome. Diese Erfahrungen von Trost, Unterstützung, Mitfühlen waren für sie völlig neu. Sichtlich genoss sie es mit der Zeit, in solchen Situationen emotional nicht alleine sein zu müssen, sondern eine feinfühlige Ko-Regulation zu erfahren und in realen Beziehungen zu erleben, dass sie wichtig und wertvoll war, auch wenn sie nicht mehrere Posts pro Stunde verschicken konnte.

Leni wurde zunehmend selbstbewusster. Sie traf eigene Entscheidungen, unabhängig von Zustimmungen im Netz, fühlte sich »mehr bei sich« und »als eigene Person«, wie sie selbst sagte. Zeiten des direkten persönlichen Austauschs im echten Kontakt mit Mitpatienten wurden ihr wichtiger als Chats und Posts im Netz.
Die Arbeit mit ihren Eltern gestaltete sich sehr schwierig bis frustrierend. Der Vater nahm nur ein Elterngespräch wahr und sagte weitere Gespräche wegen beruflicher Terminüberschneidung in seiner Firma ab. Die Mutter kam zwar regelmäßig zu den Gesprächen, aber es war mühsam, mit ihr über ihre Vorbildrolle gegenüber Leni auch in Bezug auf die eigene Smartphone-Nutzung zu sprechen. Ihr wäre es am liebsten gewesen, wir hätten Leni mit einem Medikament behandelt, und das »Problem Leni« wäre dadurch rasch und zuverlässig gelöst gewesen. Erst im Laufe der stationären psychotherapeutischen Behandlung sah sie die Entwicklungsfortschritte ihrer Tochter, auch wenn das selbstbewusstere Auftreten von Leni ihr gegenüber für sie noch ungewohnt war und ihr eher Probleme bereitete.
Lenis Entlassung wurde langfristig mit einer Vorbereitungszeit von 6 Wochen geplant. Auch hier waren wir – wie bei Felix – darum bemüht, einen Therapeuten zu suchen, der unmittelbar nach Lenis Entlassung aus unserer stationären Behandlung einen freien Therapieplatz für das Mädchen hatte. Erst als dieser Therapeut nach einigen Vorgesprächen, die noch während Lenis stationärer Behandlung stattfanden, von Leni und den Eltern akzeptiert wurde und alle Beteiligten sich eine Zusammenarbeit vorstellen konnten, konnte die Planung der Entlassung voranschreiten.

Zusammenfassung und Ausblick

Sichere Bindungserfahrungen sind überlebenswichtig. Das Suchtmittel Internet kann als Surrogat für fehlende sichere Bindungserfahrungen von Kindern, Jugendlichen und jungen Erwachsenen genutzt werden. Die Kunst der Therapie besteht im Aufbau einer sicheren Bindungsbeziehung, sowohl in der Einzeltherapie wie in Gruppen, sowohl im milieutherapeutischen Raum der Station als auch in verschiedenen Gruppentherapien. Dabei haben wir während der stationären Milieutherapie das Suchtmittel »Internet und Computerspiele« komplett unterbunden bzw. die Benutzung des Smartphones als Suchtmittel kontrolliert erlaubt. Das führte bei den Betroffenen jeweils zu einer besonders großen Stresserfahrung mit Entzugssymptomen. Wie bereits vorne beschrieben kommt es auch beim Entzug von Computerspielen zu Symptomen, die jenen beim Entzug bei stoffgebunden Süchten ähneln. Allein dies lässt darauf schließen, wie sehr auch nicht stoffgebundene Suchtmittel – hier Computerspiele – sich bei entsprechender Intensität der Nutzung in neuronalen Strukturen mit Kopplung an Neurotransmitter »festschreiben« können.

Der Kernpunkt einer Behandlung besteht darin, dass die Kinder in der Therapie neue Bindungserfahrungen oder vielleicht sogar erstmals eine Bindungserfahrung von verlässlicher Art machen, in der sie bei Stress ko-reguliert werden. Auf diese Weise können sie sich mit der Zeit immer besser in einer sehr stressvollen Situation, in der sie wieder voller Angst sind und sich ohnmächtig und ausgeliefert fühlen, stabilisieren. So wird nach und nach das Suchtgedächtnis bearbeitet und verblasst, während die neuen Bindungserfahrungen mit den Bezugspersonen verankert werden und in den Vordergrund rücken. Dies führt dazu, dass die Bezugspersonen immer häufiger in stressvollen Situationen aufgesucht werden und auch bei Variationen des Settings (z. B. in der Einzeltherapie oder in der Gruppentherapie) Bezugsperson und Therapeutinnen bzw. Therapeuten zur Ko-Regulation genutzt werden können. Dies steht im Gegensatz zu früherem Verhalten, bei dem in stressvollen, angstbesetzten Situationen, je nach Art der Bindungsproblematik, jede beliebige Person angesprochen wurde. Oder es wurde, wie bei Felix, überhaupt niemand angesprochen, weil der Betroffene in solchen Situationen in seinem Bindungsverhalten extrem gehemmt war (zu dieser Art der Bindungsstörung vgl. Brisch 2022, S. 125 u. 225 f.). Felix zog sich dann in der Zeit vor der Therapie in sein Zimmer zurück, um sich über das Computerspiel zu regulieren.

Die intensive Arbeit mit den Eltern und der Familie und auch die gute Zusammenarbeit mit dem Jugendamt in Helferrunden sind eine grundlegende Voraussetzung dafür, sowohl systemische als auch soziale Aspekte der Erkrankungsursachen zu erkennen und in die Behandlung zu integrieren. Die Vorbereitung der Entlassung und die nahtlose »Überführung« in eine ambulante hochfrequente Therapie, die tiefenpsychologisch orientiert ist und die der therapeutischen Bindungsbeziehung einen hohen Stellenwert beimisst, ist von großer Bedeutung.

Hier eröffnen sich auch vielfältige Möglichkeiten für eine Prävention (s. hierzu auch die Beiträge in diesem Buch). Dazu müssen auch Eltern im Hinblick auf ihr eigenes Suchtverhalten mit Smartphone- und Internetnutzung sensibilisiert und geschult werden, wie eine Studie von Brandhorst et al. (2023) nahelegt. Dabei spielt es offensichtlich für die Prävention in Bezug auf eine Suchtentwicklung eine große Rolle, ob die vorne erwähnten »basalen« Bedürfnisse von Jugendlichen im realen Leben grundsätzlich befriedigt werden (Kaya et al. 2023). Wenn die Jugendlichen versuchen, diese Bedürfnisse durch das Computerspiel zu befriedigen, entwickeln sie häufiger ein süchtiges Spielverhalten (Monley et al. 2023). Auch in Bezug auf Gefühle von Einsamkeit aufseiten der Eltern (Mun & Lee 2022) gab es einen Zusammenhang mit der Suchtentwicklung ihrer Kinder im Jugendalter, ebenso im Hinblick auf Depressionen und Ängste ihrer Mütter (Sakamoto et al. 2022), so dass hier die Beratung und Therapie der Eltern ein wichtiger Ansatz für die Prävention bei den Jugendlichen sind.

Die Ergebnisse von Coşa et al. (2022) sowie von She et al. (2022) weisen darauf hin, wie dringend notwendig es ist, in präventiven Programmen und auch bei Interventionen und Therapien sowohl die Eltern und das erkrankte Kind als auch – noch besser – die ganze Familie mit allen Geschwistern in den Prozess der Behandlung einzubinden, weil das Verhalten der Bezugspersonen und eine positive Familienatmosphäre die Jugendlichen eher vor der Internet-Sucht schützen können (Gan et al. 2022a).

Psychotherapeutische Interventionen, die bei den Jugendlichen ansetzen, die multimodal aufgebaut sind und sowohl das Computerspielverhalten als auch generelle psychische Ursachen der Sucht in der Bearbeitung zum Ziel haben, können sehr erfolgreich sein (Sharma et al. 2022).

Eine frühestmögliche Form der primären Prävention würde in der Schwangerschaft beginnen. Hier zeigt sich, wie sehr manche Eltern bereits in einer eigenen, suchtartigen Weise mit ihrem Smartphone umgehen. Eine intensive Beschäftigung mit dem Smartphone kann sich störend auf die Mutter-Kind-Interaktion auswirken und für das Baby stressvoll sein (s. den Beitrag von Priewasser & Dinzinger in diesem Buch).

Wenn Babys – wie im Programm »SAFE® – Sichere Ausbildung für Eltern« – schon vonseiten ihrer allerersten Bezugspersonen erleben, dass ihre Gefühle von diesen gut ko-reguliert werden, und dies auch in der Kita vonseiten der Erzieherinnen und Erzieher geschieht, können vermutlich viele frühe emotionale Störungen frühzeitig verhindert oder in der Kita durch entsprechende neue Erfahrungen korrigiert werden. Leider ist die aktuelle Situation durch Personalmangel in vielen Kitas so desolat, dass teilweise die Aufsichtspflicht durch das Personal nicht mehr gewährleistet werden kann (SZ 2023). Wir müssen daher davon ausgehen, dass in Zukunft noch viel mehr Kinder mit emotionalen und suchtartigen Störungen in den Kinderkliniken und in den kinder- und jugendpsychiatrischen Ambulanzen vorgestellt werden, für die dringend Therapien benötigt werden.

Literatur

Ahmed, G. K., Abdalla, A. A., Mohamed, A. M., Mohamed, L. A. & Shamaa, H. A. (2022): Relationship between time spent playing internet gaming apps and behavioral problems, sleep problems, alexithymia, and emotion dysregulations in children: A multicentre study. *Child and Adolescent Psychiatry and Mental Health*, 16 (1), 67; https://doi.org/10.1186/s13034-022-00502-w.

Alvarez-Monjaras, M., Mayes, L. C., Potenza, M. N. & Rutherford, H. J. V. (2019): A developmental model of addictions: Integrating neurobiological and psychodynamic theories through the lens of attachment. *Attachment & Human Development*, 21 (6), S. 616–637; https://doi.org/10.1080/14616734.2018.1498113.

Brandhorst, I., Renner, T. & Barth, G. M. (2021): Elternfaktoren bei Internet- und Computerspielsucht im Jugendalter: Eine Übersicht. *Zeitschrift für Kinder- und Jugendpsychiatrie und Psychotherapie*, 50 (1), S. 37–50; https://doi.org/10.1024/1422-4917/a000817.

Brandhorst, I., Lahres, P., Hanke, S., Batra, A., Renner, T., Barth, G., Lindenberg, K., Vonderlin, E. & Petersen, K. (2023): Randomized controlled evaluation of a group-based training for parents of adolescents with gaming disorder or social network use disorder. *International Journal of Environmental Research and Public Health*, 20 (1), 272; https://doi.org/10.3390/ijerph20010272.

Brisch, K. H. (Hrsg.) (2017): *Bindung und emotionale Gewalt*: Stuttgart: Klett-Cotta.

Brisch, K. H. (Hrsg.) (2018a): *Bindungstraumatisierungen: Wenn Bindungspersonen zu Tätern werden*. 2. Aufl. Stuttgart: Klett-Cotta.

Brisch, K. H. (2018b): Das MOSES®-Therapiemodell. In: K. H. Brisch (Hrsg.), *Bindungstraumatisierungen. Wenn Bindungspersonen zu Tätern werden*. Stuttgart: Klett-Cotta, S. 216–236.

Brisch, K. H. (Hrsg.) (2019): *Bindung und Sucht*. 3. Aufl. Stuttgart: Klett-Cotta.

Brisch, K. H. (2022): *Bindungsstörungen. Von der Bindungstheorie zur Beratung und Therapie*. 19., erw. u. vollst. überab. Aufl. Stuttgart: Klett-Cotta.

Chang, W.-C. & Ko, H.-C. (2023): Common and specific risk factors for comorbidity types of problematic smartphone use in adolescents. *Computers in Human Behavior*, 142, 107656; https://doi.org/10.1016/j.chb.2023.107656.

Colasante, E., Pivetta, E., Canale, N., Vieno, A., Marino, C., Lenzi, M., Benedetti, E., King, D. L. & Molinaro, S. (2022): Problematic gaming risk among European adolescents: A cross-national evaluation of individual and socio-economic factors. *Addiction*, 117 (8), S. 2273–2282; https://doi.org/10.1111/add.15843.

Coşa, I. M., Dobrean, A., Georgescu, R. D. & Păsărelu, C. R. (2022): Parental behaviors associated with internet gaming disorder in children and adolescents: A quantitative meta-analysis. *Current Psychology*; https://doi.org/10.1007/s12144-022-04018-6.

Dieris-Hirche, J., Geisler, B. L., Bottel, L. & te Wildt, B. T. (2021): Problematische und pathologische Bindungsphänomene im Zusammenhang mit internetbezogenen Störungen. *Nervenheilkunde*, 40 (12), S. 989–1000; https://doi.org/10.1055/a-1650-1441.

Ding, Y., Wan, X., Lu, G., Huang, H., Liang, Y., Yu, J. & Chen, C. (2022): The associations between smartphone addiction and self-esteem, self-control, and social support among Chinese adolescents: A meta-analysis [Systematic Review]. *Frontiers in Psychology*, 13, 1029323; https://doi.org/10.3389/fpsyg.2022.1029323.

Doi, S., Isumi, A. & Fujiwara, T. (2021): Association between adverse childhood experiences and time spent playing video games in adolescents: Results from A-CHILD study. *International Journal of Environmental Research and Public Health*, 18 (19), 10377; https://doi.org/10.3390/ijerph181910377.

Doo, E.-Y. & Kim, J.-H. (2022): Parental smartphone addiction and adolescent smartphone addiction by negative parenting attitude and adolescent aggression: A cross-sectional study. *Frontiers in Public Health*, 10, 981245; https://doi.org/10.3389/fpubh.2022.981245.

Ekinci, N. & Akat, M. (2023): The relationship between anxious-ambivalent attachment and social appearance anxiety in adolescents: The serial mediation of positive youth development and Instagram addiction. *Psychological Reports*, 00332941231159600. https://doi.org/10.1177/00332941231159600.

Gan, X., Xiang, G.-X., Jin, X., Zhu, C.-S. & Yu, C.-F. (2022a): How does family dysfunction influence internet gaming disorder? Testing a moderated serial mediation model among Chinese adolescents. *International Journal of Mental Health and Addiction*; https://doi.org/10.1007/s11469-022-00895-x.

Gan, X., Xiang, G.-X., Qin, K.-N., Li, M. & Jin, X. (2022b): Reconsidering depression and internet gaming disorder from positive youth development perspective: A longitudinal study in Chinese adolescents. *Current Psychology*; https://doi.org/10.1007/s12144-022-03788-3.

Gao, Y.-X., Wang, J.-Y. & Dong, G.-H. (2022): The prevalence and possible risk factors of internet gaming disorder among adolescents and young adults: Systematic reviews and meta-analyses. *Journal of Psychiatric Research*, 154, S. 35–43; https://doi.org/10.1016/j.jpsychires.2022.06.049.

Herwig, T. & Vollmer, J. (2023): Online-Gaming: Rechtsextreme unterwandern Kinderspiele. Im Internet zu erreichen über: https://www.tagesschau.de/investigativ/report-mainz/vollbild-online-spiele-rechtsextreme-101.html (Zugriff: 18.4.2023).

Hwang, H., Hong, J., Kim, S. M. & Han, D. H. (2020): The correlation between family relationships and brain activity within the reward circuit in adolescents with Internet gaming disorder. *Scientific Reports*, 10 (1), 9951; https://doi.org/10.1038/s41598-020-66535-3.

Jiang, Z., Liu, J., Zhao, Y., Lv, C. & Zhu, L. (2022): Problematic mobile phone use and cognitive failures: The mediating role of emotional distress and the moderating role of coping style. *Current Psychology*; https://doi.org/10.1007/s12144-022-03392-5.

Kaya, A., Türk, N., Batmaz, H. & Griffiths, M. D. (2023): Online gaming addiction and basic psychological needs among adolescents: The mediating roles of meaning in life and responsibility. *International Journal of Mental Health and Addiction*, S. 1–25; https://doi.org/10.1007/s11469-022-00994-9.

Kim, S. & Chun, J. (2023): The impact of parental and peer attachment on gaming addiction among out-of-school adolescents in South Korea: The mediating role of social stigma. *International Journal of Environmental Research and Public Health*, 20 (1), 72; https://doi.org/10.3390/ijerph20010072.

Lavoie, C., Dufour, M., Berbiche, D., Therriault, D. & Lane, J. (2023): The relationship between problematic internet use and anxiety disorder symptoms in youth: Specificity of the type of application and gender. *Computers in Human Behavior*, 140, 107604; https://doi.org/10.1016/j.chb.2022.107604.

Li, Y., Mu, W., Xie, X. & Kwok, S. Y. C. L. (2023): Network analysis of internet gaming disorder, problematic social media use, problematic smartphone use, psychological distress, and meaning in life among adolescents. *Digital Health, 9*, S. 1–12; https://doi.org/10.1177/20552076231158036.

Lin, S., Longobardi, C., Gastaldi, F. G. M. & Fabris, M. A. (2023): Social media addiction and aggressive behaviors in early adolescents: The mediating role of nighttime social media use and sleep quality. *The Journal of Early Adolescence*, S. 1–18; https://doi.org/10.1177/02724316231160142.

Lindenberg, K. & Holtmann, M. (2022): Einzug der Computerspielstörung als Verhaltenssucht in die ICD-11. *Zeitschrift für Kinder- und Jugendpsychiatrie und Psychotherapie,* 50 (1), S. 1–7; https://doi.org/10.1024/1422-4917/a000837.

Monley, C. M., Liese, B. S. & Oberleitner, L. M. (2023): Gamers' and non-gamers' perspectives on the development of problematic video game play. *Current Psychology* ; https://doi.org/10.1007/s12144-023-04278-w.

Mun, I. B. & Lee, S. (2022): A longitudinal study of the impact of parental loneliness on adolescents' online game addiction: The mediating roles of adolescents' social skill deficits and loneliness. *Computers in Human Behavior*, 136, 107375; https://doi.org/10.1016/j.chb.2022.107375.

Sakamoto, S., Miyawaki, D., Goto, A., Hirai, K., Hama, H., Kadono, S., Nishiura, S. & Inoue, K. (2022): Associations between internet addiction, psychiatric comorbidity, and maternal depression and anxiety in clinically referred children and adolescents. *Neuropsychiatric Disease and Treatment*, 18, S. 2421–2430; https://doi.org/10.2147/NDT.S383160.

Sharma, M. K., Anand, N., Tadpatrikar, A., Marimuthu, P. & Narayanan, G. (2022): Effectiveness of multimodal psychotherapeutic intervention for internet gaming disorder. *Psychiatry Research*, 314, 114633; https://doi.org/10.1016/j.psychres.2022.114633.

She, R., Zhang, Y. & Yang, X. (2022): Parental factors associated with internet gaming disorder among first-year high school students: Longitudinal study. *JMIR Serious Games*, 10 (4), e33806; https://doi.org/10.2196/33806.

SZ (2023): Kindergärten – Kitaverband sieht Aufsichtspflicht gefährdet. *Süddeutsche Zeitung (SZ),* 8. 1. 2023. Im Internet: https://www.sueddeutsche.de/leben/kindergaerten-kitaverband-sieht-aufsichtspflicht-gefaehrdet-dpa.urn-newsml-dpa-com-20090101-230108-99-141874 (Zugriff: 18.4.2023).

Suzuki, H., Miyatake, N. & Kusaka, T. (2023): Problematic internet use and attachment styles among adolescents in Japan. *Pediatrics International*, 65 (1), e15411; https://doi.org/10.1111/ped.15411.

Wartberg, L., Kriston, L. & Thomasius, R. (2017): Internet Gaming Disorder. Prävalenz und psychosoziale Korrelate. *Deutsches Ärzteblatt International,* 13 (2), S. 32–35. Im Internet: https://www.aerzteblatt.de/archiv/193541 oder https://cfcdn.aerzteblatt.de/pdf/st/13/2/s32.pdf?ts=24%2E09%2E2017+12%3A17%3A30 (Zugriff: 14.4.2023).

Weinstein, A. (2022): Problematic internet usage: Brain imaging findings. *Current Opinion in Behavioral Sciences*, 47, 101209; https://doi.org/10.1016/j.cobeha.2022.101209.

Winds, K., Aebi, M. & Plattner, B. (2022): Problematic internet use among adolescent male and female psychiatric inpatients: A gender perspective. *Child Psychiatry & Human Development*; https://doi.org/10.1007/s10578-022-01408-6.

Die Autorinnen und Autoren

Dr. Cassandra Alexopoulos, PhD (der University of California Davis), außerordentliche Professorin am Fachbereich für Kommunikation an der University of Massachusetts Boston; Forschungsschwerpunkt: Untersuchung von Faktoren, die Einfluss auf romantische und sexuelle Entscheidungsprozesse haben, einschließlich der Dating-App-Umgebung, von Persönlichkeitsmerkmalen und Medieninhalten mit romantischen Themen.
E-Mail: C.Alexopoulos@umb.edu

Prof. Dr. Harald Baumeister, Psychologischer Psychotherapeut, Supervisor für psychologische Psychotherapeuten in Ausbildung; Leiter der Abteilung für Klinische Psychologie und Psychotherapie, Institut für Psychologie und Pädagogik, Universität Ulm, Adresse: Abteilung für Klinische Psychologie und Psychotherapie Universität Ulm, Lise-Meitner-Str. 16, 89081 Ulm.
E-Mail: harald.baumeister@uni-ulm.de

Prof.in Dr.in Paula Bleckmann, Studium der Biologie, Promotion in Medienpädagogik, Habilitation 2014 an der PH Freiburg in Gesundheitspädagogik; seit 2015 Professorin für Medienpädagogik an der Alanus Hochschule Alfter; Mitglied in verschiedenen Fachverbänden, u. a. der Vereinigung Deutscher Wissenschaftler (VDW), der Deutschen Gesellschaft für Erziehungswissenschaft, der Gesellschaft für seelische Gesundheit in der frühen Kindheit (GAIMH); Mitgründerin des Präventionsprogramms ECHT DABEI und der Transferinitiative UNBLACK THE BOX. Adresse: Alanus Hochschule für Kunst & Gesellschaft, Villestr. 3, 53347 Alfter b. Bonn.
E-Mail: paula.bleckmann@alanus.edu

Karl Heinz Brisch, Univ.-Prof., Dr. med. habil., Facharzt für Kinder- und Jugendpsychiatrie, Psychiatrie, Psychosomatische Medizin und Psychotherapie sowie Neurologie; Psychoanalytiker für Kinder, Jugendliche, Erwachsene und Gruppen;

Ausbildung in spezieller Psychotraumatologie; er war Vorstand des weltweit ersten Lehrstuhls für Early Live Care und Leiter des gleichnamigen Forschungsinstituts an der Paracelsus Medizinischen Privatuniversität (PMU) in Salzburg, leitete davor viele Jahre die Abteilung Pädiatrische Psychosomatik und Psychotherapie im Dr. von Haunerschen Kinderspital der Universität München.
E-Mail: office@khbrisch.de; Homepage: www.khbrisch.de

Elisabeth Denzl (M. Ed.), wiss. Mitarbeiterin bei Prof.in Dr.in Bleckmann an der Alanus Hochschule, FB Bildungswissenschaft, promoviert dort zum Thema »Medienbildung in frühpädagogischen Bildungseinrichtungen«. Als Heilpädagogin im Fachdienst begleitet sie außerdem Kinder mit besonderen Herausforderungen in Einrichtungen der stationären Kinder- und Jugendhilfe sowie in ambulanten heilpädagogischen Maßnahmen; in Ausbildung zur personzentrierten Kinder- und Jugendlichenpsychotherapeutin. Adresse: Alanus Hochschule für Kunst & Gesellschaft, Villestr. 3, 53347 Alfter b. Bonn.
E-Mail: elisabeth.denzl@alanus.edu

Dr. med. Jan Dieris-Hirche, Facharzt für Psychosomatische Medizin und Psychotherapie, Oberarzt und Leitung der Ambulanz sowie der Medienambulanz der LWL-Universitätsklinik für Psychosomatische Medizin und Psychotherapie der Ruhr-Universität Bochum. Adresse: LWL-Universitätsklinikum der Ruhr-Universität Bochum, Klinik für Psychosomatische Medizin & Psychotherapie, Alexandrinenstr. 1–3, 44791 Bochum.
E-Mail: jan.dieris-hirche@lwl.org

Antonia Dinzinger, MSc. Psych., ist wiss. Mitarbeiterin und Doktorandin, leitet im Rahmen ihrer Arbeit als Bindungsforscherin die Urvertrauen-Studie am Forschungsinstitut für Early Life Care der PMU Salzburg. Adresse: Paracelsus Medizinische Privatuniversität, Strubergasse 21, A-5020 Salzburg.
E-Mail: antonia.dinzinger@pmu.ac.at.

Lea Dreissen, Sozialarbeiterin B.A., Adresse: Karolingerring 12, 50678 Köln.
E-Mail: leadreissen@gmx.de

Christiane Eichenberg, Univ.-Prof., Dr. phil. habil., Dipl.-Psychologin, Psychologische Psychotherapeutin, Leiterin des Instituts für Psychosomatik der Medizinischen Fakultät der Sigmund Freud PrivatUniversität. Adresse: Fakultät für Medi-

zin, Institut für Psychosomatik, Sigmund Freud PrivatUniversität, Freudplatz 3, A-1020 Wien.
E-Mail: eichenberg@sfu.ac.at; Homepage: www.christianeeichenberg.de

Wolfgang Foltin, Dipl.-Sozialpädagoge, Fachkraft für Schulsozialarbeit im Landesdienst NRW, Fachberater und Moderator der Bezirksregierung Düsseldorf, Mitglied des Beirates der LAG Schulsozialarbeit NRW e. V., Adresse: LAG Schulsozialarbeit NRW e. V., Ahornweg 7, 47624 Kevelaer.
E-Mail: foltin@schulsozialarbeit-nrw.de

Nathan Jones, integrativer Psychotherapeut und klinischer Leiter des Marylebone Centre für Psychologische Therapien im Zentrum Londons; er hat einen Abschluss in Beratung (First Class BA Honours) und ein Diplom in Kognitiver Verhaltenspsychotherapie; derzeit absolviert er ein Berufsdoktorat im Bereich der Sexual- und Substanzsucht. Adresse: The London Centre for Addictions, 63–66 Hatton Garden, 5th Floor, Suite 23, GB – London, EC1N 8LE.
E-Mail: nathan@londoncentreforaddictions.co.uk

Stefania Muzi, PhD, Klinische Psychologin, spezialisiert in kognitiver Psychotherapie; Postdoc-Stipendiatin für klinische Psychologie am Institut für Erziehungswissenschaften der Universität Genua, PhD in Sozialwissenschaften (Psychologie, Anthropologie und Kognitionswissenschaft); Mitglied des Laboratory of Clinical Psychology (LACLIPSY) an der Universität Genua, assoziiertes Mitglied der Italienischen Vereinigung für Psychologie (AIP), Sektion »Klinische und Dynamische Psychologie«; forscht zu bindungsbezogenen psychopathologischen Prozessen und Interventionen bei vulnerablen Adoleszenten in Adoption, Pflegefamilien, Heimunterbringung, Adresse: Corso Andrea Podestà 2, 16128, Genua, Italien.
E-Mail: muziunige@gmail.com

Cecilia Serena Pace, PhD, Klinische Psychologin und Psychotherapeutin, außerordentliche Professorin für Klinische Psychologie am Institut für Erziehungswissenschaften der Universität Genua; PhD in Dynamischer, Klinischer und Entwicklungspsychologie bei der Sapienza Universität, Rom. Leiterin des Laboratory of Clinical Psychology (LACLIPSY) an der Universität Genua, Mitglied der Italienischen Vereinigung für Psychologie (AIP), Sektion »Klinische und Dynamische Psychologie«, Mitglied der Society of Emotion and Attachment Studies (SEAS).

Forschung zu bindungsbezogenen psychopathologischen Prozessen und Interventionen bei vulnerablen Adoleszenten in Adoption, außerhalb ihres Zuhauses, mit Essstörungen, bei Heranwachsenden mit Migrationshintergrund. Adresse: Corso Andrea Podestà 2, 16128, Genua, Italien
E-Mail: cecilia.pace@unige.it

Natasha Parent, PhD im Bereich »Menschliche Entwicklung, Lernen und Kultur« von der University of British Columbia, Kanada; Master-Abschluss in diesem Studiengang, Bachelor-Abschluss in Psychologie von der McGill Universität; Forschung zuletzt v.a. zur Überschneidung von Technologienutzung und jugendlicher Entwicklung im Rahmen der Bindungstheorie; in diesem Zusammenhang Untersuchung der Rolle von Smartphone-Bindung, Smartphone-Sucht und der Angst, etwas zu verpassen, für die Entwicklung und das allgemeine Wohlbefinden von Jugendlichen.
E-Mail: natashaparent@gmail.com

Eva Pattis Zoja, Psychologin, Analytikerin nach C. G. Jung (IAAP), Kinder- und Jugendtherapeutin (AGAP), Sandspieltherapeutin (ISST), freie Praxis für Kinder und Erwachsene in Mailand. Gründungsmitglied der IAES (International Association for Expresssive Sandwork: sandwork.org). Adresse: Via Cagnola 7, 20154 Milano, Italien.
E-Mail: pattis.eva@gmail.com

Dr.in Beate Priewasser, Leiterin des Forschungsinstituts für Early Life Care an der Paracelsus Medizinischen Privatuniversität Salzburg (PMU); Klinische und Gesundheitspsychologin, Psychotherapeutin; beschäftigt sich mit Themen der sozio-kognitiven und sozio-emotionalen Entwicklung von Kindern im Alter zwischen 0 und 4 Jahren. Adresse: Paracelsus Medizinische Privatuniversität, Strubergasse 13, A-5020 Salzburg.
E-Mail: beate.priewasser@pmu.ac.at.

Raphaela Schneider, Dipl.-Psychologin, wiss. Mitarbeiterin des Instituts für Psychosomatik der Medizinischen Fakultät der Sigmund Freud PrivatUniversität. Adresse: Fakultät für Medizin, Institut für Psychosomatik, Sigmund Freud PrivatUniversität, Freudplatz 3, A-1020 Wien.
E-Mail: raphaela.schneider@sfu.ac.at

Maria Steinhoff, M. Sc., Doktorandin an der Universität Ulm, Institut für Psychologie und Pädagogik, Abteilung für klinische Psychologie und Psychotherapie. Adresse: Abteilung für Klinische Psychologie und Psychotherapie Universität Ulm, Lise-Meitner-Str. 16, 89081 Ulm.
E-Mail: Maria.steinhoff@uni-ulm.de (korrespondierende Autorin für den Beitrag Steinhoff/Baumeister)

Prof. Dr. med. Bert Theodor te Wildt, Facharzt für Psychiatrie und Psychotherapie und Facharzt für Psychosomatische Medizin und Psychotherapie; Lehrbeauftragter an der Klinik für Psychosomatische Medizin und Psychotherapie LWL-Universitätsklinikum Bochum, Ruhr-Universität Bochum; begründete und leitet als Chefarzt die Psychosomatische Klinik Kloster Dießen im Rahmen der Artemed-Klinikgruppe. Adresse: Psychosomatische Klinik Kloster Dießen, Klosterhof 20, 86911 Dießen am Ammersee.
E-Mail: bert.tewildt@artemed.de; Internet: www.psychosomatik-diessen.de

Jan van Loh, Dr. phil., Dipl.-Psychologe, tiefenpsychologischer Psychotherapeut für Kinder, Jugendliche und Erwachsene in eigener Praxis, integrativer Lerntherapeut, Supervisor. Nach Lehraufträgen an der HU Berlin und der internationalen psychoanalytischen Universität Berlin (IPU) aktuell Dozent an der Berliner Akademie für Psychotherapie (BAP) und Research Fellow an der Sigmund Freud PrivatUniversität Wien (SFU); Adresse: Sigmund Freud PrivatUniversität Wien, Medizinische Fakultät, Institut für Psychosomatik, Freudplatz 1, A-1020 Wien.
E-Mail: ja.vanloh@sfu.ac.at

Julia von Weiler, Psychologin, Vorstand bei Innocence in Danger e. V.; arbeitet seit 1991 zum Thema »sexualisierte Gewalt« und seit 20 Jahren zum Thema »sexualisierte Gewalt und digitale Medien«; sie ist Autorin, Expertin – u. a. für den Nationalen Rat gegen sexualisierte Gewalt an Kindern und Jugendlichen. Darüber hinaus hat sie mit Innocence in Danger e. V. eigene empirische Untersuchungen durchgeführt und an internationalen Forschungsvorhaben mitgearbeitet. Adresse: Innocence in Danger e. V., Holtzendorffstr. 3, 14057 Berlin.
E-Mail: jvw@innocenceindanger.de, Homepage: www. innocenceindanger.de